AF613819

DU MODE D'ACTION

DES

EAUX MINÉRALES DE VICHY

ET DE

LEURS APPLICATIONS THÉRAPEUTIQUES.

PARIS. — IMPRIMERIE DE L. MARTINET, RUE MIGNON, 2

DU MODE D'ACTION

DES

EAUX MINÉRALES DE VICHY

ET DE

LEURS APPLICATIONS THÉRAPEUTIQUES,

PARTICULIÈREMENT

DANS LES AFFECTIONS CHRONIQUES DES ORGANES ABDOMINAUX,
LA GRAVELLE ET LES CALCULS URINAIRES, LA GOUTTE
ET LE DIABÈTE SUCRÉ;

PAR

Charles PETIT,

Docteur en médecine, membre de la Société de médecine de Paris,
Associé correspondant de l'Académie royale des sciences de Turin, chevalier de la Légion-d'Honneur,
Médecin-inspecteur-adjoint des Eaux de Vichy.

A PARIS,
CHEZ J.-B. BAILLIÈRE,
LIBRAIRE DE L'ACADÉMIE NATIONALE DE MÉDECINE,
RUE HAUTEFEUILLE, 19.

1850.

EXPOSÉ PRÉLIMINAIRE.

Lorsqu'en 1832 j'ai été nommé inspecteur-adjoint des eaux de Vichy, j'ai pensé qu'il était de mon devoir de m'occuper sérieusement de l'étude de ces eaux, de chercher quel en était le mode d'action, et quelles pouvaient en être les applications thérapeutiques.

Tel a été, en effet, le but des recherches auxquelles je me suis livré, et dont j'ai déjà fait connaître les premiers résultats, à mesure qu'ils m'ont paru pouvoir mériter l'attention de mes confrères, dans divers Mémoires que j'ai publiés successivement, et dont voici les titres :

Du traitement médical des calculs urinaires, et particulièrement de leur dissolution par les eaux de Vichy et les bi-carbonates alcalins. Paris, 1834.

Quelques considérations sur la nature de la goutte et sur son traitement par les eaux thermales de Vichy. Paris, 1835.

De l'efficacité, et particulièrement du mode d'action des eaux thermales de Vichy dans les maladies désignées sous le nom d'obstructions ou d'engorgements chroniques. Paris, 1836.

Nouvelles observations de guérisons de calculs urinaires, au moyen des eaux thermales de Vichy, suivies d'autres observations sur l'efficacité de ces mêmes eaux, employées contre la goutte. Paris, 1837.

Suite des observations relatives à l'efficacité des eaux thermales de Vichy contre la pierre et contre la goutte. Paris, 1838.

Exposé d'un rapport fait à l'Académie de médecine, au nom d'une commission, sur une demande du docteur Charles Petit, relative à des expériences qu'il a proposé de faire pour démontrer l'efficacité des eaux de Vichy contre la pierre; suivi d'*un Mémoire* de M. O. Henry, l'un des membres de la commission, chef des travaux chimiques de l'Académie de médecine, *ayant servi de base à la partie chimique de ce rapport.* Paris, 1839.

Rapport sur l'emploi des eaux minérales de Vichy dans le traitement de la goutte, lu à l'Académie de médecine, dans la séance du 24 mars 1840, au nom d'une commission, par M. Patissier, membre de l'Académie de médecine; suivi d'*une réponse à quelques allégations contre la dissolution des calculs urinaires.* Paris, 1840.

Nouveaux résultats de l'emploi des eaux minérales de Vichy dans le traitement de la goutte; suivis de *quelques réflexions sur le rapport de MM. Gay-Lussac et Pelouze, fait à l'Académie des sciences, le 21 mars 1842, sur plusieurs communications de M. Leroy-d'Etiolles, relatives à la dissolution des concrétions urinaires.* Paris, 1842.

Des eaux minérales alcalines de Vichy, considé-

rées comme moyen fondant et résolutif dans les affections chroniques, et particulièrement dans celles des organes abdominaux. Paris, 1843.

Depuis, j'ai continué à observer, à recueillir des faits, et, après dix-sept années d'expérience pratique, mes convictions sur le mode d'action de ces eaux, dans la plupart de leurs applications, étant mieux arrêtées, j'ai cru qu'il ne serait pas sans utilité de reprendre les questions soulevées dans ces divers Mémoires, de les soumettre à une nouvelle appréciation, basée sur l'expérience que j'ai acquise, et de compléter ce que j'ai déjà dit de l'emploi de ces eaux minérales dans le traitement des diverses affections contre lesquelles leur efficacité m'a paru démontrée. Telle est la pensée qui m'a dirigé en entreprenant le travail que je publie aujourd'hui.

Obligé de parler d'un grand nombre d'affections, je serais sorti du cadre dans lequel j'ai cru devoir me renfermer, je me serais éloigné du but de cet ouvrage, si j'avais voulu m'étendre sur ces affections et en donner une description complète; j'ai pensé qu'il suffisait d'en rappeler les principaux caractères, ceux surtout qui peuvent le mieux donner une idée de leur nature, et faire comprendre, en même temps, la raison de l'emploi des eaux de Vichy, comme moyen de les combattre.

Je me suis particulièrement appliqué, non seulement à indiquer les affections dans lesquelles elles sont, en général, applicables, mais aussi à distinguer, autant que possible, les diverses conditions de ces affections où elles me paraissent entièrement convenir de celles où elles présentent moins ou ne présentent plus de chances de succès, suivant qu'elles sont plus ou moins anciennes, qu'elles ont fait plus ou moins de progrès, et qu'elles ont déjà acquis plus ou moins de gravité; et j'ai cherché à préciser ces indications autant qu'il m'a été possible de le faire, dans la pensée de pouvoir être utile à mes confrères qui exercent loin de nos sources, de les mettre à même de pouvoir mieux apprécier les cas dans lesquels ils peuvent trouver, dans l'emploi des eaux de Vichy, un moyen thérapeutique dont l'application me paraît souvent indiquée, et qui même, dans quelques cas, me semble ne pouvoir être utilement remplacé par aucun autre.

Je ne sais si j'ai atteint le but que je me suis proposé, que j'ai toujours eu en vue depuis que je m'occupe de l'étude de ces eaux; mais je m'y suis du moins appliqué consciencieusement, je n'ai dit que ce que j'ai vu, que ce que j'ai cru avoir bien observé, et je me suis surtout toujours tenu en garde contre toute exagération.

DU MODE D'ACTION

DES

EAUX MINÉRALES DE VICHY

ET DE

LEURS APPLICATIONS THÉRAPEUTIQUES.

DE L'ACTION DES EAUX MINÉRALES EN GÉNÉRAL.

Les eaux minérales ont été considérées de tout temps comme un puissant modificateur de l'économie, comme une des plus grandes et des plus précieuses ressources de la thérapeutique contre les affections chroniques, et l'expérience en a maintenant si bien démontré l'efficacité dans ce cas, qu'elle ne peut plus être désormais contestée. Leur action est souvent, en effet, si puissante, lorsqu'elles sont appliquées avec discernement, suivant leur composition, la nature et l'état de l'affection à combattre, que non seulement alors elles modifient beaucoup plus promptement et beaucoup plus heureusement la plupart des affections contre lesquelles elles sont indiquées, que tous les agents pharmaceutiques, mais qu'assez fréquemment elles ont réussi à guérir certaines affections qui, combattues inutilement par tous les moyens ordinaires, avaient été considérées comme incurables. Aussi n'est-il pas douteux pour moi que, si les médecins qui pratiquent loin des sources thermales avaient pu être à même d'en étudier l'action, que s'ils savaient mieux tout le parti que l'on peut en tirer dans un grand nombre de cas, lorsqu'elles sont employées à propos, on verrait beaucoup moins d'affections chroniques se perpétuer et arriver enfin à un tel degré de gravité qu'elles ne peuvent plus trouver alors que des remèdes impuissants.

Je suis loin de croire cependant, et surtout de vouloir persuader que les eaux minérales sont une panacée, un remède infaillible dans tous les cas d'affections chroniques ; car quel est le remède qui, même employé dans les conditions où il semble le mieux indiqué, guérit toujours ?

Il est d'ailleurs facile de comprendre que, différentes entre elles par leur température, par la nature, le nombre et la proportion des principes qu'elles tiennent en dissolution, elles ne sont pas toutes applicables dans les mêmes affections ; car il ne faut pas oublier que nos maladies, lors même qu'elles affectent les mêmes organes, et qu'elles se présentent sous des apparences extérieures à peu près semblables, se distinguent souvent, au fond, par des caractères très tranchés qui tiennent, soit à des dispositions constitutionnelles différentes, soit à l'existence, chez quelques individus, de certains vices héréditaires, soit enfin à une multitude de causes prédisposantes diverses qui doivent nécessairement en faire modifier le traitement suivant les cas, et, par conséquent, être appréciées avec le plus grand soin, lorsqu'il s'agit de faire un choix entre plusieurs sources minérales.

C'est surtout aux médecins qui sont plus particulièrement appelés, par leur position, à étudier l'action des eaux minérales, et c'est même alors un devoir pour eux d'en faire connaître consciencieusement les propriétés à leurs confrères, de préciser autant que possible, d'après l'expérience qu'ils ont acquise, les cas dans lesquels elles peuvent être employées avec le plus d'avantage, le degré d'efficacité qu'il est permis d'en espérer dans chacun d'eux, et les conditions qui doivent quelquefois en contre-indiquer l'emploi. Seulement, doivent-ils se borner toujours et uniquement à constater les résultats, favorables ou non, de leur action sur les malades? Cette action n'est-elle susceptible d'aucune interprétation? Ne peut-on pas enfin, au moins pour les eaux qui ont un caractère bien tranché, par la prédominance de quelques uns de leurs principes minéralisateurs, donner la raison principale, essentielle de cette action, et arriver ainsi à des données plus précises sur les résultats que l'on peut en attendre dans certains cas?

C'est sous ce point de vue que les eaux minérales me semblent devoir être étudiées, et l'on conçoit que dans cette étude, il est très essentiel de tenir compte de leur composition et de la nature de la maladie qu'il s'agit de combattre.

Les eaux minérales exercent d'abord sur la vitalité de nos organes des effets qui tiennent à la température plus ou moins élevée à laquelle on les emploie, peut-être même à la nature particulière de cette température, et à l'impression plus ou moins vive que produisent sur les membranes muqueuses et sur la peau les principes qui les minéralisent, d'où il résulte une excitation qui se propage par de nombreuses sympathies aux organes affectés, et ensuite une réaction nécessaire à la résolution des affections chroniques. Cette action est proportionnée à la quantité que les malades en boivent, à l'étendue des surfaces sur lesquelles elles sont appliquées, à la durée des bains et à l'activité plus ou moins grande de l'absorption chez chaque individu; et elle demande d'autant plus de surveillance et même de tâtonnements de la part du médecin, pour éviter de dépasser le degré d'excitation qu'il est nécessaire de produire, qu'elle est toujours proportionnée à la susceptibilité nerveuse propre à chaque malade, si difficile ordinairement à préjuger, et qu'il est, par conséquent, presque impossible d'en calculer les effets à l'avance avec quelque certitude.

Mais, indépendamment de cette action des eaux minérales, qu'il ne faut pas négliger, et qui doit même, ainsi que je viens de le dire, être toujours surveillée avec le plus grand soin par le médecin, n'en est-il pas une autre, particulière à chacune d'elles, toute spéciale, et qui doit dépendre de la nature des principes qu'elles tiennent en dissolution? En effet, ces principes, absorbés et portés par la circulation dans tous nos tissus, en même temps qu'ils y produisent une certaine excitation, ne saturent-ils pas toutes nos humeurs, et ne peuvent-ils pas ainsi leur faire subir des modifications capables d'exercer une influence plus ou moins grande sur le succès ou l'insuccès du traitement des affections contre lesquelles ces eaux sont employées? Sans doute, les principes qui les minéralisent sont quelquefois si nombreux et dans des proportions relatives telles qu'il en résulte alors nécessairement une combinaison d'action qu'il sera toujours difficile, souvent même impossible, d'interpréter complétement, et que longtemps encore les médecins seront condamnés, dans de telles circonstances, à jouer le rôle de simples observateurs, chargés d'enregistrer les résultats obtenus; cependant, lorsqu'elles contiennent un élément qui prédomine sur tous les autres, et qui leur imprime un caractère qui les distingue de la manière la plus manifeste de toutes les autres eaux minérales, comme, par exemple, le soufre, pour quelques unes, le fer ou la soude, pour d'autres, ne serait-il pas possible d'apprécier l'action particulière de ce principe prédominant, indépendamment de celle des autres principes minéralisateurs moins importants, d'en suivre les effets sur nos humeurs, de les constater même rigoureusement à l'aide de la chimie, et d'en déduire des indications suffisantes pour guider les praticiens dans l'emploi qu'ils peuvent en faire?

Ce qui doit surtout appeler l'attention des médecins sur l'action particulière des divers éléments qui entrent dans la composition des eaux minérales, c'est que, depuis surtout les intéressantes recherches que nous devons déjà à la chimie organique, il est impossible de ne pas reconnaître dans tous les phénomènes de la vie, comme on l'a fait remarquer, une suite non interrompue de réactions chimiques. Que ces réactions s'exécutent sous l'influence de la force vitale ou indépendamment de cette influence, elles n'en sont pas moins manifestes et ne peuvent être révoquées en doute. N'est-ce pas, en effet, par des réactions de cette nature que s'accomplissent les phénomènes de la respiration et de la digestion, ainsi que ceux de l'assimilation et des sécrétions, de ce travail continuel de décomposition et de renouvellement de la matière qui compose nos organes, et dont un des résultats est toujours la séparation de certains éléments devenus impropres à l'entretien de la vie, et qui ne tarderaient pas à engendrer des maladies, s'ils n'étaient éliminés par les trois grands émonctoires de l'économie, la transpiration cutanée, la respiration et la sécrétion urinaire?

N'est-il pas probable que nous serions dans les meilleures conditions de santé possibles, si les éléments qui entrent dans la composition de nos humeurs, y étaient toujours dans une certaine proportion relative, et si ces humeurs étaient en même temps régulièrement et incessamment réparties dans tous nos organes, suivant l'exigence des fonctions qu'ils ont à remplir? Or, si quelques uns de ces éléments sont en plus ou en moins, ou viennent à manquer tout à fait, les réactions chimiques nécessaires à l'entretien de la vie s'exécutent imparfaitement ou ne peuvent plus avoir lieu, et alors surviennent des troubles plus ou moins graves dans la santé et quelquefois même la cessation complète de la vie. C'est ainsi que toute cause qui empêche le sang de s'artérialiser dans les poumons amène nécessairement l'asphyxie et la mort, et qu'on voit si souvent les accidents les plus graves résulter d'une brusque cessation de la transpiration cutanée, lorsqu'un refroidissement subit vient mettre obstacle à l'élimination des principes devenus incompatibles avec la santé, et qui étaient destinés à être rejetés au dehors.

N'est-ce pas, par exemple, comme je crois l'avoir démontré ailleurs, à une trop grande production d'acide urique, soit qu'elle dépende d'une alimentation trop abondante et trop animalisée ou d'une disposition constitutionnelle particulière, et à l'élimination insuffisante de cet acide, et par conséquent à son séjour dans le sang, qu'il faut attribuer le développement de la goutte? N'est-ce pas parce que la chimie organique a démontré que les globules rouges du sang sont la seule partie vivante qui renferme du fer, et que l'altération fondamentale du sang dans la chlorose est la diminution de ces globules, qu'on en a conclu qu'il est nécessaire, dans ce cas, d'ajouter du fer au sang, et n'est-ce pas, en effet, par suite de cette induction, et pour concourir à la production de ces globules, de cette partie qui se trouve en moins dans cette affection, que l'on a conseillé l'administration des ferrugineux et qu'ils sont employés par tous les praticiens?

Ces faits, que je viens de rappeler, qui résultent de l'observation et de l'expérience, dont on ne peut nier la certitude, à moins d'admettre qu'on peut nier toute science, et de désespérer de pouvoir jamais rien démontrer ; ces faits, dis-je, suffisent pour faire sentir tout ce que l'on peut attendre de l'intervention de la chimie organique dans l'étude de l'application des remèdes au traitement de certaines affections, et combien il serait précieux de pouvoir toujours, au moindre trouble survenu dans notre santé, s'assurer, par l'examen et l'analyse du sang et des sécrétions, de la nature de cette perturbation. Ce serait, autant du moins qu'il est possible à l'esprit humain de pénétrer les secrets de la nature, un moyen de remonter à la cause première, à l'essence des maladies.

La chimie organique est donc évidemment le

moyen le plus sûr de nous diriger dans ce genre de recherches ; c'est en s'aidant de cette science, en unissant de plus en plus ses efforts aux siens, comme le dit Liebig, que la physiologie sera à même de pouvoir scruter les causes de phénomènes que l'œil ne peut plus saisir.

Il serait d'autant plus important de pouvoir arriver à découvrir, dès le début des maladies, la nature des altérations que nos liquides ont pu subir, qu'une fois qu'un trouble quelconque est survenu dans nos fonctions et qu'il persiste un certain temps, sans que nous puissions y porter remède, il en résulte fréquemment, sans doute parce que les digestions se trouvent alors viciées, et que, par suite, l'assimilation se fait mal, une suite d'autres désordres et complications diverses contre lesquels nos ressources restent malheureusement très souvent impuissantes.

Ainsi, le meilleur moyen d'empêcher le développement des maladies serait donc, si la science pouvait toujours nous fournir des indications assez précises pour cela, et s'il était possible de profiter toujours de ses lumières, de nous soustraire à toutes les causes qui peuvent faire varier les éléments du sang, en changer les proportions normales ou les altérer. Sans doute c'est là un désir qui ne sera jamais entièrement réalisable, et il restera par conséquent impossible de pouvoir éviter toujours, et dans toutes les conditions de la vie, les causes des maladies ; mais est-il donc également impossible d'arriver à constater, au moins dans un certain nombre de cas, les altérations que nos humeurs peuvent éprouver, qui déterminent et caractérisent certaines affections, et à pouvoir indiquer, mieux qu'on n'a pu le faire jusqu'à présent, les moyens de les combattre? C'est dans ce cas que la chimie organique, si elle ne peut pas tout nous apprendre, est au moins appelée, par ses recherches, si nous en jugeons par les résultats déjà obtenus, à rendre les plus grands services à la thérapeutique, à nous guider dans cette science si difficile de l'application des remèdes au traitement des maladies.

Mais je ne veux m'occuper ici que du mode d'action des eaux de Vichy, en tâchant de préciser, autant que possible, les cas dans lesquels ces eaux me semblent applicables; et, avant tout, je crois devoir rappeler leur composition chimique, et donner leur température prise à différentes époques.

CHAPITRE PREMIER.

COMPOSITION CHIMIQUE DES EAUX DE VICHY.

Voici, d'après Longchamp, qui fut chargé par le gouvernement, en 1825, d'en faire l'analyse, les substances qu'elles contiennent par litre :

SUBSTANCES contenues DANS LES EAUX.	SOURCES.						
	Grande Grille.	Chomel	Grand Bassin.	De l'hôpital	Des Acacias	Lucas.	Des Célestins.
	Litre.	Litre.	Litre.	Litre.	Litre.	Litre.	Litre.
Acide carbonique. .	0,475	0,499	0,534	0,494	0,649	0,540	0,562
	Gr.	Gr.	Gr.	Gr.	Gr.	Gr.	Gr.
Carbonate de soude.	4,9814	4,9814	4,9814	5,0513	5,0513	5,0863	5,5240
— de chaux.	0,3498	0,3488	0,3429	0,5223	0,5668	0,5005	0,6103
— de magnésie . . .	0,0849	0,0852	0,0867	0,0952	0,0972	0,0970	0,0725
Muriate de soude. .	0,5700	0,5700	0,5700	0,5426	0,5426	0,5463	0,5790
Sulfate de soude . .	0,4725	0,4725	0,4725	0,4202	0,4202	0,3933	0,2754
Oxyde de fer	0,0029	0,0031	0,0066	0,0020	0,0170	0,0029	0,0059
Silice.	0,0736	0,0721	0,0726	0,0478	0,0510	0,0415	0,1131
TOTAUX. . . .	6,5351	6,5331	6,5327	6,6814	6,7461	6,6678	6,9802

Le tableau suivant donne les résultats d'analyses récentes (1) qui ont été faites, par M. O. Henry, de trois sources de Vichy, d'une des anciennes sources, la *Grande-Grille*, et de deux nouvelles, obtenues au moyen de forages artésiens, la *source Brosson*, située près du jardin de l'établissement thermal, et la *source Lardy*, dans le clos des Célestins. Dans ce

(1) *Journal de pharmacie et de chimie.* Paris, 1848, IIIe série, t. XIII, p. 1.

tableau, la composition des eaux est considérée comme à la sortie du sol.

PRINCIPES MINÉRALISATEURS.	SOURCE. Grande-Grille.	SOURCE NOUVELLE (Brosson).	SOURCE NOUVELLE CLOS des Célestins (Lardy).
Azote	inapprécié.	inapprécié.	inapprécié.
	Litre.	Litre.	Litre.
Acide carbonique libre	0,231	0,272	0,501
	Gram.	Gram.	Gram.
Bicarbonates anhydres de soude	4,900	4,840	4,137
Bicarbonates anhydres de potasse	indices.	indices.	indices.
Bicarbonates anhydres de chaux	0,407	0,094	0,277
Bicarbonates anhydres de magnésie	0,065	0,057	0,240
Bicarbonates anhydres de strontiane, de lithine	traces.	traces.	traces.
Sulfates anhydres de soude	0,469	0,410	0,170
Sulfates anhydres de potasse	0,020	0,004	0,020
Chlorures de sodium	0,538	0,500	0,358
Chlorures de potassium	0,004	0,003	0,022
Iodure, bromure alcalins	sensibles.	sensibles.	sensibles.
Phosphates ?	?	?	?
Nitrates ?	?	?	?
Silicates de soude	0,400	0,340	0,120
Silicates d'alumine	0,200	0,233	inapprécié.
Fer et manganèse	0,001	0,001	0,001
Matière organique azotée (avec conferves)	indices.	indices.	indices.
TOTAUX	6,704	6,482	5,315

Dans ce tableau, on voit quelques produits nouvellement signalés, *l'iodure*, *le bromure*, *la lithine*, *la strontiane* et *le silicate alcalin*. Ces produits, surtout l'iodure, le bromure, la lithine et la strontiane, sont, comme on voit, en très petite proportion, et leur part dans l'action des eaux n'est pas encore suffisamment appréciée pour pouvoir en parler.

Température de l'eau des sources de Vichy, prise à différentes époques.

DÉSIGNATION des SOURCES.	Lassone, juillet 1750.	Desbrest, août 1777.	Berthier et Puvis, juin 1820.	Longchamp août 1825.	D'Arcet, juillet 1825.	Ch. Petit, mai 1837.	Ch. Petit, mai 1846.
Grande-Grille	48,75	40,65	38,50	39,18	40,00	37,00	32,00
Puits Choinel ou petit puits.	43,13	36,25	40,00	39,26	41,50	44,00	40,00
Grand bassin des bains ou grand puits carré.	48,75	46,25	45,00	44,88	46,00	45,00	45,00
Hôpital.	36,25	36,25	33,00	35,25	36,00	32,00	32,00
Célestins	27,50	22,19	. . .	19,75	17,50	10,50	13,00
Acacias.	31,25	28,13	. . .	27,25	. . .	26,00	(1)
Lucas.	. . .	. . .	. . .	29,75	. . .	28,00	28,00

La source *Brosson*, dont M. H. Batilliat a pris souvent la température depuis quelques mois, lui a donné de 22,50 à 23°. Le 26 septembre 1849, elle m'en a donné 24.

La source *Lardy* a donné à MM. François et Batilliat, le 8 mars 1845, 18°,65, et le 20 septembre 1849, 25°,10.

On voit par ce tableau que la température de l'eau des sources de Vichy — *pour toutes les époques auxquelles elle a été examinée, elle a été rapportée à l'échelle centigrade* — a éprouvé beaucoup de variations. Ces variations ont pu provenir de la différence des thermomètres employés, qui, comme on sait, ne sont pas toujours construits avec un très grand soin, et qui, s'ils avaient pu être comparés, ne se seraient probablement pas toujours trouvés parfai-

(1) Je n'ai pas pu prendre, en 1846, ni depuis, la température de la source *des Acacias*, attendu que, par suite de travaux qui ont été faits à la source *Lucas* pour en obtenir une plus grande quantité d'eau, elle s'est trouvée en grande partie détournée au profit de cette dernière, auprès de laquelle elle est placée, et qu'alors elle a cessé de monter au-dessus du sol.

tement d'accord entre eux, surtout ceux qui furent employés en 1750 et 1777, comparés, par exemple, à celui qui fut employé par M. d'Arcet; mais il y a eu néanmoins des variations réelles, comme on en observe à toutes les sources thermales. Il en est qui auraient pu s'expliquer, et qui, par exemple, ont pu tenir à ce que les températures auront été prises dans un moment plus ou moins rapproché de celui où les bassins qui servent de réservoirs ont été vidés, comme cela arrive de temps en temps pour les nettoyer, et, par conséquent, lorsque les murs de ces bassins absorbent une partie de la chaleur de l'eau, ce qui abaisse nécessairement sa température jusqu'à ce que l'équilibre soit rétabli.

On remarquera qu'il y a une grande différence, pour la *Grande-Grille* et le *puits Chomel,* entre les températures que ces sources m'ont données en 1837 et celles que je leur ai trouvées en 1846, et je dois en donner la raison.

Ces différences de température s'expliquent parce que ces deux sources, et surtout la source Chomel, sont sous la dépendance de celle du grand puits carré, qui est la plus abondante; que ces sources ont des relations souterraines, et que, par conséquent, lorsqu'on abaisse le point d'émergence du grand puits carré, les deux autres sources, ses voisines, s'abaissent aussi et deviennent moins abondantes. Dans ce cas même, lorsqu'on lâche la bonde la plus inférieure du grand puits carré, la source Chomel disparaît tout à fait. Or, en 1837 encore, lorsque j'ai pris les températures des sources *Grande-Grille* et *Chomel,* on laissait monter celle du *Grand puits carré* dans un massif carré de maçonnerie (d'où elle a pris le nom de *Puits carré*), à 1 mètre 72 centimètres au-dessus du sol. Les deux autres sources étaient donc alors dépassées par la colonne d'ascension de l'eau du puits carré, elles en subissaient la pression, et il en résultait qu'elles arrivaient au jour par un jet plus abondant, plus rapide, et pouvant, par conséquent, conserver une chaleur plus élevée; mais on a été obligé, pour pouvoir suffire à l'alimentation des bains, de demander une plus grande quantité d'eau au puits carré, et, pour cela, il a fallu en baisser le point d'émergence, d'où il est résulté, depuis, que la Grande-Grille et la source Chomel donnent un peu moins d'eau, et que leur température est un peu moins élevée. Mais on peut, en élevant le point d'émergence du grand puits carré, ce que l'on fait déjà le matin, au moment où boivent les malades, rendre aux deux autres sources la quantité d'eau et la température qu'elles avaient auparavant; et l'ingénieur attaché aux établissements thermaux, M. François, espère pouvoir, lorsque l'aménagement des sources sera terminé, et sans diminuer la quantité d'eau fournie actuellement par le puits carré, laisser monter constamment cette source à la hauteur à laquelle elle montait autrefois.

On remarquera aussi que les rapports de température entre les sources ont varié, et cela quelquefois indépendamment des rapports des instruments; car il est probable, comme le fait remarquer Longchamp, que Lassone a employé le même thermomètre, lorsqu'il a pris les températures des diverses sources, en 1750, et cependant il a trouvé alors le même degré, 48,75, pour la Grande-Grille et pour le Grand-Bassin, qui, depuis, ont toujours présenté des températures différentes.

Quelques sources, après avoir perdu de leur température, ont repris quelques degrés ; mais, néanmoins, il est évident, en général, que toutes ont plus ou moins perdu de leur température depuis 1750.

CHAPITRE II.

CONSIDÉRATIONS GÉNÉRALES SUR LE MODE D'ACTION DES EAUX DE VICHY.

Ces eaux, d'après leur composition chimique, sont évidemment essentiellement alcalines. La soude, à l'état de bi-carbonate, y existe en si grande proportion (environ 5 grammes par litre), elle y prédomine tellement sur les autres principes minéralisateurs, qu'il est impossible de ne pas admettre qu'elle est au moins l'élément principal, essentiel de leur action. C'est aussi ce que démontre, de la manière la plus évidente, l'étude des effets que ces eaux produisent sur le sang et sur toutes les sécrétions. Cependant, il faut reconnaître que les autres éléments qu'elles contiennent, bien qu'en minime proportion, et peut-être même d'autres principes qui nous sont encore inconnus, ont aussi leur action particulière, et peuvent aider ou modifier jusqu'à un certain point celle de la soude. Ce qu'il y a de certain pour moi, après avoir fait un très fréquent emploi du bicarbonate de soude pour tâcher de suppléer, autant que possible, hors de Vichy, chez quelques malades, aux eaux naturelles qu'ils ne peuvent pas toujours se procurer, c'est qu'on n'obtient jamais de ce sel exactement les mêmes effets, ni des effets aussi prompts et aussi certains que ceux qui sont le résultat de l'emploi des eaux naturelles, surtout prises à la source; et qu'en général les malades n'en supportent l'usage ni à la même dose, ni pendant un temps aussi long, sans que l'estomac s'en fatigue beaucoup plus tôt qu'en buvant de l'eau naturelle.

Pour comprendre toute l'importance de cette médication, toute l'attention qu'elle mérite, il doit suffire, ce me semble, de se rappeler que le sang et toutes nos humeurs, excepté les sécrétions de la peau et des reins, présentent toujours, à l'état normal, seulement à des degrés différents, le caractère alcalin, et que les sécrétions de la peau et des reins, qui sont acides, sont excrémentitielles, c'est-à-dire destinées par la nature à être rejetées au dehors.

Une seule sécrétion, manifestement acide, n'est pas excrémentitielle, c'est le suc gastrique ; mais d'abord je ferai remarquer que les liquides sécrétés par l'estomac ne prennent un caractère acide prononcé qu'aux époques de la digestion, et ensuite que cette qualité acide qu'ils acquièrent alors leur est donnée par la nature dans le but d'une fonction toute particulière, comme une condition nécessaire à l'accomplissement d'un des actes les plus importants de la digestion.

Cela seul ne semble-t-il pas indiquer déjà que la présence des alcalis dans le sang, dans une certaine proportion, soit toujours nécessaire, indispensable à l'entretien des phénomènes de la vie? Ne doit-on pas, au contraire, être porté à croire, par le soin que prend la nature de rejeter les acides au dehors, à mesure qu'ils résultent des métamorphoses qui s'opèrent dans nos organes, par suite du conflit chimique qui s'établit entre eux et le sang qui les pénètre, que si ces acides ne sont pas éliminés, suivant le but de la nature, ou ne le sont pas assez complétement, et séjournent dans nos humeurs, la santé peut en être compromise? « Puisque, dans les animaux, dit M. Mialhe(1), les principales humeurs sont généralement alcalines, puisque les réactions qui ont journellement lieu dans l'économie animale se passent, pour la plupart, dans un milieu alcalin, il est incontestable que si ces humeurs viennent à changer de nature, si elles deviennent neutres et surtout acides, il en surgira infailliblement des troubles fonctionnels considérables. En présence des acides, ou seulement en l'absence des alcalis, les phénomènes chimiques accoutumés ne se produiront plus de la même manière; le travail de la nutrition n'accomplira plus les métamorphoses nécessaires, tous les liquides vitaux dont la composition est alors si opposée à leur nature, ne seront plus aptes à déterminer les changements interstitiels, les modifications intimes qu'ils sont destinés à faire naître dans la profondeur des organes. L'économie, inhabile à supporter un pareil état, luttera d'abord; mais bientôt, cédant à cet envahissement général, l'affaiblissement, la maigreur surviendront, conjointement avec de graves maladies, qu'il ne sera plus facile de maîtriser, si les acides dominent depuis longtemps. »

(1) *Union médicale*, février 1848.

L'observation ne nous apprend-elle pas, en effet, que le défaut d'une alcalinité suffisante, ou l'existence dans nos liquides d'une certaine acidité, est incompatible avec un bon état de santé? N'est-il pas, par conséquent, plus important qu'on ne le croit généralement, surtout lorsqu'on a des doutes sur la nature de certaines affections, de s'assurer si nos sécrétions sont plus ou moins acides ou alcalines? N'avons-nous pas d'ailleurs pour cela des moyens d'appréciation très simples, très faciles à employer, et ces moyens ne peuvent-ils pas souvent nous éclairer sur la meilleure médication à conseiller? Toutes les fois, par exemple, que les sécrétions de la bouche deviennent acides, au lieu d'être alcalines ou au moins à l'état neutre, comme dans l'état normal, n'est-ce pas, indépendamment de l'action corrosive que cette acidité de la salive exerce sur les dents, et de l'affection dont les gencives sont alors elles-mêmes le siége, un indice certain de quelques autres troubles dans nos fonctions? Le plus souvent, dans ce cas, l'estomac est malade et sécrète lui-même une trop grande quantité d'acides, et alors les malades se plaignent souvent d'un sentiment d'acidité et de corrosion dans l'estomac, qui se propage quelquefois jusqu'à la gorge et à la bouche, en même temps que les digestions sont troublées, plus ou moins pénibles, et quelquefois impossibles; et cet excès d'acidité dans l'estomac ne se borne pas à troubler les digestions, l'organe lui-même souffre du contact de ses propres sécrétions, qui ne sont probablement pas alors sans influence sur le développement de ces altérations graves que présentent quelquefois ses parois.

Il y a déjà longtemps que certaines altérations graves de nos tissus ont été attribuées à l'acidité morbide de nos humeurs, et que des faits ont été cités ; mais, bien que ces remarques aient été faites par de bons observateurs, par des hommes d'un grand mérite, elles n'ont frappé personne depuis ; on n'y a fait aucune attention, ou du moins on n'y a attaché aucune importance, et elles sont restées sans résultat. Lorry (1) dit avoir remarqué que le virus cancéreux est assez acide pour faire effervescence avec les terres absorbantes, et il attribue la fragilité des os, que l'on remarque chez les malades affectés de cancer, à l'action rongeante d'un acide, par suite de la résorption de ce virus. Il parle d'une femme qui aimait trop les acides et qui mourût avec ses os extrêmement ramollis — *Mulier acidis nimium delecta, ossibus mirum in modum emollitis periit* —, et il cite, comme ayant été témoins de faits semblables, Cl. V. Pringle et Navier. Il dit que le rachitisme des enfants est tout acide — *Rachitis infantum tota acida est* —, et il ajoute que c'est à cause du ramollissement des os dans la maladie vénérienne qu'Astruc prétendait que son virus était acide. Il cite encore une femme cancéreuse, ayant des douleurs dans les os, chez laquelle il a constaté que la salive était acide, et qui mourut avec ses dents toutes corrodées.

Bordeu a aussi émis l'opinion (2) que, dans la cachexie scrofuleuse, il y a coagulation des humeurs, ce qu'il attribue à une acrimonie acide, et il dit que si la scrofule affecte plus spécialement les jeunes

(1) *De melancholia et morbis melancholicis.* Paris, 1765.
(2) *Dissertation sur les écrouelles.* Paris, 1767.

sujets, c'est que, chez eux, ce qu'il regarde d'ailleurs comme un fait qu'on ne saurait désavouer, les liqueurs ont plus de penchant à devenir *acides* que chez les adultes.

Un chimiste ayant mis dans l'alcool les parotides d'un scrofuleux, dit avoir vu des cristaux d'acide oxalique se former dans la liqueur (1).

N'est-ce pas ici le cas de rapprocher de ces observations, déjà anciennes, une opinion émise, il y a quelques années, par M. Mialhe, sur la cause de la formation des tubercules et des engorgements glandulaires? Ce chimiste, qui est en même temps médecin, et dont l'opinion, précisément à cause de cette double qualité, doit avoir de la valeur, paraît disposé à voir cette cause dans une prédominance acide. « C'est à la classe des fluidifiants qu'il faudrait, selon moi, dit-il, s'adresser pour enrayer le travail plastique qui caractérise le début de certaines affections, telles que la phthisie et les scrofules, tandis que cette même classe de corps, administrée à une époque plus avancée de la maladie, loin d'amener de l'amélioration, hâterait, au contraire, le travail désorganisateur que l'on sait être l'indice d'une terminaison fâcheuse. » Et plus loin, après avoir combattu l'opinion de ceux qui n'ont pas, au même degré que lui, la conviction que la thérapeutique peut s'éclairer de l'étude chimico-physiologique des humeurs en général et du sang en particulier, il ajoute : « Enfin, s'il est vrai que l'étude chimique des réactions du sang est impropre à fournir des inductions pratiques à la médecine, comment expliquer que les agents antiscrofuleux, dont l'observation clinique a sanctionné la valeur, carbonate de potasse, de soude et

(1) *Journal de pharmacie*, 1828.

d'ammoniaque, acétate de potasse, iodure de potassium, etc., appartiennent précisément tous à la classe des fluidifiants, comme ma théorie indique que cela doit être? »

C'est là une question d'autant plus importante à étudier qu'elle a trait à des affections malheureusement fort communes, extrêmement graves, et sur la nature desquelles il serait bien à désirer que l'on fût mieux éclairé, afin de tâcher de les prévenir, d'en empêcher le développement; car on sait que, lorsque des tubercules se sont formés, et qu'ils occupent déjà une certaine étendue des poumons ou d'autres organes, nous ne pouvons plus leur opposer que des moyens presque toujours impuissants.

Ce qui vient parfaitement à l'appui de l'opinion que les produits acides de notre économie, lorsqu'ils ne sont pas constamment et suffisamment éliminés par la transpiration cutanée, peuvent altérer la santé de la manière la plus grave, c'est que, comme le fait remarquer le docteur Fourcault (1), les maladies chroniques les plus graves sont endémiques dans les prisons. Ne sait-on pas aussi, comme le dit le même médecin, que les jeunes filles élevées dans les hospices et dans d'autres établissements de charité, lorsqu'elles vivent dans le repos, occupées seulement à des travaux à l'aiguille, et qu'elles ne prennent, par conséquent, que peu d'exercice, s'étiolent, se flétrissent, dépérissent, et deviennent, pour la plupart, rachitiques, scrofuleuses, phthisiques, après avoir été chlorotiques et leucorrhéiques? N'en est-il pas ainsi pour les animaux eux-mêmes, et ne sait-on pas, par exemple, que les affections tuberculeuses sont très communes parmi ceux qui peuplent nos

(1) *Union médicale*, janvier 1850.

ménageries? Or, dans toutes ces conditions d'existence, ne reconnaît-on pas, sur le développement des maladies scrofuleuses et de la phthisie, l'immense influence de l'inactivité des fonctions cutanées, de la suppression lente et graduelle de la transpiration insensible, en un mot, du séjour des acides dans nos humeurs, conséquence de cette inactivité, de la suppression plus ou moins complète des fonctions de la peau? Et si l'humidité vient ajouter ses effets à ceux de la vie sédentaire, en diminuant encore, en empêchant davantage la transpiration cutanée, ne voit-on pas se développer des diathèses plus dangereuses, des maladies plus graves, des difformités plus nombreuses, et la mort étendre ses ravages?

Dans une note que j'avais communiquée à la Société de médecine de Paris, et qui a été publiée dans la *Gazette des hôpitaux* (1), j'ai donné les résultats de quelques recherches que nous avions faites, M. d'Arcet et moi, pour tâcher d'arriver à connaître quelles devaient être les qualités du lait de bonne nature, les chimistes n'étant pas d'accord sur ce point, et l'ayant indiqué jusque-là comme étant tantôt acide, tantôt alcalin.

Dans cette note, j'ai montré que les vaches qui vivent renfermées dans les étables, comme cela se pratique à Paris, donnent presque toujours du lait acide ou très peu alcalin, et l'on sait que, dans ces conditions, elles deviennent presque toujours tuberculeuses; tandis que celles qui vivent en plein air et dans de bons pâturages, fournissent ordinairement du lait ayant une alcalinité très prononcée, et conservent une excellente santé.

(1) Mars 1839.

Nous avons voulu savoir si les qualités de bonnes ou de mauvaises nourrices ne tenaient pas à ce que leur lait était tantôt alcalin et tantôt acide, et nous avons étudié l'influence que ces divers laits exerçaient sur la santé des enfants. Nous avons remarqué qu'en effet, ceux dont les nourrices fournissaient du lait alcalin, ne le vomissaient jamais ou du moins ne le vomissaient que très rarement, qu'ils le digéraient en général parfaitement, et que leur santé n'était presque jamais altérée; tandis que ceux qui tétaient du lait acide, ou très faiblement alcalin, le vomissaient presque immédiatement en caillots plus ou moins gros, et qu'il en résultait de graves inconvénients pour l'enfant, en même temps que cela dénotait une mauvaise disposition de santé chez la nourrice.

On observe, en effet, que lorsque le lait rencontre une trop grande acidité dans l'estomac, ou qu'il est lui-même déjà un peu acide avant d'être avalé, il se coagule immédiatement, se transforme en une sorte de pelote indigeste que l'enfant est obligé de vomir, et que, s'il continue quelque temps à faire usage du même lait, son estomac ne tarde pas à se fatiguer et à devenir malade. C'est ainsi que l'on voit souvent, à la suite d'une semblable alimentation, des enfants pris de coliques, de dévoiement, qui dépérissent journellement et finissent par succomber; et si, dans ce cas, on examinait le lait de leurs nourrices, au moyen du papier de tournesol, on s'assurerait que, le plus souvent, tous ces désordres tiennent à son défaut d'alcalinité suffisante, et, au lieu de changer la nourrice, comme on le fait ordinairement alors, il suffirait souvent de modifier son régime, et surtout d'ajouter un peu de soude à ses boissons habituelles, pour faire cesser tous ces accidents. Guidé par ces principes, j'ai souvent donné le conseil, et avec succès, à des mères qui voulaient élever leurs enfants au biberon, d'ajouter toujours une petite quantité de bi-carbonate de soude au lait qu'elles leur donnaient.

Tous ces faits, toutes ces observations auraient sans doute besoin d'être répétés avec soin et beaucoup plus multipliés, pour qu'il fût possible d'en déduire, dès à présent et avec une certaine autorité, des conséquences pratiques ; mais si, en effet, il était bien démontré qu'une très grande prédominance acide joue un rôle aussi important dans le développement des affections cancéreuses et scrofuleuses que pourraient le faire supposer ces premières remarques, ne deviendrait-il pas possible alors de prévenir ce développement, en défendant l'usage, et surtout l'abus si commun des acides, et en conseillant, au contraire, l'emploi des boissons alcalines.

Il ne faut cependant pas voir seulement, dans les effets des eaux minérales de Vichy, l'action chimique qu'elles produisent sur nos humeurs; il faut aussi tenir compte de celle qu'elles exercent sur la vitalité de nos organes, action qui doit tenir, comme je l'ai déjà dit en parlant des eaux minérales en général, et à la température plus ou moins élevée à laquelle on les emploie, peut-être même à la nature particulière de cette température, et à l'impression plus ou moins vive que produisent sur les membranes muqueuses et sur la peau les principes qui les minéralisent, et d'où il résulte nécessairement une excitation plus ou moins forte qui se propage par de nombreuses sympathies à tout l'organisme.

Dans cette action complexe des eaux de Vichy, dans les affections chroniques, lorsqu'elles sont appliquées à propos, et employées à doses convenables, on observe ordinairement aussi un effet sédatif très remarquable, ce même effet, sans doute, que les médecins italiens ont appelé *contro-stimulant*. Il est en effet très remarquable de voir des malades qui, à leur arrivée, présentent encore, à l'exploration, une sensibilité plus ou moins prononcée, soit à l'épigastre, soit dans la région hépatique, ou dans quelque autre point de l'abdomen, suivant l'organe affecté, et chez lesquels après quelques jours de l'usage des eaux, par conséquent sous l'influence d'une médication excitante, on voit cette sensibilité s'éteindre graduellement, en même temps que les fonctions des organes malades reviennent à l'état normal.

Mais néanmoins l'effet essentiel des eaux de Vichy, l'effet le plus marqué qu'elles produisent, c'est, en même temps qu'elles combattent les prédominances acides que l'on observe dans certaines affections, de rendre le sang plus liquide; et c'est précisément parce que ces eaux sont alcalines, qu'elles contiennent du bi-carbonate de soude en grande proportion, qu'elles produisent cet effet sur le sang, qu'elles sont *fluidifiantes*, *antiplastiques*, et que, depuis des siècles, l'expérience a montré qu'elles sont essentiellement *désobstruantes*, c'est-à-dire fondantes et résolutives.

Voici, au reste, les principaux phénomènes que l'on observe sous l'influence de cette médication.

Que les eaux de Vichy soient administrées en boisson ou en bains, elles sont facilement absorbées et portées immédiatement par la circulation dans tous nos organes, dans tous nos tissus, et l'on sait, surtout depuis les expériences de M. d'Arcet, celles de M. Chevallier, professeur à l'École de pharmacie, et les nombreuses observations que j'ai moi-même recueillies, que leurs effets ne tardent pas à se manifester, surtout par les modifications qu'éprouvent nos humeurs, ce dont il est très facile de se convaincre en examinant l'urine et la transpiration cutanée, qui, d'acides qu'elles étaient auparavant, acquièrent promptement des qualités alcalines.

M. d'Arcet a fait un grand nombre d'observations à Vichy, qui montrent avec quelle facilité ces eaux rendent l'urine alcaline et à quelle dose il convient de les employer pour obtenir ce résultat.

« Un verre ou deux décilitres d'eau thermale de Vichy, dit ce célèbre chimiste, contenant environ un gramme de bi-carbonate de soude, pris à jeun, et l'urine étant acide, ne suffit pas pour alcaliser cette sécrétion; l'urine, quoique moins acide, reste parfaitement claire, et ne laisse déposer qu'un peu de mucus, dans l'espace de douze heures.

» En prenant à jeun deux verres d'eau de Vichy, qui contiennent environ deux grammes de bi-carbonate de soude, l'urine devient promptement alcaline; elle est alors très claire, et ne laisse déposer en refroidissant que peu de mucus. Les urines rendues pendant la journée ont les mêmes caractères, et ce n'est que huit ou neuf heures après avoir bu l'eau de Vichy, que l'urine reprend son acidité naturelle.

» Trois verres d'eau de Vichy, bus à jeun, influent sur la sécrétion de l'urine de manière à la rendre alcaline presque pendant vingt-quatre heures; l'urine, dans ce cas, est parfaitement claire, et ne laisse déposer, en refroidissant à l'air, que très peu de mucus.

» En buvant quatre verres d'eau de Vichy, qui représentent à peu près quatre grammes de bi-carbonate de soude sec, l'urine est constamment alcaline; cette urine est bien claire, et ne laisse déposer que peu de mucus, quoique restant exposée à l'air pendant douze heures.

» Cinq verres d'eau de Vichy, bus le matin à jeun, produisent les mêmes effets, mais d'une manière encore plus prononcée. A ce terme, l'urine est constamment alcaline et parfaitement claire; celle que l'on rend le matin est très colorée, bien claire, et ne laisse déposer que très peu de mucus; l'alcalinité augmente encore dans l'urine de la nuit, lorsqu'on s'est baigné dans l'eau minérale avant le dîner, et surtout lorsqu'on a dû, pour remédier à une digestion pénible, boire un verre d'eau de Vichy dans le courant de la soirée.

» Ce qui précède fait voir que les buveurs d'eau qui prennent, à Vichy, jusqu'à cinq verres d'eau minérale, chaque matin, et qui se baignent en outre tous les jours dans l'eau thermale (1), se trouvent soumis à un régime dont le résultat doit être d'alcaliser leur urine pendant tout le temps qu'ils prennent les eaux, c'est-à-dire trente ou quarante jours de suite (2). »

Pour démontrer l'innocuité de l'emploi des sels alcalins, M. d'Arcet cite encore des faits plus positifs, qu'il a été à même d'observer.

(1) M. d'Arcet a plusieurs fois constaté que le bain d'eau thermale suffit seul pour alcaliser l'urine.

(2) *Annales de chimie et de physique*, 1826.

« Dans les fabriques, dit-il, où l'on extrait le sel de soude de la soude brute, il y a des ouvriers qui passent leur vie à piler, tamiser, embariller le sel de soude. Ce sel, au sortir du four, est réduit en poudre et tamisé, étant souvent encore très chaud; l'atelier où se fait cette opération est ordinairement bien clos, afin de ne pas perdre le sel de soude en poudre que le pilage et le tamisage portent dans l'air en si grande quantité, que les parois des murs et les vêtements des ouvriers en sont bientôt tout couverts. Ces ouvriers passant dix heures par jour dans cet atelier, et ne prenant aucune précaution, y doivent respirer et avaler une grande quantité de sel de soude. J'ai conduit un atelier dans lequel on fabriquait jusqu'à mille kilogrammes de sel de soude par vingt-quatre heures; plusieurs des ouvriers qui y travaillaient depuis six à sept ans, ayant été interrogés à ce sujet, ont tous déclaré qu'ils n'y éprouvaient aucune incommodité, qu'ils y avaient seulement plutôt faim et plus faim que dans les autres ateliers de la fabrique; qu'ils étaient, en général, plutôt constipés que relâchés, mais qu'ils n'éprouvaient point de gêne de cet état. J'ai, en outre, constaté que l'urine rendue par ces ouvriers était rarement acide, et, au contraire, presque toujours très fortement alcaline. »

Il est donc évident que l'urine, qui est ordinairement acide, peut devenir fortement alcaline, et être entretenue des mois entiers à cet état, non seulement, comme le prouve maintenant l'expérience de plusieurs siècles, sans donner lieu à aucune gêne, à aucun accident, mais en contribuant, au contraire, au bien-être et au rétablissement de la santé.

L'action que les bains d'eau thermale de Vichy exercent sur la peau ne se fait guère remarquer que par une légère excitation qui y appelle le sang et la fait légèrement rougir ; encore cet effet n'est-il bien sensible que lorsque les bains sont d'eau minérale non mitigée, et qu'on y reste un certain temps. La peau devient alors manifestement rouge et marbrée ; mais cet effet ne persiste pas ordinairement longtemps après la sortie du bain. Certains malades y éprouvent des picotements, et se plaignent même, au bout de quelques jours, d'y conserver quelques rougeurs accompagnées de démangeaisons.

L'absorption paraît se faire dans le bain avec une grande facilité, puisqu'il suffit ordinairement d'en prendre un seul, et sans que l'on ait fait usage de cette eau minérale en boisson, pour rendre l'urine alcaline. Cette expérience, qui avait d'abord été faite par M. d'Arcet, a été souvent répétée depuis, notamment par M. Chevallier et par moi. Dans une première expérience, M. Chevallier avait observé que, pendant un bain d'eau minérale pure qui avait duré quatre-vingt-neuf minutes, son urine, qui était très acide auparavant, avait perdu graduellement de son acidité, était passée à l'état neutre, et enfin était devenue tout à fait alcaline. Dans d'autres expériences faites conjointement avec moi, presque toujours l'urine de M. Chevallier passait à l'état alcalin après vingt minutes environ de séjour dans le bain, tandis qu'il me fallait une heure et demie pour arriver au même résultat ; mais aussi nous avons remarqué que je restais à l'état alcalin beaucoup plus longtemps que lui. On conçoit, d'après cela, combien plus facilement encore l'urine acquiert le caractère alcalin, lorsque, indépendamment d'un et quelquefois de plusieurs bains, les malades boivent plusieurs verres d'eau dans le courant de la journée ; et l'on voit, d'après les expériences que j'ai rapportées, que l'absorption ne varie pas seulement suivant les individus, mais qu'elle peut varier chez le même individu, suivant certaines dispositions particulières.

A mesure que l'urine devient alcaline, on voit disparaître le mucus qu'elle laissait déposer auparavant, en se refroidissant. Elle finit par devenir très claire, et laisse à peine déposer un peu de mucus, après être restée exposée à l'air pendant dix ou douze heures. Du reste, la quantité d'urine en elle-même n'est pas augmentée par ce traitement d'une manière très sensible ; du moins cette augmentation n'est pas constante chez tous les malades, et elle semble tenir autant à la quantité d'eau qu'ils boivent qu'à la qualité diurétique de cette eau.

L'action des eaux de Vichy ne se borne pas à changer la nature de l'urine. La sueur qui, dans l'état de santé, est toujours acide, excepté sur quelques parties de la peau, devient elle-même alcaline chez les malades soumis à leur action. On observe seulement que l'urine passe en général à l'alcalinité avant la transpiration. Néanmoins celle-ci ne manque pas ordinairement de devenir alcaline, au bout de très peu de jours, et de se maintenir à cet état, seulement à un moindre degré, pourvu que les malades continuent à prendre à peu près la même quantité d'eau que l'on sait être ordinairement nécessaire pour entretenir l'alcalinité de l'urine. L'alcalisation ne paraît pas augmenter beaucoup plus la transpiration cutanée que la sécrétion urinaire ; seulement, par cela même que les bains sont de nature alcaline, ils débarrassent parfaitement la peau de toutes ses sécrétions, ils en ouvrent les pores, et en facilitent les fonctions. Chez quelques malades cependant la transpiration paraît augmenter sensiblement pendant qu'ils font usage de ces eaux; mais il semble que cela tient surtout à l'état de l'atmosphère et à la plus ou moins grande quantité d'eau qu'ils boivent; car l'alcalisation, sous une température moins élevée, n'augmente pas la transpiration d'une manière notable. Elle est néanmoins toujours assez abondante, pendant la saison chaude, pour qu'il soit facile de s'assurer de son état acide ou alcalin. Cette sécrétion peut même être portée à un très haut degré d'alcalinité; c'est ce que j'ai constaté chez quelques malades qui ont le privilége de pouvoir boire une grande quantité d'eau minérale, sans aucun inconvénient et même avec un grand avantage pour le rétablissement de leur santé, et chez lesquels le papier de tournesol, rougi par un acide, passait à l'instant au bleu le plus foncé, aussitôt qu'on l'humectait un peu en l'appliquant sur la peau.

Quant aux sécrétions fournies par les membranes muqueuses, comme, dans l'état santé, elles sont ordinairement à l'état alcalin ou au moins à l'état neutre, si ce n'est celles que renferme l'estomac, et plus particulièrement pendant l'acte de la digestion, les boissons alcalines ont sur elles un effet beaucoup moins sensible; cependant elles ne restent nullement étrangères à leur action: il est facile de s'assurer qu'elles acquièrent promptement un degré d'alcalinité qu'elles n'avaient pas auparavant. Les boissons alcalines paraissent aussi avoir pour effet de rendre ces sécrétions beaucoup moins abondantes, moins épaisses et moins plastiques. C'est du moins ce qu'on observe ordinairement, lorsqu'on emploie les eaux de Vichy contre certains catarrhes chroniques, et notamment contre ceux de la vessie. N'est-ce pas à cette propriété que possèdent les eaux de Vichy, de diminuer la sécrétion des muqueuses, qu'il faut attribuer la rareté des selles que l'on observe si communément chez les malades qui en font usage? Ce dernier effet se remarque chez un si grand nombre d'entre eux, surtout lorsqu'ils boivent ces eaux à doses modérées et en en espaçant convenablement les verres, pour qu'elles puissent être facilement digérées, qu'il semble étonnant que les médecins anciens les aient considérées comme étant purgatives. Ainsi Claude Fouet dit, en parlant de leurs vertus, qu'elles sont apéritives, désopilatives et *purgatives*. On a peine à concevoir comment une telle opinion a pu s'accréditer. Le fait est que si elles ont jamais été purgatives, ce dont il est permis de douter, elles ne le sont plus aujourd'hui. Déjà Desbrest s'est élevé contre cette opinion. « Il est bien étonnant, dit-il, que tous les médecins, tant de la capitale que des provinces, regardent les eaux de Vichy comme ayant particulièrement la propriété d'être purgatives, tandis que l'observation et l'expérience prouvent, incontestablement, qu'elles font presque toujours un effet contraire; c'est-à-dire qu'elles resserrent et qu'elles constipent le plus grand nombre des malades qui en font usage. » Il faut dire cependant qu'en effet, chez un certain nombre de malades, ces eaux provoquent quelquefois plusieurs selles dans la journée, mais ordinairement sans coliques et sans fatigue. Je me rappelle un malade chez lequel elles avaient, sous ce rapport, une action extraordinaire, et qui m'obligea à en faire cesser l'usage ; c'était au point qu'un demi-verre par jour suffisait pour produire l'effet d'un purgatif des plus actifs : un seul bain, sans la moindre quantité d'eau prise en boisson, produisait même souvent un résultat semblable ; mais c'est là un cas tout à fait exceptionnel. En général, lorsqu'elles agissent comme purgatives, cela paraît tenir à quelques circonstances particulières, telles que, par exemple, l'existence de quelque affection intestinale, un mauvais régime, ou bien à ce que le malade en a bu plus que son estomac ne pouvait en supporter ; et encore souvent alors il succède à ce dérangement momentané une constipation opiniâtre que l'on est obligé de combattre, soit par des lavements, soit par quelques laxatifs.

Les eaux de Vichy exercent évidemment une action très énergique sur la circulation. Elles augmentent non seulement l'activité des vaisseaux capillaires sanguins, mais aussi celle de tout le système lymphatique. Ainsi, lorsque les malades ont des plaies, elles ne tardent pas ordinairement à devenir rouges, douloureuses et saignantes ; il semble que le sang acquière sous l'influence de l'alcalisation une expansion plus active, et que la vitalité de tout le système capillaire en soit augmentée. Aussi, ces eaux ne conviennent-elles nullement dans les maladies du cœur ayant une certaine gravité, dans les catarrhes pulmonaires encore accompagnés d'une certaine irritation, chez les phthisiques, chez les malades sujets à l'hémoptysie, et en général dans toutes les affections des organes qui, comme les poumons, joignent à une organisation éminemment vasculaire une grande irritabilité. Mais si elles peuvent être nuisibles dans les cas que je viens d'indiquer, à cause de l'action qu'elles exercent sur le système vasculaire, et qu'il faut sans doute attribuer à l'alcalinité plus grande que le sang a alors acquise; précisément à cause de cette même action, et employées avec discernement, elles fournissent à la médecine un moyen puissant pour combattre la plupart des affections chroniques, et particulièrement celles si nombreuses et si variées qui ont leur siége dans les organes du bas-ventre. N'est-ce pas aussi, du moins en grande partie, à cette légère excitation qu'elles provoquent dans tout le système vasculaire, qu'il faut attribuer les heureux effets qu'on en obtient dans la chlorose, dans les affections du système lymphatique, et particulièrement chez les enfants scrofuleux?

J'ai déjà fait remarquer qu'en rendant le sang plus alcalin, les eaux de Vichy le rendaient aussi nécessairement plus fluide, ou du moins qu'elles s'opposaient à son épaississement. C'est une observation qui semble avoir été faite par la plupart des médecins qui les ont administrées. « Ces eaux, dit Emmanuel Tardy, qui en était l'intendant vers le milieu du XVIIIe siècle, ne conviennent point à toutes les maladies qui sont l'effet de *la trop grande ténuité ou dissolution du sang.* »

Desbrets (1), qui écrivait en 1778, dit aussi qu'on

(1) *Traité des eaux minérales de Châteldon, de celles de Vichy et de Hauterive.* Moulins, 1778, in-12.

ne doit jamais les prescrire aux malades qui sont attaqués du scorbut, ou qui ont une disposition à cette maladie. « Elles ne conviennent donc, ajoute-t-il, dans aucune des circonstances où l'on peut soupçonner de l'alcalescence dans les humeurs, lorsque *le sang est dissous*, etc. »

Les effets que les eaux de Vichy produisent sur le système nerveux varient à l'infini. Ils dépendent tout à fait de la susceptibilité plus ou moins grande et quelquefois très mobile de chaque malade. En général, ils supportent facilement la dose ordinaire, qui varie de trois à six verres par jour, lorsque les voies digestives ne sont pas dans un état trop grand d'irritation, ou qu'elles ne sont le siége d'aucune inflammation à l'état aigu. J'ai vu des malades en prendre, dans certains cas où une forte alcalisation me semblait nécessaire, jusqu'à quinze, vingt verres par jour, et même davantage, indépendamment d'un et quelquefois de deux bains, non seulement sans inconvénient, mais avec un grand avantage pour leur santé. D'autres, au contraire, ne peuvent en supporter la plus légère quantité, quoique se trouvant en apparence dans des conditions convenables pour les prendre; leur estomac s'en trouve instantanément et spasmodiquement affecté, et il leur est impossible de les digérer; mais ce sont là des susceptibilités exceptionnelles que l'on rencontre dans l'application de tous les remèdes, et qu'il est impossible de prévoir. Ces exemples doivent seulement apprendre à procéder avec prudence, à tâtonner un peu, comme toutes les fois que l'on doit administrer un remède un peu actif à un malade dont on ne connaît pas la susceptibilité. D'ailleurs, ces exceptions sont très rares, et encore, dans le cas même où un malade ne peut pas supporter les eaux en boissons, peut-on ordinairement tirer un grand avantage des bains employés seuls, et que l'on répète alors plus souvent. On peut d'autant mieux remplacer l'eau en boisson par un plus grand usage de bains, qu'en général les malades en prennent une grande quantité sans éprouver la fatigue et l'affaiblissement que produisent souvent ceux d'eau douce. J'en ai vu s'étonner de pouvoir conserver et même gagner des forces en se baignant tous les jours et pendant plusieurs semaines de suite, tandis que quelques bains d'eau douce suffisaient pour les affaiblir à tel point qu'ils étaient obligés d'y renoncer.

Pendant les premiers jours du traitement, on n'observe pas en général d'effets bien sensibles. Quelquefois seulement les malades se plaignent d'un peu de fatigue dans les membres, de pesanteurs de tête, d'une sorte d'enivrement, et ils éprouvent, dans le jour, un penchant assez prononcé au sommeil ; ce qui provient évidemment de ce que, soit aux fontaines, soit au bain, ils ont respiré un air chargé de l'acide carbonique que les eaux dégagent en très grande quantité. Au bout de très peu de jours, lorsque les organes digestifs ne sont pas trop fortement affectés, l'appétit manque rarement de se développer ; il devient même quelquefois si vif qu'il est fort difficile d'empêcher les malades de s'y livrer complétement ; mais il ne persiste pas au même degré pendant tout le cours du traitement. Il se calme naturellement après un certain temps, et il se perd même tout à fait lorsque les malades en abusent.

A une époque un peu plus avancée du traitement, mais qui varie beaucoup suivant la susceptibilité des malades, la quantité d'eau prise en boisson, le nombre et le degré de force des bains, on commence à observer une certaine excitation du système nerveux. Quelques malades du moins se plaignent de mal dormir, d'avoir le sommeil agité, interrompu. Ils éprouvent quelquefois des picotements, des démangeaisons à la peau, une agitation générale, et l'on remarque alors assez ordinairement aussi une sensibilité plus grande des organes malades. Cette excitation, tant qu'elle ne va pas plus loin, n'a rien qui doive inquiéter; il semble même qu'elle soit nécessaire pour modifier les affections chroniques et en amener la résolution. Cependant, lorsqu'elle est déjà arrivée à un certain degré, que l'appétit devient moins vif, et particulièrement lorsque les malades commencent à éprouver de la répugnance à boire, il est prudent de faire cesser le traitement, ou au moins de le suspendre pendant quelques jours, si l'on pense qu'il soit nécessaire de le continuer plus longtemps. On peut quelquefois alors, pour calmer plus promptement les malades, leur faire prendre quelques bains d'eau douce; mais cela n'est pas ordinairement nécessaire; le calme revient naturellement; il suffit pour cela de quelques jours de repos. Ces symptômes d'excitation un peu vive ne s'observent d'ailleurs que sur un certain nombre de malades; on en rencontre beaucoup chez lesquels, malgré une grande quantité de bains et d'eau en boisson, ils sont à peine sensibles. Une chose même digne de remarque, c'est que l'on voit quelquefois, sous cette médication essentiellement tonique et excitante, des affections nerveuses, mais particulièrement celles qui ont leur siége dans le système ganglionnaire du grand sympathique, se calmer et même guérir parfaitement. J'ai observé plusieurs cas de ce genre : un d'eux mérite d'être cité. Le sujet de cette observation était une jeune dame de Moulins, qui vint à Vichy, le 4 juillet 1834. Après un accouchement qui avait eu lieu treize mois auparavant, elle fut prise de douleurs vives dans les hypocondres, et quelque temps après d'une fièvre intermittente qui dura sept mois. Elle m'assura que les ovaires et la rate avaient été le siége de gonflements très considérables, que les médecins qui lui avaient donné des soins avaient pu alors parfaitement constater. Ses règles, qui avaient reparu depuis l'accouchement, s'étaient supprimées lorsque la fièvre intermittente se manifesta. A son arrivée à Vichy, il ne restait plus, ou du moins je ne pus reconnaître qu'une légère tuméfaction à la rate. Cependant cette malade était dans un état de maigreur et de faiblesse extrême, et depuis quatre mois elle était prise, presque tous les deux ou trois jours, de douleurs vives dans la direction de l'ovaire droit, accompagnées de coliques utérines des plus violentes ; il se joignait à cela des spasmes et des douleurs dans tout le ventre. Elle ne pouvait rester qu'assise dans son lit et penchée en avant ; elle gardait presque constamment cette position pendant vingt-quatre heures, et quelquefois davantage que duraient ses crises, sans pouvoir rien prendre, pas même une gorgée d'eau. Il n'y avait pas de fièvre. La malade était si faible dans l'intervalle des crises qu'elle ne pouvait faire quelques pas que soutenue par deux personnes.

Je voulus de suite la renvoyer, presque certain que les eaux seraient impuissantes, si elles n'étaient pas nuisibles ; il fallut toute son insistance pour que je consentisse à en essayer à très faible dose. Je fus bientôt obligé de renoncer tout à fait à lui en faire prendre en boisson, car elle ne pouvait en supporter la plus petite quantité ; mais elle m'assura qu'elle se trouvait très bien des bains, et elle les continua. Il faut dire qu'elle avait souvent essayé chez elle des bains d'eau douce, que ces bains ne lui avaient fait aucun bien, et que même elle avait beaucoup de peine à les supporter. Cette malade éprouva encore trois de ses crises dans les premiers jours qu'elle passa à Vichy, mais ensuite elles disparurent complétement. Elle prit habituellement deux bains par jour, et je fus tout étonné de la voir se rétablir avec la plus grande rapidité. Elle resta à Vichy jusqu'au 28 août. Elle marchait alors très facilement, ne souffrait plus, mangeait et digérait bien ; elle avait déjà repris toutes ses forces et une grande partie de son embonpoint ; cependant ses règles n'avaient pas encore reparu.

Indépendamment des différences que l'on observe dans les effets des eaux de Vichy, suivant la susceptibilité nerveuse des malades, la nature de leurs maladies ou les complications qu'elles peuvent offrir, il en est d'autres qui tiennent évidemment aux sources dont on fait usage, et qui feraient supposer que ces sources ont entre elles des différences plus grandes que celles que nous montre l'analyse chimique. C'est ainsi que l'expérience démontre que, dans des affections en apparence de même nature, leur action médicale n'est pas toujours la même, et que, par conséquent, elles ne doivent pas être conseillées indistinctement dans tous les cas. Cependant, si l'on cherche la cause de ces différences, on ne la trouve pas, ou du moins on n'en trouve aucune jusqu'à présent qui puisse en donner une explication satisfaisante. Par exemple, j'ai donné des soins, il y a quelques années, à un malade qui avait une affection des voies digestives. Tous les symptômes aigus avaient disparu depuis déjà longtemps; les eaux de Vichy me paraissaient donc parfaitement indiquées, et je lui prescrivis celle de la source de l'hôpital, qui convient ordinairement dans ce cas, et que les malades supportent en général facilement. Cependant il lui fut impossible de la supporter; la plus petite dose produisait sur son estomac l'effet d'une boisson alcoolique, l'irritait extraordinairement, lui ôtait l'appétit et lui donnait un malaise extrême pendant toute la journée. Je dus donc lui faire cesser l'usage de cette eau en boisson, et me borner à lui faire prendre des bains. Pourtant, quelques jours après, en passant devant la source de la Grande-Grille, il ne put résister au désir de la goûter. Il en but sans répugnance une petite quantité qui passa parfaitement. Cet essai, dont il vint aussitôt me faire part, nous encouragea, et au bout de très peu de jours il en buvait avec succès cinq à six verres. Voyant avec quelle facilité il supportait l'eau de cette source, qui a toujours eu la réputation d'être beaucoup plus active que celle de l'hôpital, je fus curieux de l'envoyer faire un nouvel essai à cette dernière source. Cette eau produisit sur son estomac exactement le même effet qu'il en avait éprouvé d'abord, et il fut obligé de revenir à l'eau de la Grande-

Grille, dont il continua à faire usage avec succès. Quelle peut être la cause d'une telle différence dans l'action de ces deux sources? L'analyse chimique ne nous l'indique pas jusqu'à présent.

Toutes ces remarques n'avaient point échappé à la sagacité et à la longue expérience de M. Lucas. « Les sept sources de Vichy, dit-il (1), présentent dans leur emploi médical des différences bien plus importantes qu'on ne pourrait le croire d'après l'analyse chimique ; et bien qu'il soit difficile d'établir *à priori* la raison de ces différences, des observations nombreuses, renouvelées depuis vingt-trois ans, ne me laissent aucun doute à cet égard. Dans cet état d'incertitude, il faut interroger la susceptibilité des organes, la mobilité nerveuse des malades ; il faut tâtonner, et, pendant tout le cours du traitement, cette même circonspection est nécessaire, surtout suivant les changements de l'atmosphère : la température, le degré d'humidité, l'état électrique de l'air, sont des causes influentes qu'il n'est jamais permis de négliger. »

On voit que, de tous les phénomènes que détermine l'usage des eaux de Vichy, l'alcalisation est le seul qui soit constant chez tous les malades, quelle que soit d'ailleurs la nature de leurs maladies et la source dont ils fassent usage ; c'est donc celui auquel on doit attacher le plus d'importance. Cet effet des eaux est seulement en général plus ou moins prononcé, suivant la quantité que les malades en boivent ou qu'ils en absorbent par la peau. Ainsi l'on en rencontre chez lesquels il en faut une beaucoup plus

(1) *Notice médicale*, par M. Lucas, faisant suite à l'*Analyse des eaux de Vichy*, par Longchamp. Paris, 1825, in-8.

grande quantité que chez d'autres pour entretenir l'alcalinité des sécrétions, ce qui tient sans doute à ce qu'il en est qui ont plus de tendance à l'acidité que d'autres; mais, à cela près d'une dose un peu plus ou un peu moins élevée d'eau, on est toujours certain d'arriver à ce résultat, qui paraît être d'ailleurs indispensable au succès du traitement. Il faut dire, cependant, que ce n'est pas toujours en élevant la dose de l'eau en boisson que l'on arrive plus sûrement à maintenir les sécrétions à l'état alcalin. J'ai rencontré quelques malades qui pouvaient s'alcaliser en se bornant à en boire une très petite quantité, et avec avantage pour leur santé; mais dès qu'ils voulaient dépasser certaine dose, il se manifestait de l'irritation, et à l'instant les sécrétions redevenaient acides. Plus ils augmentaient alors la quantité d'eau, plus l'acidité des sécrétions se prononçait, et l'on n'arrivait à faire cesser cet état d'irritation et à ramener les humeurs à l'état alcalin, qu'en revenant à des doses minimes. On observe également cet effet des eaux, comme je l'ai déjà signalé dans un mémoire que j'ai publié en 1843 (1), presque toutes les fois qu'il existe ou que, par une cause quelconque, il se manifeste pendant le cours du traitement une certaine surexcitation, de la fièvre ou quelque inflammation aiguë.

L'application des eaux de Vichy au traitement des affections chroniques n'est pas, comme on voit, aussi facile qu'on semble le croire communément, du moins lorsque l'on veut en tirer tout le fruit possible. Non seulement elle demande, avant tout, une

(1) *Des eaux minérales alcalines de Vichy*, page 29.

juste appréciation de la nature de la maladie, de la période à laquelle elle est arrivée et des complications qui peuvent exister; mais elle exige encore, pendant toute la durée de la cure, une grande surveillance de la part du médecin. Celui-ci doit surtout, après s'être assuré avec le plus grand soin de l'état des organes affectés, surveiller la susceptibilité particulière de chaque malade, qui doit faire varier à l'infini l'activité à donner au traitement.

Mais, pour bien comprendre l'action des eaux de Vichy dans les affections chroniques, et quelles en doivent être les conséquences dans leurs diverses applications, il faut ne pas oublier dans quel état se trouvent les organes affectés, quel changement s'est opéré dans leur texture, et quelles sont surtout les modifications que les liquides qui les pénètrent ont subies.

Toutes les fois que, sous l'influence d'une cause irritante quelconque, une affection *inflammatoire* — pour me conformer à une expression consacrée par les pathologistes — se développe; dans la première période, celle d'accroissement et de congestion, le sang afflue d'abord beaucoup plus abondamment qu'à l'ordinaire dans la partie malade. La circulation y est accélérée, les vaisseaux capillaires plus ou moins distendus, et on dit qu'il y a tuméfaction. La métamorphose du sang artériel en sang veineux semble alors interrompue; les globules offrent une teinte vive, tendent, suivant Kaltenbrunner, à se coller ensemble, et forment souvent de petits caillots qui passent par les canaux capillaires, et reparaissent dans les veines. Si l'irritation continue, et que l'inflammation fasse des progrès, le sang continuant à s'accumuler, son mouvement se ralentit bientôt, se dérange, devient incertain ; enfin sa coagulation augmente et il s'arrête tout à fait. Les parois des vaisseaux, distendues outre mesure, laissent échapper, dans les mailles du parenchyme, une matière coagulable, de nature albumineuse, qui vient encore accroître la tuméfaction et l'induration de la partie malade. Lorsque l'inflammation a une certaine intensité, et qu'elle dure longtemps, des stases du sang se manifestent dans plusieurs points à la fois, et la tuméfaction est alors beaucoup plus étendue.

En général, après une certaine durée, l'irritation venant à diminuer, l'inflammation et le gonflement commencent à décroître ; la circulation se calme graduellement, la congestion locale cesse, et la matière coagulable, qui constituait l'engorgement, est reprise plus ou moins rapidement par les vaisseaux, et rentre dans la circulation ; c'est ce qu'on appelle la terminaison par résolution. Mais cette augmentation de volume de nos tissus, cette dureté qu'ils ont acquise ne se dissipe pas toujours aussi heureusement. Soit que la cause irritante ait longtemps persisté, soit que l'inflammation n'ait pas été combattue dès le principe, et par des moyens convenables, il arrive quelquefois que la résolution ne se fait pas, ou ne se fait qu'incomplétement ; l'engorgement subsiste, quoique les autres symptômes disparaissent ; souvent même, au lieu de rester stationnaire, il fait de nouveaux progrès. Devenant par elle-même une cause persévérante d'irritation, en même temps qu'un embarras, un obstacle à la circulation, la matière coagulable continue à s'accumuler dans le parenchyme et dans les vaisseaux capillaires du voisinage; elle s'y concrète, et la tumeur s'étend ainsi du centre à la circonférence.

L'étendue et la consistance de ces engorgements varie nécessairement, suivant le volume naturel et la texture de l'organe affecté; mais leur mode de développement est toujours et partout le même, qu'on les observe dans les tissus membraneux, glandulaires, cellulaires ou parenchymateux, et la matière qui les constitue paraît être, dans tous les cas, presque entièrement composée d'albumine et d'une plus ou moins grande quantité de fibrine que le sang y a déposées, et qui se sont coagulées dans les mailles du parenchyme et dans les vaisseaux capillaires de la partie malade.

Si maintenant on fait attention que l'albumine et la fibrine, que nous voyons former la base des engorgements chroniques, sont solubles dans les alcalis, si l'on se rappelle avec quelle facilité les eaux de Vichy, non seulement augmentent l'alcalinité du sang et de tous nos liquides, qui sont déjà naturellement alcalins, mais encore rendent alcalines toutes les sécrétions qui sont naturellement acides, ne semble-t-il pas évident, qu'en soumettant les malades à l'action de ces eaux, le sang devenant plus fluide, par cela même qu'il est rendu plus alcalin, la matière coagulée qui constitue les engorgements est plus facilement pénétrée et imbibée par lui, et se trouve alors sous l'influence d'une action chimique qui, en ajoutant à cette matière une certaine quantité de soude dont l'insuffisance, conséquence probable du travail inflammatoire, a sans doute contribué à sa coagulation, tend à la ramollir, à la faire passer de l'état concret, où elle est, à l'état liquide, et la met dans des conditions favorables à l'absorption?

En admettant cette explication, on conçoit parfaitement comment s'opère la résolution des engorgements. En même temps que la matière qui les forme est ramenée à l'état liquide, les vaisseaux capillaires, relâchés et distendus depuis un temps plus ou moins long, se trouvent stimulés, excités à un certain degré par l'action que les principes minéralisateurs des eaux exercent sur leur vitalité, et ils reprennent alors leur faculté d'absorption, en même temps que la force par laquelle ils doivent se débarrasser de cette matière, et la rendre à la circulation.

Mais quelle peut être la cause de cette coagulation de la lymphe, que nous voyons être la conséquence de toute inflammation, de toute irritation longtemps prolongées? Le sang, dans le cas d'inflammation, perdrait-il de son alcalinité, et serait-ce là la cause qui favoriserait cette coagulation dans la partie enflammée? Ce qui me porte à le croire, c'est qu'il est difficile de trouver une autre cause à cette coagulation, et que d'ailleurs j'ai souvent observé, chez les malades soumis à l'usage des eaux de Vichy, comme je l'ai rappelé plus haut, que lorsque ces eaux sont mal supportées, qu'elles irritent ces malades ou qu'il survient accidentellement un rhume ou toute autre affection inflammatoire, leurs sécrétions restent difficilement alcalines; que le plus souvent même elles reprennent tout à fait le caractère acide, et que si les malades sont mal surveillés, mal conseillés, ou veulent persister à boire, malgré l'avis des médecins, ils ne font qu'augmenter le mal au lieu de le guérir, et que, ce qui peut sembler extraordinaire, leurs sécrétions deviennent alors d'autant plus acides qu'ils cherchent davantage à se saturer de boissons alcalines. Aussi pourrait-on commettre des fautes très graves si l'on voulait, dans tous les cas, diriger le traitement des malades seulement d'après l'état d'acidité ou d'alcalinité de l'urine et de la transpiration cutanée. L'acidité prononcée de la salive et des fluides gastriques n'est même pas toujours, considérée seule, une indication certaine de l'opportunité de la médication alcaline; car il existe souvent, dans ce cas, un état inflammatoire trop prononcé de l'estomac, que cette médication ne ferait qu'augmenter, et qu'il faut nécessairement combattre avant d'y avoir recours.

Ainsi, toute inflammation, toute cause irritante un peu vive et prolongée semblent donc développer de l'acidité, et les alcalis eux-mêmes, s'ils produisent cette excitation, peuvent amener le même résultat.

Ces observations sont d'ailleurs en concordance parfaite avec l'expérience qui a appris que les eaux de Vichy, de même que toute autre médication alcaline, ne conviennent que dans les affections chroniques, et que leur action doit toujours être surveillée avec soin, afin de ne pas dépasser un certain degré d'excitation qu'il est nécessaire de produire pour amener la résolution qu'on cherche à obtenir.

Un professeur distingué de la Faculté de Paris, le docteur Trousseau, tout en reconnaissant l'importance de la médication alcaline, l'influence immense qu'elle exerce sur l'économie, et tous les services qu'elle peut rendre dans le traitement des affections chroniques et de certaines autres maladies, a cru devoir signaler(1) les inconvénients et les dangers qui peuvent en résulter, lorsqu'on en abuse. « Lorsque, dit-il, dans une maladie aiguë, nous voulons produire promptement une modification dans la crase du sang, analogue à celle de la saignée, nous employons les mercuriaux; mais lorsqu'il s'agit d'une maladie chronique du foie, ou d'une affection diathésique, avec prédominance d'acides dans les sécrétions, telle que la goutte, c'est par les alcalis qu'il convient d'agir. Mais ici il faut prendre garde d'aller au delà du but que l'on se propose. »

M. Trousseau a parfaitement raison de craindre et de signaler les abus que l'on peut faire des alcalis. Je sais, comme lui, que tout remède puissant pour guérir est nécessairement puissant pour faire du mal ; aussi mes recommandations n'ont-elles jamais manqué aux malades qui font usage des eaux de Vichy, pour tâcher de les empêcher d'arriver jusqu'à l'abus dont il parle ; mais il doit savoir, comme moi, que tous les malades ne sont pas toujours très scrupuleux observateurs des prescriptions du médecin, qu'on a souvent de la peine à leur faire comprendre que la même quantité d'eau minérale, comme de tout autre médicament, ne convient pas également, dans tous les cas, à tous les malades, et qu'ils s'imaginent trop communément que, parce qu'une petite quantité d'eau peut guérir, une plus grande quantité devra guérir beaucoup mieux encore et plus promptement. Je crois donc que l'on a fait quelquefois à Vichy, comme ailleurs, abus d'eau minérale, qu'on en a bu souvent, malgré mes

(1) *Journal de médecine*, 1846.

recommandations, des quantités au moins inutiles; cependant je dois dire que je n'en ai jamais vu résulter les inconvénients dont parle M. Trousseau, tels que la pâleur, une bouffissure générale et des hémorrhagies passives, lorsqu'elles ne sont employées que dans les conditions morbides où elles sont applicables. Si M. Trousseau a observé de semblables inconvénients de l'emploi des alcalis, c'est qu'on en avait abusé, et chez des malades qui étaient dans de mauvaises conditions, dont la santé était déjà profondément altérée par d'anciennes affections, dont le sang était appauvri, chez lesquels la pléthore séreuse avait déjà atteint un haut degré, dans des cas enfin qui auraient dû peut-être en contre-indiquer l'emploi. Ordinairement, sous l'influence de la cure que les malades font à Vichy, ils mangent avec appétit, leurs digestions se font parfaitement, et, loin de perdre des forces ils en acquièrent. D'où vient donc que les résultats que l'on observe à Vichy ne justifient nullement les craintes manifestées par M. Trousseau? Cela dépend-il de ce que les eaux de Vichy naturelles ne contiennent pas seulement de la soude, mais aussi d'autres principes, un peu de fer, par exemple, qui peuvent en modifier l'action, et empêcher les résultats dont il parle, ou bien de ce que, si quelques malades en abusent, ils n'en abusent pas, en général, assez longtemps pour amener ces résultats? Cela serait possible.

Dans tous les cas, je n'en reconnais pas moins toute la sagesse des craintes manifestées par mon honorable et savant confrère, et je crois, comme lui, que les alcalis exercent une trop grande influence sur l'économie pour qu'on en conseille légèrement des doses élevées, et pour qu'on n'en surveille pas toujours les effets avec le plus grand soin.

Il est un effet des eaux de Vichy qui peut paraître singulier au premier abord, et qui cependant s'explique parfaitement ; c'est que quelques personnes maigrissent sous l'influence de leur action, tandis que, sous cette même influence, des malades reprennent de l'embonpoint.

En général, les malades qui sont soumis à leur usage longtemps soutenu, et à une dose un peu élevée, ayant d'ailleurs un bon estomac et digérant parfaitement, perdent de leur embonpoint. Cet effet est surtout très remarquable chez ceux qui arrivent avec une grande obésité. Le ventre particulièrement diminue alors de volume, et malgré cette perte d'embonpoint, les fonctions digestives restent parfaites, et communément leur santé générale s'améliore d'une manière très sensible, en même temps que leur respiration, que gênait l'excès d'obésité, devient plus libre, qu'ils reprennent des forces et qu'ils retrouvent plus ou moins de l'agilité qu'ils avaient perdue.

C'est là une remarque qui m'a souvent frappé ; l'effet est seulement plus ou moins marqué, suivant les individus. Pour mieux constater ce fait, j'ai fait peser plusieurs malades avant et après le traitement ; un, entre autres, pendant la saison de 1839, qui était dans un état d'obésité extraordinaire. A son arrivée à Vichy, le 12 juin, il pesait 124 kilogrammes ; le 10 juillet, 118 ; le 11 août, 115 ; le 23 août, 113 ; et enfin le 4 septembre, 112 kilogrammes et demi ; de sorte que du 12 juin au 4 septembre, ce malade a perdu 11 kilogrammes et demi ; et cependant, quoique je lui eusse recommandé de manger peu, je ne crois pas, si toutefois je m'en rapporte aux personnes qui vivaient à la même table que lui, qu'il ait changé son régime. Le malade qui fait le sujet de cette observation a vu surtout le volume de son ventre sensiblement diminuer sous l'influence des eaux de Vichy.

Du reste, ce n'est pas la première fois que les alcalis ont été employés contre l'obésité. Dans une dissertation fort intéressante, publiée en 1757, par un médecin anglais, nommé Flemyng, *Sur la nature, les causes et la guérison de l'obésité*, le savon est indiqué comme moyen de faire disparaître cette sorte de maladie, *de la manière la plus sûre*, dit Flemyng, *et la moins dangereuse*; et ce médecin cite, à l'appui de son opinion, une observation très intéressante dont le sujet est un de ses amis et médecin lui-même. Des observations semblables ont été publiées en Allemagne (*Journal de Græfe*). Enfin, dans ces derniers temps, l'un de nos honorables confrères, M. Mèlier, a employé dans le même cas et avec succès le bi-carbonate de soude. Je ne chercherai pas à expliquer ce qui se passe dans ce cas; cependant je demanderai si l'on ne peut pas supposer qu'il se fait là une action chimique, dans laquelle la soude s'empare d'une partie de la graisse et se combine avec elle pour former un liquide savonneux qui rentre ensuite dans la circulation pour être éliminé par les voies ordinaires.

Lorsqu'au contraire des malades arrivent à Vichy avec des affections anciennes des organes digestifs, par conséquent très amaigris par suite de ces affections et du régime auquel ils ont été soumis, comme ordinairement ces maladies cèdent assez facilement à l'action des eaux de Vichy, ne doit-il pas alors arriver que ces malades, à mesure qu'ils recouvrent de l'appétit et la faculté de digérer, reprennent des forces et un peu d'embonpoint?

Dans tous les cas où elles sont employées, les eaux de Vichy agissent à la manière des remèdes *altérants*, c'est-à-dire que, sans produire d'effets immédiatement sensibles, elles se mêlent au sang, pénètrent tous nos tissus, et que les principes qui les minéralisent agissent lentement, insensiblement non seulement sur le sang, mais sur toutes nos humeurs qu'ils modifient sans provoquer ni sécrétions ni évacuations sensiblement plus abondantes que dans l'état normal, mais cependant de manière à faire éprouver à toute l'économie des modifications persistantes, qui deviennent très sensibles au bout d'un certain temps. C'est ainsi que l'on voit tous les jours des engorgements volumineux et profonds de certains viscères disparaître, sans qu'il se produise le plus souvent aucune crise apparente, sans que le traitement ait provoqué aucune évacuation qui puisse donner l'explication des résultats obtenus. Cette action des eaux minérales alcalines, pour être lente et insensible, n'en est donc pas moins très puissante; mais comme ses effets se font rarement sentir immédiatement d'une manière bien prononcée, qu'on ne peut quelquefois constater aucune amélioration qu'après un temps plus ou moins long de leur usage, et qu'il faut même souvent, pour pouvoir en bien apprécier les résultats, attendre plusieurs semaines et même plusieurs mois après la cure, il en résulte que cette médication ne satisfait pas toujours, pendant le séjour qu'ils font aux eaux, certains malades qui ne prennent une opinion favorable d'un remède qu'autant qu'ils en voient des résultats immédiats, des effets plus ou moins prononcés, tels que des évacuations répétées ou des sueurs plus ou moins abondantes, qui puissent fournir à leur esprit une explication quelconque de la cessation de leur mal. Je ne combattrai pas cette opinion sur l'action prétendue désobstruante des évacuants, dans les cas d'engorgements des viscères abdominaux, car il n'est pas un médecin qui ne sache qu'on ne guérit pas ces affections par l'usage même longtemps continué de purgatifs proprement dits, et qu'au contraire ils aggravent plus souvent l'état des malades qu'ils ne l'améliorent; je dirai seulement qu'il est fâcheux que cette opinion soit aussi généralement accréditée parmi les malades, parce qu'elle est funeste à un grand nombre qui croient toujours trouver dans les évacuants, surtout lorsqu'ils sont décorés d'un nom qui parle à leur imagination, le remède à tous leurs maux.

Cependant les eaux minérales alcalines, comme tous les remèdes altérants, ne sont pas toujours sans quelques résultats appréciables sur l'économie. Lorsque les malades en font usage pendant un certain temps, que la dose en est graduellement élevée, que toute la masse des humeurs s'est plus ou moins graduellement chargée de leurs principes minéralisateurs, lorsqu'enfin on arrive à l'état plus ou moins prononcé de saturation, il se manifeste les divers phénomènes que nous avons examinés plus haut, et qui doivent appeler toute l'attention du médecin, parce qu'ils doivent lui servir de guide dans la direction à donner au traitement, lui indiquer jusqu'à quel point il peut augmenter les doses, ou si, au lieu de les augmenter, il ne faut pas au contraire les réduire, et enfin quelle doit être la durée de la cure. Il survient même quelquefois dans le cours du traitement, ou quelque temps après, quelques évacuations qui sont immédiatement suivies d'une amélioration plus ou moins prononcée, et qu'on peut alors considérer comme vraiment critiques; mais je crois qu'à moins d'indications particulières et bien évidentes, il faut rarement provoquer ces évacuations, parce qu'on guérit le plus souvent sans qu'elles se manifestent, qu'elles ne sont pas, par conséquent, indispensables au succès de la cure; que, si elles sont nécessaires, elles peuvent se produire naturellement, et qu'ensuite, en cherchant à les provoquer, il pourrait souvent arriver que l'on choisît un moment inopportun, et que l'on dérangeât ainsi le travail résolutif qui doit être le résultat de l'action de ces eaux minérales.

La première condition de l'emploi des eaux minérales dans les affections chroniques, c'est que ces affections soient bien réellement arrivées à l'état chronique, c'est-à-dire qu'il n'y ait plus ou presque plus de douleur et surtout de fièvre, que tous les symptômes qui indiquent une période un peu aiguë aient été suffisamment combattus, qu'ils aient même déjà cessé d'exister depuis un certain temps, et qu'il n'y ait pas non plus ailleurs, du moins dans aucun organe essentiel à la vie, de complication inflammatoire. Il est également nécessaire de s'assurer si le malade que l'on veut soumettre à l'action des eaux minérales n'a aucun organe qui soit le siége d'une affection organique plus ou moins avancée, de quelque dégénération qui en contre-indiquerait l'usage, et contre laquelle elles pourraient même être plus nuisibles qu'utiles. Il est donc d'une grande importance qu'avant tout traitement le médecin explore tous les organes avec soin, qu'il les interroge en quelque sorte successivement, et qu'il apprécie en même temps l'habitude extérieure des malades, le degré d'altération de la nutrition qu'ils peuvent présenter, et la diminution plus ou moins grande de leurs forces. Il ne doit enfin négliger aucun des caractères qui peuvent lui donner en quelque sorte la mesure des altérations des organes affectés.

En général, on peut dire que l'emploi des eaux de Vichy dans les affections chroniques offre d'autant plus de chances de succès que ces affections sont moins anciennes, que cependant elles se rapprochent davantage des conditions de chronicité que nous venons d'indiquer; que l'épaississement et l'induration des tissus sont moins considérables, et que les malades sont moins irritables, et, par conséquent, en meilleure disposition pour les supporter.

Pour moi, j'ai la conviction que si, aussitôt que les affections aiguës qui précèdent ordinairement les affections chroniques sont calmées, et qu'elles passent à l'état chronique, on avait recours à des boissons alcalines et à des bains de même nature, dont on proportionnerait l'activité à l'état où pourrait encore se trouver l'organe malade, on verrait beaucoup moins de ces affections se prolonger indéfiniment et amener souvent des désordres qui les rendent alors tout à fait incurables.

Ne devrait-on pas surtout éviter, dans ce cas, l'usage des boissons acides, qui peuvent être très convenables tant que la maladie est à l'état aigu, mais qui doivent avoir pour effet, lorsqu'elle passe à l'état chronique, de favoriser la coagulation de la lymphe, et de contribuer ainsi à l'engorgement des tissus ?

Quoi qu'il en soit, il ne faut pas oublier ce que tous les médecins qui ont vu beaucoup de malades savent parfaitement, c'est que, lorsqu'une maladie est déjà ancienne, que nos sécrétions sont altérées d'une certaine façon, que nos organes ont subi une impulsion dans une certaine direction, et que leurs fonctions sont viciées depuis longtemps, il faut toujours un temps très long pour modifier, pour changer cet état, et d'autant plus long que la maladie est plus ancienne. Cela est si vrai, qu'il résulte d'expériences faites par M. Magendie, que lorsqu'on a soumis pendant longtemps un animal à l'usage d'aliments très peu nourrissants, et que sa santé en a souffert, qu'elle en a été fortement altérée, on a beau lui donner ensuite des aliments nourrissants et qui lui conviennent, il continue le plus souvent à dépérir et succombe. On peut juger par là combien l'ancienneté d'une affection, d'une fâcheuse impulsion donnée aux fonctions de l'organe malade, ajoute à sa gravité.

Le plus souvent, quand les malades ont recours aux eaux minérales, ce n'est qu'après avoir épuisé tous les autres moyens, et leurs affections ont alors déjà duré si longtemps, quelquefois même un si grand nombre d'années, que l'on ne doit pas s'étonner qu'il soit difficile d'en obtenir promptement la guérison. On doit comprendre qu'en général la durée du traitement doit être proportionnée à l'ancienneté de la maladie, au degré d'épaississement et d'induration qui peuvent exister dans les tissus, à la texture même des organes affectés, à la quantité plus ou moins grande des vaisseaux sanguins qui les pénètrent, et, par conséquent, à la facilité plus ou moins grande avec laquelle peut s'opérer le renouvellement de la matière. On ne doit même pas s'étonner que l'on ne puisse pas toujours obtenir la résolution complète de certains engorgements, et même que quelques uns résistent quelquefois tout à fait à nos moyens d'action ; cela arrive surtout lorsqu'ils ont pris un très grand développement et acquis une grande dureté, et il est facile de concevoir, à plus forte raison, qu'il est certaines tumeurs, certaines affections organiques contre lesquelles, lorsque les tissus sont déjà profondément altérés, que le travail de désorganisation s'en est emparé, il est inutile, et quelquefois même mauvais, d'essayer l'action des eaux.

Quoi qu'il en soit, il n'en est pas moins vrai que, dans tous les engorgements, dans la plupart des affections chroniques, surtout dans celles des organes abdominaux, les eaux de Vichy ne soient le moyen le plus puissant que nous ayons à leur opposer. Il faut seulement ne pas attendre que ces affections soient arrivées à un tel degré de gravité qu'il ne reste plus aucune chance de succès, qu'on ne puisse plus même en essayer l'action.

Mais la cause de la persistance des affections chroniques, de leur résistance aux moyens qu'on leur oppose dans les établissements thermaux ou ailleurs, n'est pas toujours et uniquement dans le plus ou le moins de temps qu'elles ont déjà duré, quand les malades se décident à se soumettre à un traitement. Si, dans ce cas, on examine les malades avec attention, si on les interroge et que l'on puisse remonter aux causes premières de leurs affections, aux influences sous lesquelles elles se sont développées, à certaines prédispositions héréditaires si communes dans la plupart des familles, auxquelles on fait souvent si peu attention dans le monde, mais qui ne doivent pas échapper à l'œil exercé du médecin, on trouve presque toujours que ces maladies se sont développées sous l'influence de quelques causes diathésiques, et sont entretenues par cette même influence. Tantôt, par exemple, on découvre dans la famille ou chez l'individu un principe dartreux ou scrofuleux, tantôt même une certaine disposition héréditaire aux affections cancéreuses. S'il n'en était pas ainsi, comment se ferait-il que, chez certains individus, une inflammation locale peut être entretenue pendant un temps infini, soit par défaut de soins, soit parce que la même cause qui l'a produite vient sans cesse la raviver, et ainsi la perpétuer, sans que jamais cette inflammation prenne un caractère grave ; tandis que, chez d'autres, aussitôt qu'une inflammation a duré un certain temps, elle prend, loin de tendre à se guérir, un mauvais aspect, s'aggrave rapidement et devient souvent le siége d'une altération des plus sérieuses ? Est-il possible de ne pas reconnaître, dans ce dernier cas, une certaine diathèse qui domine l'affection locale, et qui demande toute l'attention du médecin ?

Quand il s'agit de l'application d'un remède, il ne

faut pas oublier non plus que, dans la pratique, il n'y a pas que des remèdes, mais aussi des médications; qu'il faut tenir compte de tout, de la susceptibilité particulière à chaque malade, de l'état de la maladie et des influences sous lesquelles elle s'est développée; que ce qui convient à un malade ne convient pas toujours à un autre; que ce qui convient un jour ne convient souvent plus le lendemain; qu'il est enfin souvent nécessaire de modifier, d'ajouter ou de retrancher.

Art. 1. De l'application des eaux de Vichy au traitement des affections chroniques.

Les considérations qui précèdent pouvant s'appliquer à l'action des eaux de Vichy dans toutes les affections chroniques, je m'étendrai peu sur chacune de ces affections auxquelles je les crois applicables; je me bornerai à en rappeler les caractères principaux les plus propres à faire sentir, dans chaque cas particulier, la raison de leur application, les modifications qui doivent être apportées dans leur emploi, et servir en même temps à donner l'explication des résultats obtenus.

§ Ier. Affections chroniques de l'estomac et des intestins.

Comme je viens de le dire, la théorie que j'ai donnée sur la formation des engorgements ne s'applique pas seulement aux engorgements proprement dits, tels que ceux du foie, de la rate, des ovaires ou des glandes mésentériques, mais encore, et tout aussi bien, aux affections chroniques des organes membraneux, telles que celles de l'estomac et du canal intestinal, parce que, dans ces derniers cas comme dans les précédents, il y a aussi ordinairement un épaississement plus ou moins considérable des tissus, une induration plus ou moins grande, enfin une sorte d'obstruction qui réclame l'action fondante de la soude. La membrane muqueuse est ordinairement le siége principal et primitif de l'affection, mais elle n'en est pas le siége exclusif; il est rare que l'inflammation ne s'étende pas aux couches des tissus subjacents. Cet état d'épaississement et d'induration des tissus est, ainsi que l'a parfaitement démontré M. le professeur Andral (1), un caractère qui appartient exclusivement aux affections chroniques, ou, pour parler plus exactement, qui en est, à un degré plus ou moins marqué, un effet presque constant. M. Andral en fait remarquer l'existence dans les cas d'inflammation chronique des voies aériennes, de la membrane muqueuse de l'œil, de celle de l'urètre, de l'enveloppe cutanée, des tissus séreux et synovial, ainsi que de l'estomac et du canal intestinal, toutes les fois que ces organes ou ces tissus en ont été longtemps le siége. Cet état d'épaississement et d'induration ne se borne pas toujours, dans ces divers cas, aux membranes muqueuse, séreuse ou cutanée; il s'étend le plus souvent aux tissus subjacents. Il arrive même fréquemment qu'après un certain temps plus ou moins long de l'existence d'une inflammation chronique, la membrane superficielle de la partie malade reprend plus ou moins complétement l'aspect qu'elle avait dans l'état sain, tandis que l'induration des tissus subjacents persiste. « Ainsi, dit le savant professeur que

(1) *Clinique médicale.*

je viens de citer, après une inflammation plus ou moins intense de la conjonctive, et lorsque cette membrane a repris sa blancheur et sa transparence accoutumées, le tissu cellulaire qui l'unit à la sclérotique peut rester enflammé, infiltré de pus, s'épaissir et devenir le siége de diverses dégénérations. Ainsi, chez des individus qui avaient eu anciennement des gonorrhées, et dont le canal de l'urètre était devenu le siége de rétrécissements, on a trouvé la membrane muqueuse très saine ; mais, au-dessous d'elle, le tissu cellulaire épaissi et induré. C'est encore ainsi que, chez certains individus qui ont eu longtemps une inflammation chronique d'une partie de la peau, qui, par exemple, ont longtemps porté des ulcères aux jambes, le tissu cellulaire subjacent aux portions malades de l'enveloppe cutanée s'enflamme aussi, et conserve une dureté comme squirrheuse longtemps après que toute trace d'inflammation s'est dissipée sur la peau. Enfin, je pourrais également citer des cas d'inflammations aiguës ou chroniques des membranes séreuses ou synoviales, dans lesquels ces membranes étant revenues à un état tout à fait sain, on a retrouvé dans le tissu cellulaire subjacent des traces d'inflammation chronique, telles qu'induration, épaississement squirrheux, transformation fibreuse ou cartilagineuse, etc. »

Les recherches d'anatomie pathologique auxquelles ce médecin s'est livré lui ont montré les mêmes altérations dans les cas d'inflammation chronique de l'estomac et des intestins, c'est-à-dire que l'inflammation, qui a d'abord son siége dans la membrane muqueuse, se propage souvent, lorsqu'elle persiste longtemps, aux tissus subjacents, notamment aux deux couches celluleuses placées, l'une entre cette membrane et la musculaire, l'autre entre celle-ci et le péritoine, et que ses traces peuvent même s'effacer plus ou moins de la membrane muqueuse, et laisser cependant subsister diverses altérations dans les tissus subjacents : « Sur la membrane muqueuse de l'estomac, dit-il, comme sur celle de l'intestin, il m'a été plus d'une fois possible de suivre en quelque sorte la dégradation de l'inflammation, de pouvoir apprécier d'une manière plus ou moins rigoureuse les divers intermédiaires par lesquels passait, pour ainsi dire, la membrane muqueuse pour retourner de l'état malade à l'état sain. Ainsi, en même temps qu'existaient diverses altérations des tuniques subjacentes, tantôt je trouvais la membrane muqueuse rouge, épaisse, ramollie, quelquefois ulcérée ; tantôt ces traces d'inflammation de la muqueuse étaient beaucoup moins évidentes : elle était, par exemple, molle, moins blanche ; tantôt, enfin, il était bien évident, d'après la nature des altérations, que la membrane muqueuse avait été beaucoup moins malade qu'elle ne le paraissait à l'époque où était faite l'inspection anatomique. Dans un cas, par exemple, que j'ai eu occasion d'observer à la Charité, avec mon ami et collaborateur M. Reynaud, nous avons trouvé la surface interne de l'estomac blanche dans toute son étendue ; du côté du pylore, il y avait une manifeste induration du tissu cellulaire sous-muqueux, avec hypertrophie de la membrane musculaire. Ces tissus, en s'éloignant du pylore, reprenaient leur aspect physiologique ; puis, vers le milieu de l'estomac, les parois de cet organe présentaient un nouvel épaississement, une dureté comme cartilagineuse; cette induration résidait uniquement dans les diverses tuniques subjacentes à la muqueuse; dans toute l'étendue de cet épaississement, égale environ à celle d'une pièce de 5 francs, la membrane muqueuse elle-même n'existait plus. Il en résultait une altération tellement superficielle, avec bords blancs et fond également blanc au niveau des bords, qu'on ne l'apercevait pas au premier coup d'œil. Le fond était formé par le tissu cellulaire notablement épaissi. »

Enfin il ajoute :

« Lors même que la membrane muqueuse de l'estomac a repris sa blancheur, son épaisseur, sa consistance physiologique, et lorsque en même temps il y a induration des tissus subjacents, doit-on regarder dans tous les cas cette membrane comme revenue à son état entièrement normal? Remarquez, dit-il, que dans plusieurs de ces cas où la membrane muqueuse paraît bien saine aux yeux de l'anatomiste, la digestion continue à être pénible, laborieuse, telle, en un mot, qu'elle existe chez les individus dont la membrane muqueuse présente, après la mort, des traces plus ou moins prononcées de phlegmasie chronique. Il semble donc que, dans les cas de ce genre, la membrane muqueuse recouvre l'aspect qui, du moins pour nos faibles moyens de recherches, constitue son état normal, avant de recouvrer l'intégrité de ses fonctions; il semble qu'il y a une époque où déjà cette membrane n'est plus enflammée, mais où elle n'a point encore la faculté d'imprimer aux aliments la modification qui doit les transformer en chyme, quel que soit d'ailleurs le procédé physique, chimique ou vital, par lequel s'opère cette transformation. »

Ainsi, comme on le voit, l'état d'épaississement et d'induration des tissus paraît être une conséquence nécessaire, inévitable de toute inflammation qui persiste un certain temps; et, dans les affections des organes membraneux, il ne suffit pas que la membrane superficielle par laquelle l'inflammation a débuté ait repris une apparence normale pour que ses fonctions s'exécutent d'une manière satisfaisante.

Dans les inflammations de l'estomac et des intestins, par exemple, il faut, pour que les fonctions digestives puissent s'accomplir d'une manière parfaite, que la sécrétion que fournit la membrane muqueuse ait entièrement recouvré ses qualités physiologiques; or il ne suffit pas, pour cela, que cette membrane soit modifiée dans toute son épaisseur et jusque dans ses cryptes muqueux chargés d'élaborer la sécrétion qui doit la lubrifier, qu'elle soit enfin complétement revenue à l'état sain; il faut encore que l'induration dont les tissus subjacents peuvent être le siége ait entièrement disparu, toutes modifications qui ne peuvent s'obtenir, surtout lorsque la maladie est ancienne, que par un traitement ordinairement long, demandant quelquefois, par exemple, de la part des malades, une persévérance de plusieurs années. Malheureusement ceux-ci se décident souvent trop tard à se soigner sérieusement : au lieu de le faire lorsque la maladie n'est pas encore arrivée à une période trop avancée, lorsqu'il est encore facile d'en arrêter les progrès et de s'en débarrasser tout à fait, ils attendent indéfiniment, continuant à digérer plus ou moins péniblement, laissant le mal s'enraciner de plus en plus, l'aggravant même trop souvent par des écarts de régime, et espérant toujours que le temps seul pourra leur rendre la santé; et c'est ainsi que les affections gastro-intestinales, comme toutes les affections chroniques, finissent par acquérir une telle gravité, qu'il est alors très difficile de les guérir; c'est ainsi que se forment ces indurations des tissus qui, négligées trop longtemps, deviennent enfin le siége d'affections squirrheuses et de diverses dégénérations contre lesquelles les ressources de la médecine sont alors complétement impuissantes.

Les affections chroniques de l'estomac et des intestins, quoique débutant toutes par une irritation et revêtant plus ou moins, dans leur développement, les caractères de l'inflammation, se présentent souvent avec des symptômes si différents; ces symptômes sont si rarement en rapport avec la gravité du mal, avec les altérations de tissus que ces affections amènent quelquefois à leur suite, et la susceptibilité des organes malades varie tellement suivant les individus, qu'il n'est pas toujours facile de préjuger avec quelque certitude quel pourra être, dans les divers cas, le résultat de l'emploi des eaux. Cette appréciation de la part du médecin présente d'autant plus de difficultés, qu'il n'a pas ordinairement suivi lui-même toutes les phases de la maladie; que, comme je l'ai déjà fait remarquer, les malades ne se décident le plus souvent à venir aux eaux qu'après avoir longtemps souffert, et avoir essayé sans succès tous les moyens ordinaires; lorsque déjà les dépravations du goût et toutes les bizarreries qui accompagnent si souvent les affections chroniques de l'estomac, se sont montrées, et que les fonctions digestives ne se font plus, ou ne se font plus que fort mal et de la manière la plus irrégulière. Ces difficultés de diagnostic sont d'ailleurs parfaitement senties par tous les praticiens. « Les différences que présentent ces affections, dit M. Andral, ne peuvent être expliquées ni par l'intensité ni par la durée de l'irritation; et souvent les altérations de texture les plus graves sont celles qui sont précédées ou accompagnées par les signes de l'irritation la plus faible. »

Pour se rendre raison de ces différences entre des affections qui ont leur siége dans les mêmes organes, dans les mêmes tissus, qui ont également revêtu le caractère inflammatoire, et auxquelles il est difficile, jusqu'à présent, de ne pas donner le même nom, on est forcé d'admettre des causes prédisposantes, sous l'influence desquelles ces maladies se développent. Sans doute le médecin doit toujours chercher à remonter à ces causes prédisposantes, et à apprécier, autant que possible, l'influence qu'elles ont dû exercer sur le développement de la maladie; mais comme la nature particulière de chacune de ces causes prédisposantes qui impriment leur cachet à toutes les souffrances d'un individu est toujours plus ou moins obscure, et qu'elle peut échapper à nos moyens d'investigation, il faut, dans tous les cas, s'attacher à l'organe malade, et tâcher d'apprécier l'étendue et la gravité du mal par tous les moyens à notre disposition.

En général, toutes les fois qu'il n'existe plus, depuis déjà un certain temps, de symptômes aigus, que la sensibilité du ventre est nulle ou peu prononcée, et que les malades ne se plaignent plus de fièvre, mais seulement de digestions lentes, difficiles, de constipation, de malaises fréquents, de crampes ou pesanteurs d'estomac, de tiraillements, de flatuosités de l'estomac ou des intestins, tous symptômes précurseurs de troubles plus graves si cet état était négligé, l'usage des eaux de Vichy est parfaitement indiqué, et l'on en obtient ordinairement d'excellents résultats. Mais il n'est pas d'affections dans lesquelles il soit nécessaire d'apporter plus de prudence dans leur administration, surtout en boisson; car ici leur action doit s'exercer directement sur l'organe malade, et comme il y reste toujours, dans ce cas, une certaine susceptibilité, il faut prendre garde de produire une trop grande excitation, et de rappeler l'inflammation à l'état aigu. D'ailleurs, règle générale, dans toutes les affections de l'estomac et des intestins, les eaux ne doivent jamais être administrées à hautes doses en boisson, et quelquefois même on rencontre de telles susceptibilités, que l'on est obligé d'y renoncer tout à fait, et de se borner à faire prendre des bains qui, heureusement, peuvent encore alors avoir une puissante et salutaire action.

Dans l'emploi des eaux de Vichy en boisson, mais surtout dans leur application au traitement des affections des voies digestives, il est très essentiel de tenir compte du genre d'alimentation habituelle des malades. Cette recommandation me paraît avoir une très grande importance, surtout depuis la découverte des ferments qui existent dans le produit des sécrétions salivaire et buccale, dans le suc gastrique et dans le suc pancréatique, et que nous connaissons le rôle que ces divers ferments jouent dans les principaux actes de la digestion.

Ce n'est pas ici le lieu d'entrer dans de longs détails sur la découverte et la propriété de ces ferments; je me bornerai seulement à rappeler que M. Mialhe a démontré dans les sécrétions salivaire et buccale l'existence d'un ferment, principe actif de ces sécrétions, qui lui a paru mériter le nom de *diastase animale*, et qui a la propriété de saccharifier les matières féculentes, de les transformer en *dextrine* et en *glucose*, transformation nécessaire pour que ces matières deviennent alimentaires; que le suc gastrique, qui exerce particulièrement son action sur les substances animales, renferme deux principes essentiels, un principe acide, qui a pour effet de gonfler, d'hydrater les substances animales, de leur faire subir cette transformation transitoire dont le produit est le *chyme*, et un ferment découvert par M. Schwann, auquel il a donné le nom de *pepsine*, et qui a la propriété de transformer le chyme en *albuminose*, transformation également nécessaire; qu'enfin M. Bernard a démontré dans le suc pancréatique un autre ferment qui a la propriété de dissoudre la graisse, et de la mettre par là dans le cas de pouvoir être absorbée par les vaisseaux lactés et portée dans la circulation.

Le procédé par lequel les ferments que je viens d'indiquer font subir ces transformations aux aliments ne s'explique pas plus qu'on n'explique l'action d'aucun ferment; on sait seulement qu'ils agissent en vertu d'une force que Berzelius a appelée *catalytique*, c'est-à-dire qu'ils aident à faire, mais sans jamais changer de nature, sans rien abandonner de leur propre substance, sans ajouter aucun élément au produit formé.

Quoi qu'il en soit, on comprendra qu'il doit être très important de ne pas troubler ces phénomènes de transformation des aliments, qui constituent les divers actes de la digestion, par des boissons alcalines ou acides administrées mal à propos ou intempestivement. Ainsi, il est facile de concevoir que les aliments féculents ayant surtout besoin, pour subir les transformations qui les rendent vraiment alimentaires, de la *diastase* qu'ils trouvent dans les sécrétions salivaire et buccale, et qui est un principe alcalin, il faut se garder de donner aux malades, qui en font la base principale de leur alimentation, des boissons acidulées; tandis qu'au contraire, puisque le principe acide du suc gastrique est nécessaire pour dissoudre les substances animales et les préparer aux transformations qu'elles doivent subir, il ne faut pas, comme les malades le font trop souvent à Vichy, et d'une manière peu rationnelle, boire d'eau de Vichy ni aucune boisson alcaline aux repas ou pendant le travail de la digestion stomacale, lorsqu'on fait usage de viande, et que, par conséquent, on a besoin des acides que renferme alors l'estomac pour en opérer la dissolution, acides que l'estomac ne sécrète même en certaine quantité que pendant la digestion, et parce que cette acidité du suc gastrique est un besoin prévu par la nature, un élément indispensable pour que la digestion de la viande puisse se faire.

Comme aussi on sait que, dans les métamorphoses qui s'opèrent pendant l'acte de l'assimilation, dans ce travail continuel de décomposition et de renouvellement de la matière qui constitue nos organes, il se forme d'autant plus d'acides que nous faisons un plus grand usage de substances animales, et que, conséquemment, il s'en forme d'autant moins que nous nous nourrissons plus exclusivement de végétaux, il doit en résulter, en général, que, dans le premier cas, les boissons alcalines seront d'autant mieux supportées qu'elles sont plus nécessaires, puisqu'elles auront à neutraliser l'excès d'acides formés, et que, dans le second cas, n'ayant pas à lutter contre un excès d'acides, elles doivent être administrées à plus faibles doses.

Mais je ne m'étendrai pas davantage sur ces idées théoriques, il me suffit d'en avoir fait sentir l'importance, et je reviens aux effets que produisent les eaux de Vichy.

Lorsque l'affection n'est pas trop ancienne, et que les malades se trouvent dans des dispositions convenables, l'amélioration ne tarde pas, en général, à se manifester. L'appétit se développe, les digestions se font mieux, et les forces reviennent assez rapidement, avec tout l'aspect d'une meilleure santé. Mais lorsque la maladie remonte à une date éloignée, que les organes ont été profondément atteints, et qu'il existe depuis longtemps déjà une induration des tissus malades, on ne peut raisonnablement espérer un résultat aussi prompt. Ce n'est même souvent, dans ces cas, que quelque temps, et parfois assez longtemps après la cure, que les malades commencent à en ressentir les bons effets; et encore pour compléter et consolider la guérison, est-il presque toujours nécessaire qu'ils reviennent prendre les eaux plusieurs années de suite, tout en ayant soin, dans l'intervalle des saisons, de suivre un régime convenable, et même de faire encore usage de temps en temps d'eau minérale transportée. Ce temps, cette persévérance dans le traitement, sont nécessaires, indispensables; car il est impossible d'accélérer davantage la marche de la résolution, il y aurait même souvent de graves inconvénients à le tenter; et, d'un autre côté, si l'on néglige ces affections, si surtout on les exaspère souvent par un mauvais régime, elles font nécessairement encore d'autres progrès. L'épaississement et l'induration de la membrane muqueuse et des tissus subjacents augmentent, et il finit par s'y développer un travail de désorganisation, une de ces affections organiques contre lesquelles les eaux minérales, pas plus qu'aucun autre remède, ne peuvent plus avoir alors aucun résultat favorable. C'est là malheureusement le terme où aboutissent trop souvent ces maladies, lorsqu'elles ne sont pas soignées en temps opportun et avec une persévérance convenable; et puis, lorsqu'elles sont arrivées à un certain degré de gravité, les symptômes n'étant pas constamment, comme je l'ai fait remarquer plus haut, en rapport avec cet état de gravité, il n'est pas toujours facile de distinguer les cas dans lesquels les eaux peuvent encore être utiles de ceux dans lesquels il serait à craindre qu'elles n'accélérassent la marche funeste de la maladie. Toutefois, lorsque des malades se présentent dans de semblables conditions, si, après une appréciation rigoureuse de tous les caractères qui peuvent éclairer sur l'état de l'organe malade, il n'est pas entièrement démontré que la maladie soit tout à fait incurable, s'il reste quelques doutes à ce sujet, et pour peu que l'on puisse entrevoir quelques chances de succès, je crois qu'il faut encore essayer l'action des eaux; seulement on conçoit que, dans ce cas, cet essai doit être fait avec la plus grande prudence, et sous la condition d'y renoncer si, après un certain temps, on en observait un effet fâcheux.

Cette opinion est fondée sur quelques faits que j'ai eu l'occasion d'observer. C'étaient des malades qui présentaient tous les caractères qui pouvaient faire soupçonner l'existence d'affections organiques graves, chez lesquels toutes les ressources ordinaires de la médecine avaient été épuisées sans succès, et qui m'avaient été adressés en désespoir de cause, par leurs médecins ordinaires. Les heureux résultats qui ont été obtenus ont prouvé que ces affections n'étaient pas aussi graves qu'on avait dû le craindre, et que je le craignais moi-même; car j'avoue qu'après avoir examiné attentivement ces malades à leur arrivée, j'avais partagé toutes les craintes de mes confrères, et que ce n'est qu'avec hésitation que j'ai essayé chez eux l'usage des eaux. Je citerai, entre autres, une dame qui me fut adressée, en 1837, par un des praticiens les plus distingués de la capitale, M. le professeur Chomel.

—Cette dame, d'une constitution délicate, avait eu, dix ans auparavant, une gastrite violente, et depuis cette époque ses digestions étaient très pénibles, et elle n'avait pu se rétablir complétement. En 1836, il y eut un retour de la maladie à l'état aigu, et depuis des vomissements étaient survenus et se renouvelaient fréquemment. Elle pouvait à peine prendre.

deux fois par jour, quelques cuillerées d'un potage très léger, et encore son estomac les rejetait-il souvent. Elle était d'une maigreur extrême, et son teint avait le cachet qu'il prend ordinairement dans les affections organiques. En palpant avec soin toute la région sous-costale, la malade étant couchée, M. Chomel avait reconnu, à gauche de la ligne blanche, derrière les parois abdominales, une résistance mal circonscrite, et qu'il retrouvait encore en faisant prendre à la malade une position demi-verticale (couchée dans un fauteuil à dos incliné), ce qui l'avait porté à admettre l'existence probable d'une induration squirrheuse partielle des parois de l'estomac. Il me fut facile de reconnaître moi-même, lors de l'arrivée de la malade à Vichy, la rénitence indiquée par ce médecin. Pendant les cinq semaines que cette dame passa à Vichy, elle prit les eaux en boisson à très faibles doses, en même temps qu'elle se baignait chaque jour. Bientôt, lorsque je vis qu'elle supportait bien ce traitement, je commençai à concevoir quelque espérance de succès. Au bout de peu de temps, elle digérait un peu mieux ses petits potages auxquels elle borna, du reste, toute son alimentation, et bientôt aussi les vomissements cessèrent. Elle quitta Vichy avec un peu d'amélioration; elle continua à prendre constamment chez elle de l'eau de Vichy transportée, jusqu'au mois de juillet 1838, époque à laquelle elle revint en boire à la source. L'amélioration avait fait alors des progrès sensibles. Elle se plaignait peu de son estomac, et elle digérait mieux. Néanmoins elle ne mangeait pas encore de viande, du moins elle en mangeait rarement et fort peu à la fois; elle avait même pour elle une certaine répugnance. Après un séjour d'un mois à Vichy, elle rentra chez elle, où elle continua le même traitement que l'année précédente, et l'amélioration continua à faire des progrès. Enfin, cette dame est encore revenue à Vichy en 1839. On ne sentait plus alors aucune trace de la rénitence qui avait été reconnue avant l'usage des eaux, et elle commençait à pouvoir digérer un peu de viande avec assez de facilité. Depuis cette époque, bien qu'elle soit encore obligée de surveiller son régime et de se ménager sous tous les rapports, les symptômes qui avaient fait soupçonner chez elle une affection squirrheuse des parois de l'estomac ont disparu, et sa santé, sans être parfaite, est du moins très supportable.

J'ajouterai à ce fait l'observation suivante, qui est une de celles qui m'ont le plus frappé parmi toutes celles, en grand nombre, que j'ai eu l'occasion de recueillir dans ma pratique à Vichy, dans les affections de cette nature. Les résultats obtenus, dans des cas aussi graves, pourront suffire, je pense, pour donner une idée de ceux que l'on peut obtenir, en général, dans les affections des voies digestives, lorsque les eaux sont appliquées à propos et avec les précautions convenables.

— M. R..., lieutenant-colonel d'un régiment de ligne, ayant longtemps servi dans les colonies, vint à Vichy, le 12 juin 1847, avec une gastrite chronique très ancienne, et des digestions extrêmement difficiles, bien que ne prenant que de très-minimes quantités d'aliments. D'une très forte constitution avant cette maladie, il était alors extrêmement amaigri, et il avait eu déjà souvent des vomissements noirs, pour la moindre cause, et quelquefois sans aucune cause appréciable, car il était très sévère observateur du régime, et il évitait avec le plus grand soin tous les aliments qu'il avait cru remarquer qu'il digérait plus difficilement que certains autres dont il usait habituellement. Je l'explorai avec la plus grande attention, et je ne trouvai aucune tumeur dans la région épigastrique, ni même aucun épaississement appréciable dans les parois de l'estomac, pas plus que dans le reste du ventre. Cependant il eut bientôt des vomissements noirs sous mes yeux, avec des angoisses et même des douleurs violentes dans la région épigastrique, en même temps que les traits de sa figure étaient profondément altérés. Ces vomissements durèrent plusieurs jours de suite. Vers la fin du mois, et au commencement de juillet, les mêmes vomissements se renouvelèrent plusieurs fois, avec les mêmes symptômes, et durèrent cinq, six, et même huit jours de suite.

En voyant la gravité de ces symptômes, leur persistance, la maigreur croissante du malade, l'altération profonde que présentait tout son aspect extérieur, et toutes les précautions qu'il fallait prendre après les crises, pour en éviter le retour, je ne doutai pas, bien que je ne trouvasse rien d'appréciable sous la main, que je n'eusse affaire à une affection organique de l'estomac, et je perdais tout espoir de voir ce malade se rétablir. Cependant il me dit qu'il n'était pas pressé par le temps, qu'il resterait à Vichy aussi longtemps que je le jugerais convenable, et alors je le laissai reposer, et je me bornai pendant quelque temps à tâcher de calmer les symptômes qui partaient de la région épigastrique.

Lorsque je le jugeai un peu mieux disposé, je lui fis reprendre les eaux à doses très fractionnées et à de longs intervalles entre chaque dose, en même temps qu'il se bornait, pour toute alimentation, à quelques cuillerées de potages légers, et qu'il prenait un bain mitigé chaque jour. Il y eut encore quelques retours de vomissements noirs, mais beaucoup moins violents et moins longs que les précédents. Ses forces revenaient très lentement, mais enfin il y avait un progrès assez régulier, et il put élever un peu les petites doses d'eau minérale qu'il prenait chaque jour. Enfin, après plus de deux mois de séjour, il quitta Vichy dans une assez bonne voie d'amélioration.

Après son départ, cette amélioration a fait des progrès rapides ; il n'y a plus eu de vomissements, ses digestions se sont faites de mieux en mieux, et il a pu bientôt reprendre son service et accepter, avec son régiment, un service actif à Alger.

Le 28 mai 1848, je le revis à Vichy, revenant de la frontière du Maroc, pour faire une nouvelle cure, et je fus, je l'avoue, fort étonné de le trouver fort, vigoureux, ayant repris l'embonpoint qu'il avait avant sa maladie, digérant bien, en observant toutefois encore un régime très sobre, ayant enfin l'aspect de la meilleure santé. Il fit encore une cure très longue, se bornant toujours à de petites quantités d'eau chaque jour, observant la sobriété, et il n'éprouva aucun accident nouveau.

Il retourna encore en Afrique pour y prendre le commandement d'une place importante du littoral, et enfin il est revenu à Vichy, en 1849, le 25 juin, pour y faire une troisième cure. Il continuait à aller bien, il se plaignait seulement alors d'avoir quelquefois, depuis quelque temps, des digestions un peu plus laborieuses qu'à l'ordinaire ; mais cette petite difficulté de digérer disparut promptement en faisant usage des eaux, et après encore un assez long séjour, il partit très bien portant.

Sans doute, dans ces deux cas que je viens de rapporter, il n'y avait pas, comme on avait pu le croire, d'affections organiques, car alors les malades n'auraient assurément pas guéri; mais tous les symptômes rationnels en existaient, et l'on peut au moins assurer qu'ils n'auraient pas tardé à devenir incurables, s'ils n'avaient pas eu recours à l'usage des eaux, et s'ils n'avaient pas suivi le traitement avec autant de persévérance, d'exactitude et de régularité.

§ II. Affections du foie.

Les eaux de Vichy ont, depuis un temps immémorial, une réputation de grande efficacité contre les affections du foie, et il n'est pas, en effet, de réputation mieux méritée que celle dont elles jouissent sous ce rapport. C'est surtout dans les inflammations chroniques de cet organe avec augmentation plus ou moins considérable de son volume, dans l'ictère avec ou sans coliques hépatiques et dans tous les embarras des conduits biliaires, que l'on peut véritablement dire qu'elles font des miracles. Comme il ne peut pas entrer dans le plan de cet ouvrage de faire ici toute l'histoire de ces affections, je me bornerai à indiquer les principales conditions dans lesquelles les eaux de Vichy peuvent être employées avec espérance de succès.

Pour cela, il faut d'abord distinguer les affections du foie proprement dit de celles de la sécrétion biliaire, affections qui doivent, en effet, être étudiées séparément, car elles sont très différentes les unes des autres.

1. — Affections chroniques du foie, avec augmentation plus ou moins considérable de son volume.

Les engorgements du foie peuvent embrasser la totalité de cet organe ou en occuper seulement une partie. Ces derniers sont beaucoup plus fréquents que ceux de la totalité de l'organe; le lobe gauche et la partie qui avoisine la vésicule du fiel sont surtout les points que l'on rencontre le plus communément tuméfiés. C'est du moins ce qui résulte évidemment de toutes les explorations que j'ai eu l'occasion de faire.

Quelquefois c'est à peine si l'organe dépasse les côtes; d'autres fois il descend plus bas. Dans certains cas, on le sent jusque dans la région hypogastrique. En général, il est facile, par un examen attentif de l'abdomen et de la partie inférieure droite du thorax comparée à celle du côté gauche, par le palper et la percussion, surtout lorsqu'on a une certaine habitude de cette sorte d'exploration, de juger du volume de cet organe et de son degré d'induration. Cette appréciation n'est quelquefois difficile que chez certains malades, qui, au moindre contact d'une main étrangère, tendent involontairement les muscles de l'abdomen, chez ceux qui ont un très grand embonpoint et dans les cas où l'affection du foie est compliquée de l'accumulation d'une plus ou moins grande quantité d'eau dans le péritoine.

La gravité des engorgements du foie n'est pas toujours en rapport avec le volume et l'étendue de ces engorgements ; car cet organe peut même être très sérieusement malade, sans que son volume ait augmenté. Dans tous les cas, lorsqu'il y a engorgement, il faut distinguer, quant au pronostic et aux résultats que l'on peut espérer de l'action des eaux, entre les engorgements sans augmentation de consistance du foie, ceux qui existent, au contraire, avec une induration plus ou moins prononcée de cet organe, et ceux enfin qui sont accompagnés d'un ramollissement plus ou moins étendu de son tissu.

En général, quel que soit le volume du foie, lorsqu'il a conservé sa forme naturelle, qu'il n'offre pas d'inégalités, de bosselures, que sa surface n'est pas parsemée de points très durs à côté d'autres plus ou moins ramollis ; lorsqu'enfin il n'existe pas encore d'altération de sa texture, qu'il n'y a pas de poches hydatifères, de tubercules ou quelque affection de nature cancéreuse, il y a tout lieu d'espérer qu'avec de la persévérance dans le traitement, les eaux de Vichy le ramèneront à son volume naturel. Le cas suivant, que je crois devoir citer avec quelques détails, est un exemple remarquable de la possibilité de ces résolutions.

— M. H..., architecte, demeurant à Paris, avait eu déjà trois fluxions de poitrine à l'âge de seize ans, mais sans que sa constitution, qui était très forte, en parût souffrir. A vingt et un ans, à la suite d'un concours public qui avait exigé beaucoup de travail et plusieurs nuits passées sans sommeil, il lui survint une dyssenterie des plus violentes et qui l'affaiblit tellement que, s'étant un jour laissé tomber dans une partie de son appartement, il y passa plusieurs heures sans pouvoir retrouver assez de force pour regagner sa chambre à coucher. Cette dyssenterie disparut, mais elle fut remplacée par de vives douleurs dans les voies urinaires, particulièrement vers la prostate et dans les reins. Il urina du sang à plusieurs reprises, et il eut ensuite un écoulement muqueux qu'on ne pouvait attribuer à aucune cause vénérienne, et qui fut, ainsi que les douleurs des reins, très tenace, malgré les moyens les plus convenables qui furent employés pour les combattre.

Tous ces symptômes se dissipèrent cependant, et si bien, qu'ils ne reparurent nullement pendant un voyage très fatigant qu'il fit en Italie et en Sicile, et qui dura deux ans.

A son retour à Paris, en 1828, obligé de changer complétement sa manière de vivre et de se livrer au travail du cabinet, il perdit le sommeil et ses digestions devinrent laborieuses. Il gagna un rhume qui, sans être fort, ne disparut qu'après avoir duré six mois et l'avoir épuisé et considérablement amaigri. Non seulement il avait été obligé de renoncer à l'habitude qu'il avait contractée de fumer, mais il ne pouvait même sentir l'odeur du tabac sans provoquer une toux violente, et il éprouvait le même effet s'il lui arrivait de prendre la moindre quantité de vin pur. Ayant ensuite éprouvé de violents chagrins domestiques, le sommeil l'abandonna presque entièrement; ses digestions devinrent de plus en plus difficiles, et à la suite de douleurs dans tout le côté droit, d'une gêne profonde dans l'hypocondre, on s'aperçut que le ventre était devenu dur et empâté, et que le volume du foie avait considérablement augmenté. Le teint, devenu jaune, laissait apercevoir des taches rouges sur la pommette droite. Il survint de vives démangeaisons à la peau, des inquiétudes et des crampes dans les jambes, particulièrement dans la droite. Le malade se plaignait d'avoir continuellement un goût métallique insupportable dans la bouche ; il avait de vives douleurs entre les épaules et dans la région des reins. Celles-ci étaient même tellement fortes, qu'elles l'obligèrent à garder presque toujours le lit. Le plus souvent il ne pouvait marcher qu'en ayant constamment son poing fortement pressé sur le flanc, comme pour soutenir le foie. A chaque instant de la journée, surtout après ses repas, la bile lui remontait, disait-il, dans la bouche, comme si elle avait été lancée par un coup de piston. Dans le lit, il lui survenait des douleurs très vives qui passaient subitement du foie au côté occupé par la rate ; il avait chaque nuit des pertes séminales à peine provoquées par des rêves, et des sueurs très abondantes, lui qui n'avait, assurait-il, jamais sué de sa vie. Enfin, sa voix était cassée et sa respiration courte et extrêmement pénible, surtout lorsqu'il fallait monter un escalier. Sangsues souvent répétées à l'anus, bains de toute espèce, ventouses, vésicatoires, sétons, il avait tout épuisé et n'en était pas moins dans un état déplorable lorsqu'il fut amené à Vichy, le 15 juin 1834, par M. Pinel-Grandchamp, son médecin et son ami. Son foie à cette époque occupait tout le côté droit du ventre et s'étendait même un peu du côté gauche ; il était en saillie de plus de dix-huit lignes, dur comme le marbre et descendait jusqu'à l'aine. Le ventre était partout extrêmement dur, tendu, et la circulation était tellement gênée dans les vaisseaux de l'intérieur, que les veines de la peau étaient grosses comme le doigt. Cet état avait été parfaitement constaté avant son départ de Paris par plusieurs médecins, indépendamment de M. Pinel-Grandchamp, et, entre autres, par MM. Rostan, professeur à la Faculté de médecine, Vareliaud, Hippolyte Petit et Salone.

Il supporta le voyage beaucoup mieux qu'il ne l'avait espéré. Pendant les trois premières nuits qu'il passa à Vichy, il lui fut impossible de se coucher ; il les passa assis sur son lit, enveloppé dans sa couverture. Couché sur le côté droit, la pression sur le foie le faisait souffrir, et lorsqu'il se mettait sur le côté gauche, il lui semblait que le foie était adhérent aux côtes, et que, abandonné dans cette position à son propre poids, il était près d'opérer un déchirement. Le premier jour, il prit un bain avec seulement un tiers d'eau minérale, et but deux verres d'eau de la fontaine de la Grande-Grille. Il ne put d'abord aller de son hôtel à l'établissement thermal, quoiqu'il n'y eût qu'une très petite distance, sans se reposer au moins trois fois ; mais la quantité d'eau en boisson fut graduellement augmentée, ainsi que la proportion d'eau minérale dans les bains, et les forces, l'appétit et le sentiment du mieux augmentèrent dans la même proportion. Huit jours après son arrivée, il allait déjà à l'établissement thermal sans s'asseoir ; il buvait parj our six verres d'eau de la fontaine de la

Grande-Grille, et prenait un bain d'eau minérale pure.

Le premier bain d'eau minérale pure que je lui fis prendre produisit un effet assez singulier, que je n'ai jamais observé que chez ce malade : il lui survint une salivation tellement forte, que la salive s'échappait de sa bouche par un filet continu ; mais cet effet ne dura pas.

Ayant observé que l'eau minérale, en agissant sur le foie, agissait en même temps sur les intestins, et qu'elle y déterminait quelques douleurs ; ayant remarqué aussi que ses pertes séminales avaient presque toujours lieu vers cinq heures du matin, époque où il était ordinairement assoupi, il prit le parti de se lever à la pointe du jour et de se coucher régulièrement entre huit et neuf heures du soir. Le matin, ayant toujours bu ses eaux et pris son bain de très bonne heure, il rentrait dans sa chambre, prenait un lavement émollient presque froid, et le gardait pendant près d'une heure, couché sur son lit. Avec ce régime, ses douleurs d'entrailles et ses pollutions disparurent complétement.

Je ne suivrai pas le cours de ce traitement jour par jour. Je dirai seulement que le mieux continua avec une progression presque régulière, et qu'il ne fut traversé par aucun autre accident qu'une très forte indigestion qui fut occasionnée par les secousses d'une voiture très dure, en sortant de déjeuner. Pendant deux mois et demi que ce traitement dura, nous ne fîmes que deux interruptions, lorsque le malade se sentait entièrement saturé par les eaux. Cet état se manifestait chez lui par une fatigue générale, un peu de sensibilité dans le foie, une certaine répugnance pour l'eau en boisson, et un autre symptôme assez singulier, qui était un engourdissement total du bras gauche, qui lui semblait froid, et dans lequel il éprouvait un picotement continuel.

Le quinzième jour du traitement, M. H... prenait déjà deux bains d'eau minérale pure et huit verres d'eau de la fontaine de la Grande-Grille. Enfin, il finit par prendre, tous les jours, dans le dernier mois, dix verres d'eau de la Grande-Grille, deux bains d'eau minérale pure, deux douches, et il buvait encore, à chaque repas, un litre d'eau de la source des Célestins. Il y ajouta même, pendant quelque temps, un lavement d'eau minérale pure qu'il supporta sans éprouver le moindre malaise.

A son départ, qui eut lieu le 30 août, son appétit était excellent; il digérait de tout. Son ventre lui semblait presque entièrement libre. Il n'avait plus de goût métallique dans la bouche, plus de douleurs dans les reins. Ses jambes avaient retrouvé une grande partie de leur force, et le foie avait beaucoup diminué de volume et de dureté.

M. H... ne retourna pas directement à Paris; il alla passer quelques mois en Champagne où son foie continua à diminuer. Là, il vécut sobrement, fit un grand usage de raisin bien mûr, prit beaucoup d'exercice à pied et de préférence sur le haut des montagnes; il voulut même travailler à la terre. En suivant ce régime, il fut dans le cas, à la fin de novembre, de suivre une chasse au cerf, à pied, pendant environ douze lieues, chemin qu'il estima par une marche à peu près continuelle, depuis six heures du matin jusqu'à six heures du soir, sans s'être assis un seul instant.

Lorsque je revis ce malade à Paris, à la fin de décembre, je fus étonné de son apparence de bonne santé. Il avait repris le teint, l'embonpoint et les forces d'un homme très bien portant; aussi ses amis, qui l'avaient vu partir si malade, et qui comptaient peu sur la possibilité de son rétablissement, avaient-ils de la peine à le reconnaître. Son foie avait encore considérablement diminué de volume depuis son départ de Vichy; cependant il n'était pas encore tout à fait à son état normal. Quelque temps après son retour, il se sentit un peu moins bien; il se fatiguait facilement, et il lui était impossible de boire du vin pur, même en très petite quantité, sans que la poitrine en fût irritée; cependant il n'éprouva rien de grave. Il continua à observer la sobriété, et, au printemps, il prit pendant quelques semaines de l'eau de Vichy transportée.

M. H... revint à Vichy le 1er juillet suivant, dans un état de santé bien différent de celui où il était l'année précédente. Je voulus constater l'état du foie, et, malgré l'exploration la plus attentive, je ne trouvai plus rien ou presque rien de l'ancienne et énorme tuméfaction de cet organe. Il se mit tout de suite à un traitement un peu actif, qu'il supporta parfaitement. Il se trouvait si bien, et son foie me parut en si bon état, que je consentis à le laisser partir après un mois de séjour.

Nul doute pour moi que la résolution si prompte et si complète d'un engorgement aussi considérable ne doive être attribuée à ce que le malade, au lieu de ne prendre les eaux la première année que pendant trois semaines ou un mois, les prit pendant deux mois et demi, et surtout à la grande quantité

me parut un peu mieux ; ses digestions étaient meilleures, et le foie me sembla un peu diminué de volume ; mais il y avait encore de l'œdème aux jambes, et toujours à peu près la même quantité d'eau dans le ventre.

De retour chez elle, et dans l'espace de quelques mois, l'amélioration fit des progrès très remarquables, et lorsqu'elle revint à Vichy l'année suivante, le 27 juin, je fus très agréablement surpris de ne plus trouver ni œdème aux extrémités inférieures, ni eau dans le ventre. La tuméfaction du foie avait considérablement diminué ; il y avait de l'appétit, les digestions se faisaient mieux, et la coloration de la peau était meilleure. Cette année, indépendamment de l'eau minérale en boisson dont elle reprit l'usage, elle put prendre quelques bains. Enfin, sa santé s'est entièrement rétablie. J'ai eu plusieurs fois, depuis qu'elle n'est revenue à Vichy, l'occasion de revoir son mari à Paris, il y a peu de temps encore, et je sais qu'il n'y a point eu de rechutes, et que sa santé est redevenue excellente.

— Madame de S..., de Paris, âgée de cinquante ans, vint à Vichy le 21 juin 1841, avec une ascite, sans œdème des extrémités inférieures. Le volume de son ventre était si considérable, qu'elle ne pouvait plus sortir à pied, dans les rues de Paris, sans appeler l'attention. Cette affection avait débuté par des douleurs dans la région du foie ; mais lorsque la malade arriva à Vichy, il était très difficile, à cause du volume du ventre, de la quantité d'eau qu'il contenait, de juger avec exactitude de l'état de cet organe. Je crus cependant reconnaître, à travers le liquide renfermé dans le péritoine, une augmentation considérable de son volume ; il y avait d'ailleurs une sensibilité très marquée, et parfaitement limitée à la région occupée par cet organe ; et puis les médecins qui avaient suivi le développement de cette affection, et, entre autres, son oncle, le docteur Barbier, ancien chirurgien en chef du Val-de-Grâce, et le docteur Reynaud, de Toulon, médecin distingué de la marine, qui lui avait donné quelques conseils dans un voyage qu'il avait fait à Paris, m'assuraient avoir constaté une hypertrophie du foie.

Craignant l'usage des bains dans l'état où je voyais cette malade, surtout à cause de la quantité d'eau qui remplissait déjà le péritoine, je ne crus pas devoir lui en faire prendre, et pendant plus de six semaines qu'elle resta à Vichy, elle ne prit d'eau minérale qu'en boisson, et, à son départ, je l'engageai à en continuer l'usage à Paris, en ayant seulement soin de l'interrompre de temps en temps.

L'année suivante, en 1842, elle revint à Vichy dès le 20 mai. Il y avait une amélioration très notable dans son état; son ventre était moins volumineux, beaucoup plus souple, notamment dans la région du foie. Cette année, je crus pouvoir essayer l'usage de quelques bains, et comme ils ne me parurent pas avoir sur l'hydropisie les inconvénients qu'ils ont ordinairement, et qu'ils en ont d'ailleurs beaucoup moins dans l'ascite, cas où se trouvait notre malade, que dans l'hydropisie avec infiltration du tissu cellulaire des extrémités inférieures, elle les continua pendant toute la durée de sa cure, et son état s'améliora encore sensiblement.

Cependant le ventre, bien que plus souple, contenait encore une très grande quantité d'eau ; mais le foie ayant paru manifestement avoir beaucoup perdu de son volume, et pensant qu'alors la cause de l'hydropisie pouvait avoir cessé d'exister, on se décida, dans l'hiver qui suivit, à lui pratiquer la ponction, avec l'espérance que l'eau pourrait ne pas se reproduire. Deux ponctions furent faites, et après la seconde, qui fournit déjà beaucoup moins de liquide que la première, on eut la satisfaction de voir que l'eau ne se renouvela pas.

Cette malade revint à Vichy au mois de juin 1843 ; mais, malheureusement, la voiture dans laquelle elle était ayant versé, elle arriva avec de très fortes contusions et des ressentiments de douleurs assez vives dans le foie, dont elle ne se plaignait plus avant cet accident. Cependant je ne trouvai plus aucun reste de liquide dans le ventre, et le foie était seulement un peu plus volumineux que dans l'état normal. Du reste, la santé générale était et resta satisfaisante.

L'ayant revue à Paris, au printemps de 1844, et ayant trouvé une légère augmentation du volume du foie, en même temps qu'un peu d'œdème aux extrémités inférieures, je l'engageai à essayer encore une fois l'action des eaux de Vichy. Elle y revint donc, et son état en fut encore amélioré. Cependant, deux ans après, la maladie du foie fit de nouveaux progrès, une anasarque se développa, et la malade succomba.

J'ai voulu donner les deux observations qui précèdent, non pas, je me hâte de le dire, comme des exemples ordinaires des effets des eaux de Vichy dans des cas aussi graves, mais pour montrer les dernières limites du possible dans les cas semblables, du moins d'après mon expérience personnelle. En effet, des résultats aussi favorables sont très rares, dans les conditions où se trouvaient déjà ces deux malades; le plus souvent alors l'hydropisie continue ses progrès, qui paraissent même quelquefois favorisés par l'action des eaux, et entraîne la mort avant que l'on ait pu obtenir la résolution de l'engorgement du foie, qui est, dans ce cas, la cause de l'hydropisie; et l'on remarquera même que, chez le sujet de la seconde observation, la maladie du foie ne put être entièrement détruite; qu'elle a fini, après quelques années, par s'aggraver de nouveau, et qu'elle a eu bientôt fait de tels progrès, qu'elle est devenue mortelle.

Pour obtenir, dans ces cas, des résultats favorables, il faut d'abord que les engorgements soient encore susceptibles de résolution, que le tissu du foie ne soit pas encore à l'état de désorganisation, ce que ne nous dit pas toujours avec certitude l'exploration de l'organe, et qu'ensuite ils soient aussi de nature à pouvoir céder promptement, de manière à cesser d'être un obstacle à la circulation, avant que l'hydropisie soit arrivée au point où elle devient elle-même une cause de mort.

B. — Ictère et coliques hépatiques.

Nous avons déjà dit que l'ictère, bien qu'il ne soit pas un symptôme constant des affections du foie, les accompagnait cependant dans un assez grand nombre de cas. Mais on l'observe aussi quelquefois chez des individus chez lesquels on ne rencontre d'ailleurs aucun autre symptôme d'affection du foie, ni d'aucun autre organe; de sorte que, si ces individus ne se voyaient pas jaunes, ils ne se regarderaient pas comme malades.

La plupart des médecins pensent que l'ictère provient de ce que la bile, ne trouvant pas, par une cause quelconque, son libre écoulement hors du foie, est résorbée dans cet organe, entre dans le torrent circulatoire, et est portée avec le sang dans tous les tissus. Néanmoins il n'est pas parfaitement démontré qu'un obstacle au cours de la bile soit l'unique cause de la présence de la bile dans le sang. On peut en douter, par exemple, lorsque la jaunisse se déclare à la suite d'une émotion morale. Ne serait-ce pas le cas d'admettre l'hypothèse de M. Andral? «S'il fallait, dit-il, choisir une hypothèse, je donnerais la préférence à l'opinion d'après laquelle on admet que l'ictère survient lorsque le foie, altéré dans sa texture ou dans ses fonctions, cesse de séparer de la masse du sang les matériaux de la bile que l'on suppose y exister.» Il est évident qu'il n'y a qu'une seule lésion qui soit liée d'une manière constante à l'existence de la jaunisse, c'est l'obstruction des canaux hépatique et cholédoque.

Mais, quelle que soit la cause de la présence de la bile dans le sang, il serait important de savoir dans quel état se trouve alors celui-ci. Huenefeld, dit Müller, professeur à l'université de Berlin (1), a fait l'intéressante observation que la *biline*, que Berzelius regarde comme l'élément principal de la bile, dissout les globules du sang, ce qui rappelle;

(1) *Manuel de physiologie*, 1845, t. I, p. 426.

ajoute-t-il, une assertion de Werner, que la bile, ajoutée au sang, détermine la dissolution de la matière colorante rouge dans le sérum.

Depuis que j'ai lu ce passage de Muller, l'occasion, pour moi, ne s'est pas présentée de vérifier le fait; mais j'ai voulu savoir de M. le professeur Andral, qui, comme on sait, s'est beaucoup occupé de recherches relatives à l'état du sang dans les maladies, s'il avait constaté, dans l'ictère, cette dissolution des globules du sang, et il m'a dit que, bien qu'il n'eût pas fait de recherches dans ce but spécial, mais seulement pour tâcher de constater, dans le sang, la présence de la bile, il se serait certainement aperçu, en l'étudiant au microscope, de cette dissolution des globules, si elle existait réellement alors; qu'il vérifierait cependant le fait à la première occasion, mais qu'il croyait pouvoir déjà affirmer que cette assertion n'est pas exacte.

La bile elle-même a été quelquefois trouvée altérée ou du moins modifiée d'une manière notable dans ses qualités. Ainsi M. Andral dit n'avoir trouvé dans quelques cas, dans la vésicule du fiel, qu'un liquide aqueux ou albumineux, teint d'une légère couleur jaunâtre. Cette opinion, que la bile peut être altérée dans certains cas, est aujourd'hui partagée par un grand nombre de médecins anglais, qui regardent un certain nombre de dérangements de la digestion comme dépendant d'un vice de sécrétion de la bile. C'est parce que celle-ci, a-t-on dit, ne coule plus dans le duodénum, ou n'y arrive que très altérée, que chez plusieurs individus, il y a : 1° modification dans le nombre et les qualités des selles, qui sont rares, décolorées, trop consistantes, etc.; 2° vraisemblablement chylification incomplète, et par suite mauvaise nutrition, marasme, etc.

Les propriétés physiologiques de la bile, quant au rôle qu'elle joue dans l'acte de la digestion, sont maintenant parfaitement connues, grâce aux recherches de M. Cl. Bernard. Déjà MM. Leuret et Lassaigne (1) s'étaient occupés de cette importante question. « Le ramollissement et la dilution des aliments, disent-ils, étant faits dans l'estomac, ceux-ci passent dans le duodénum, où ils se mêlent bientôt à des liquides alcalins. Ces liquides sont la bile et le suc pancréatique qui empêchent la fermentation de se développer en neutralisant les principes acides. » Mais il résulte des recherches et des expériences de M. Cl. Bernard, qu'il a fait connaître, le 11 janvier 1850, au cours de M. Magendie, au collége de France, que la bile seule a la propriété d'empêcher, d'arrêter la fermentation; qu'au moment où les aliments, qui sont dans un état de fermentation dans l'estomac, passent dans le duodénum, la bile précipite la *pepsine* et arrête immédiatement leur fermentation, comme elle peut arrêter toute autre fermentation, l'action de tous les ferments. Elle aide, en outre, en s'unissant au suc pancréatique, à la dissolution de la graisse qui est ensuite absorbée par les vaisseaux lactés, et entraînée dans la circulation générale.

Si la bile ne remplissait pas cette importante fonction, si la fermentation qui a lieu dans l'estomac, continuait encore dans les intestins, il en

(1) *Recherches physiologiques et chimiques pour servir à l'histoire de la digestion.* Paris, 1825.

résulterait des troubles très graves dans les digestions, tels que du ballonnement du ventre, des borborygmes, des coliques, de la diarrhée, etc., ce dont M. Bernard s'est assuré en liant le canal cholédoque; mais cette fonction de la bile est si importante, les conséquences de sa suspension deviendraient si promptement mortelles, et la nature semble si bien veiller à ce qu'elle s'exécute, que, lorsque le canal cholédoque est lié, la bile ne tarde pas, nous a dit M. Cl. Bernard, à se frayer une nouvelle voie pour arriver dans le duodénum. Elle y arrive d'abord un peu par infiltration, et il est rare qu'au bout de quatre ou cinq jours, elle ne se soit pas créé un canal artificiel.

On voit donc, d'après cette nouvelle découverte des propriétés de la bile et de l'importante fonction à laquelle la nature l'a destinée, combien il est important qu'elle arrive régulièrement dans le duodénum, et qu'elle y arrive sans altération.

Cette humeur peut varier beaucoup, quant à sa quantité et à ses qualités physiques ou chimiques. Sa sécrétion peut augmenter considérablement, et constituer alors une véritable maladie, connue sous les dénominations de *polycholie*, *flux hépatique*, *hépatirrhée ou débordement de bile;* elle peut, au contraire, diminuer, sous certaines influences, surtout sous celles des saisons froides, des climats froids et de la vie sédentaire, et donner lieu à une autre maladie que l'on a désignée sous le nom d'*oligocholie*. Non seulement sa couleur varie quelquefois, mais, ordinairement alcaline, elle peut l'être plus ou moins, et même présenter, dans quelques cas, une réaction acide, ce qui peut faire varier sa composition, précipiter quelques uns de ses principes, la rendre plus ou moins épaisse et amener ainsi plus ou moins d'embarras dans les conduits destinés à la recevoir et à la verser dans l'intestin.

Mon confrère et mon ami, le docteur Fauconneau-Dufresne, qui s'occupe depuis longtemps de recherches sur les altérations que peut éprouver cette sécrétion, a publié récemment, dans un excellent ouvrage (1), le résultat de ses recherches. Ce travail m'aidera à donner, aussi laconiquement que possible, comme je veux me borner à le faire, les caractères de l'altération principale de cette humeur, dont j'ai à m'occuper ici et qui trouve plus particulièrement, dans les eaux de Vichy, un remède par excellence.

La bile peut être retenue dans les conduits biliaires, soit par suite de son épaississement, se faisant ainsi obstacle à elle-même, soit parce que ces conduits se trouvent comprimés par une tumeur développée dans leur voisinage, et il en résulte des symptômes plus ou moins sérieux ; mais je veux surtout m'occuper de l'altération de cette sécrétion, dont le résultat est la formation dans les conduits biliaires, de *graviers* ou de *calculs* qui, pour être ensuite expulsés, déterminent souvent de ces crises, quelquefois si horriblement douloureuses, que l'on désigne sous le nom de *coliques hépatiques*.

Les causes de la formation de ces concrétions sont restées jusqu'à présent fort obscures ; il résulte seulement de toutes les recherches qui ont été faites qu'elles sont assez rares dans la jeunesse ; que

(1) *La bile et ses maladies*, dans *Mémoires de l'Académie de médecine*. Paris, 1847, t. XIII, p. 36 à 486.

c'est ordinairement vers l'âge de trente à quarante ans qu'elles commencent à se développer; qu'elles sont plus fréquentes chez les femmes que chez les hommes, et qu'elles sont surtout communes chez les vieillards. La vie sédentaire, le séjour trop prolongé au lit, la vie de cabinet, des veilles répétées, et, en général, toutes les conditions qui peuvent ralentir le cours de la bile, paraissent en favoriser le développement; aussi l'obstruction des conduits de la bile est-elle une cause puissante de leur formation.

On a observé depuis longtemps qu'un régime trop animalisé déterminait à la longue la formation de ces concrétions, qu'elles étaient plus communes en hiver qu'en été, et qu'elles coïncidaient fréquemment avec celles qui se forment dans les reins et dans la vessie urinaire, ainsi qu'avec la goutte. Or, dans ces diverses circonstances, ne peut-on pas attribuer leur formation à un accès d'acidité dans l'économie? Cet accès d'acidité n'est-il pas ordinairement la conséquence d'un régime trop animalisé? Ne sait-on pas aussi que chez les personnes qui mènent une vie sédentaire, chez tout le monde dans les temps froids et humides, les fonctions de la peau se font mal, qu'alors les acides ne sont pas suffisamment éliminés et restent dans nos humeurs? La coïncidence fréquente des calculs biliaires avec les calculs urinaires, et avec la goutte, ne doit-elle pas également porter à croire qu'ils se développent, comme ces dernières affections, sous une influence acide? « On sait, dit M. Fauconneau-Dufresne, que la matière colorante dissoute dans une liqueur alcaline en est précipitée par les acides; on sait aussi que quelques gouttes d'acide, ajoutées à la bile, en séparent au bout de quelques heures de la cholestérine et des acides gras. D'après cela, on se demande si l'on ne pourrait pas expliquer par une réaction acide, que la bile aurait prise, le dépôt d'une petite quantité, soit de matière colorante, soit de matière grasse, et, en définitive, le commencement de la formation des calculs. »

Le fait suivant rapporté par M. Bouchardat (1) prouve qu'en effet la bile peut devenir acide, et alors acquérir de la densité. « Un malade du service du professeur Chomel, dit-il, succomba avec un état gras du foie; on trouva la vésicule remplie d'une bile vert-noirâtre. *Sa densité était très considérable,* 1046,15; *elle colorait fortement le papier de tournesol*, et présentait donc une réaction plutôt acide qu'alcaline; elle laissait déposer des grumeaux très nombreux, des matières colorantes d'un vert foncé; l'éther, mêlé à cette bile, surnageait, se colorait faiblement en jaune et abandonnait, par son évaporation, une huile acide. »

La formation des calculs biliaires est d'autant plus facile à concevoir, pour peu que les réactions chimiques de la bile viennent à être modifiées, que les recherches microscopiques faites par M. Bouisson, professeur de la Faculté de Montpellier, ont appris que la matière colorante n'est pas entièrement dissoute dans ce liquide; qu'une partie en est naturellement précipitée, et de plus, que la cholestérine, que l'on croyait, d'après les observations de M. Chevreul, exister dans la bile à l'état de disso-

(1) *Annuaire de thérapeutique*, pour 1845.

lution, n'y est qu'à l'état de suspension. « Il résulte de là, dit M. Fauconneau-Dufresne, que les matériaux qui composent les calculs biliaires sont formés à l'avance, sont déjà isolés dans la vésicule biliaire, qu'ils y apparaissent avec des caractères distincts, et peuvent déjà être considérés, selon M. Bouisson, comme des calculs microscopiques. De telles conditions, ajoute-t-il, font concevoir la facilité avec laquelle les cholélithes s'engendrent. Lorsque, sous l'influence de causes générales, la sécrétion de la bile est modifiée de manière qu'il y ait augmentation dans la proportion normale des matériaux en suspension ; lorsque, par l'action absorbante, les matériaux de cette humeur ont été concentrés, la plus légère cause occasionnelle suffit pour déterminer la cohésion des corpuscules qui y flottent. Un grumeau muqueux, une granulation un peu développée de matière colorante, une paillette cholestérique plus grande que de coutume, un petit caillot sanguin, suffisent pour servir de noyau ; à plus forte raison un corps étranger, accidentellement formé ou introduit dans les voies biliaires, peut-il remplir le même rôle et occasionner le même résultat. Les molécules en suspension se précipitent autour de ce point, la cholestérine avec son groupement cristallin, la matière colorante avec ses couches reconnaissables. Le mucus favorise l'agglutination de tous les matériaux ; il s'intercale entre les dépôts successifs, entre les cristallisations cholestériques ; il se mélange même avec la matière colorante, laquelle y est peut-être déjà, comme nous l'avons dit, à l'état d'altération, et enfin le calcul se forme. »

Cette affection est souvent héréditaire : je connais du moins un assez grand nombre de familles dans lesquelles elle se transmet héréditairement, dont presque tous les membres en ont été atteints, et même quelques uns à un âge assez jeune.

Il existe en général plusieurs calculs à la fois, et le plus ordinairement même une plus ou moins grande quantité. On en rencontre dans les conduits biliaires, dans les racines, et jusque dans les radicules les plus ténues du conduit hépatique ; mais c'est surtout dans la vésicule du fiel qu'on en trouve le plus souvent d'accumulés en plus grand nombre, et l'on conçoit en effet que ce soit là le véritable foyer de leur formation, puisque la bile y trouve les conditions de concentration et de repos les plus favorables à l'union des molécules qui y sont suspendues. C'est aussi dans ce réservoir que se rencontrent les plus volumineux. Quelquefois très petits, ordinairement plus gros et pouvant même acquérir le volume d'un œuf de poule, ces calculs ont ordinairement une forme arrondie, lorsqu'ils sont uniques ; mais lorsqu'il y en a plusieurs, et à plus forte raison un grand nombre, ils sont alors plus ou moins anguleux, et offrent des facettes qui correspondent aux points par où ils se touchent.

Mais ces concrétions n'ont pas toutes la même organisation. Beaucoup de malades rendent seulement une sorte de gravelle, de sable très fin, ayant la couleur de la bile, et qui n'est en effet que de la bile épaissie en grumeaux plus ou moins petits. J'en ai vu rendre assez souvent des quantités considérables, à la suite de coliques hépatiques, notamment par un malade de Pont-à-Mousson, M. B..., âgé de soixante-cinq ans, auquel j'ai donné des soins à Vichy, en 1844 et 1845, qui avait des coliques hépatiques violentes et très fréquentes, avec une gastro-duodénite chronique des plus graves, de beaucoup antérieure aux coliques hépatiques. Il avait déjà recueilli beaucoup de cette sorte de poussière bilieuse, à la suite de ses crises, avant de venir à Vichy, et là, ayant eu encore quelques coliques hépatiques pendant qu'il faisait usage des eaux, il en a rendu une quantité vraiment prodigieuse, qu'il recueillait avec soin, après chaque crise, et dont je conserve encore une certaine quantité. La plupart des grains dont se compose cette sorte de poussière sont si petits, si fins, qu'il serait impossible de les compter; il est seulement évident qu'ils ne présentent rien qui ressemble à l'organisation de ce qu'on appelle des calculs biliaires, dont ils ne peuvent être considérés que comme un premier degré, ou plutôt comme des rudiments qui peuvent entrer dans leur composition, ce qui prouve qu'il n'est pas nécessaire de rendre de ces sortes de calculs pour avoir des coliques hépatiques, et que, par conséquent, il ne faut pas s'étonner si l'on ne trouve pas constamment des calculs, dans les matières fécales, à la suite de ces coliques; car lorsqu'on n'apporte pas, comme le malade dont je viens de parler, une très grande attention dans l'examen des matières rendues, la gravelle biliaire peut très bien échapper aux recherches.

Est-ce à cette variété de l'affection calculeuse du foie qu'il faut rapporter les graviers, au nombre de plus de mille, qui, au rapport de Baillie, sont conservés dans la collection de Hunter, les 1,450 comptés par M. Bouisson, les 1,600 par Paré, les 2,000 de

Storck, les 3,646 de Furk, ainsi que les 15 grammes de poudre noire, dont parle M. Fauconneau-Dufresne, à l'occasion des chiffres précédents, poudre dont il lui a été impossible de compter les grains, et qu'il a trouvée dans la vésicule d'une femme âgée? Dans tous les cas, ces quantités de poussière graveleuse, formée par la bile, sont loin d'approcher de celle qui a été rendue par le malade dont je viens de parler.

Les véritables calculs biliaires, ceux qui ont une certaine organisation que je vais décrire sommairement, sont ordinairement d'un gris cendré plus ou moins foncé, ou d'un brun verdâtre ; il en est même de tout à fait noirs. On en rencontre, mais beaucoup plus rarement, de complétement blancs, et presque transparents comme du cristal, quelquefois ressemblant à de la gomme arabique. J'en conserve qui ont été rendus à Vichy, pendant l'usage des eaux, il y a douze ans, par un malade auquel je donnais des soins, et qui étaient parfaitement blancs et presque transparents au moment où ils furent rendus; ils ont conservé leur blancheur, elle s'est seulement un peu ternie par le temps. On peut voir dans chacun d'eux, à travers les couches extérieures, un et quelquefois plusieurs points noirs qui ne sont autre chose que les noyaux de ces calculs, qui sont formés, comme nous allons le voir, par de la matière colorante.

Les calculs biliaires sont le plus souvent presque entièrement formés de cholestérine et d'une proportion plus ou moins grande de matière colorante; dans quelques uns, la matière colorante prédomine, on en a même trouvé qui étaient presque uniquement formés de cette matière. La cholestérine constitue presque à elle seule les calculs blancs et presque transparents dont nous avons parlé plus haut; la plupart en contiennent quatre-vingts et même jusqu'à quatre-vingt-dix-huit centièmes.

Quand on étudie la structure des calculs biliaires, on distingue ordinairement trois parties : 1° des couches corticales ; 2° une partie moyenne ou striée; 3° un ou plusieurs noyaux.

Les couches corticales existent presque toujours; cependant elles sont quelquefois si minces, dans certains calculs cholestériques, que leur présence est difficile à reconnaître. Ordinairement, presque entièrement constituées par la matière colorante de la bile, leur couleur est d'un brun foncé, quelquefois noire ; cependant, dans les calculs cholestériques, où elles sont blanches et presque transparentes, elles sont formées de cholestérine.

La partie moyenne ou *striée* est comprise entre le noyau et les couches corticales, et on l'a ainsi appelée, parce qu'elle se montre le plus souvent sous la forme de stries radiées, généralement disposées en lames minces, triangulaires, convergeant de la périphérie vers le noyau. Elles sont brillantes, d'un aspect cristallin, et présentent un assez joli dessin.

Le *noyau* qui existe constamment est ordinairement formé de matière colorante, imprégnée de bile et unie à du mucus ; il peut encore être constitué par un grumeau muqueux ou par un petit caillot sanguin. Dans le noyau d'un calcul d'un petit volume, M. Bouisson a pu reconnaître, par l'examen microscopique, les caractères du sang. Unique dans les petits calculs, il y en a quelquefois plusieurs dans les gros.

Mais quelles que soient la structure et la composition de ces calculs, leur expulsion des voies biliaires détermine presque toujours de ces crises plus ou moins violentes, plus ou moins longues, quelquefois horriblement douloureuses, qui, comme nous l'avons dit, ont été désignées sous le nom de *coliques hépatiques*, et qui sont assez souvent accompagnées ou suivies d'*ictère*.

Ces crises, quelquefois peu douloureuses et d'une courte durée, prennent, dans certaines circonstances, et chez certaines personnes, un caractère de violence que l'on n'observe dans aucun autre genre de souffrance. Mais les symptômes qui les caractérisent varient beaucoup d'intensité et de caractère, suivant le point de l'appareil excréteur de la bile d'où partent les concrétions qui les provoquent, surtout suivant le point des conduits où leur passage commence à éprouver de la résistance, suivant aussi le volume de ces concrétions et la susceptibilité nerveuse des malades.

Quelquefois les malades éprouvent seulement un sentiment de gêne ou quelques douleurs subites, lancinantes, quelquefois assez vives, mais passagères, dans l'hypochondre droit, avec plus ou moins de retentissement dans le dos, dans l'épaule droite et même dans le bras du même côté, symptômes dont le retour n'a rien de constant, qui se renouvellent à des intervalles plus ou moins longs, et sur la nature desquels il reste souvent une grande incertitude, tant qu'ils ne se sont pas mieux caractérisés, à moins que déjà l'attention du médecin n'ait été éveillée sur la nature réelle de l'affection qui les détermine. Par exemple, avant d'avoir des coliques hépatiques bien caractérisées, beaucoup de malades éprouvent ce qu'on appelle des *crampes d'estomac* que l'on caractérise ordinairement alors de douleurs nerveuses, spasmodiques, ou de nature rhumatismale, et qui ne sont le plus souvent que de petites coliques hépatiques, dont la nature se décèle déjà quelquefois un peu par une légère teinte ictérique de la peau, qui en est la suite.

En général, dans une crise bien caractérisée, lorsque, par une cause quelconque, un calcul vient à s'engager dans les canaux biliaires, ce qui arrive presque toujours sans aucun symptôme précurseur, au milieu de la meilleure santé, souvent immédiatement après un repas, les malades sont pris brusquement d'une douleur vive, lancinante, quelquefois déchirante, insupportable, ayant son siége dans l'hypochondre droit, près de l'épigastre, et souvent en même temps, et quelquefois plus vive encore, à la partie correspondante du dos. Cette douleur, dont la violence est souvent si grande que les traits des malades en sont à l'instant même décomposés, provoque quelquefois des nausées, des vomissements; elle arrache aux malades des plaintes, des gémissements continuels, leur fait même souvent pousser des cris aigus, et imprime alors à tout le corps une agitation que rien ne peut plus calmer, en même temps que les malades ne laissent plus échapper que des paroles de découragement et de désespoir. Ces angoisses ne seraient pas supportables, si elles étaient continues: quelquefois la douleur diminue par instant d'intensité, pour redoubler ensuite; d'autres fois elle cesse même tout à fait pendant quelques secondes ou quelques minutes, et, lorsque les malades commencent à espérer qu'ils en sont débarrassés, elle reprend souvent avec plus de violence que jamais. Ils éprouvent, enfin, dans ces crises, toutes les tortures que l'on peut s'imaginer pouvoir être occasionnées par un corps étranger plus ou moins volumineux et plus ou moins inégal, qui, se trouvant engagé dans un conduit naturellement très étroit et souvent très irritable, est cependant nécessairement obligé de se frayer un passage, poussé qu'il est par les contractions de ce conduit qui cherche à s'en débarrasser, en même temps qu'il est retenu par le resserrement spasmodique de la partie de ce même conduit qu'il n'a pas encore parcourue, et cela jusqu'à ce qu'il tombe dans l'intestin, seul moment où la douleur cesse tout à fait, et souvent alors comme par enchantement, jusqu'à ce que, dans le cas où il en existe plusieurs, un autre vienne à s'engager. C'est enfin une sorte d'accouchement, mais un accouchement souvent bien cruellement douloureux.

Dans quelques cas, les malades ont des intervalles de calme beaucoup plus longs, qui peuvent durer quelques heures et même se prolonger une journée entière, les crises se renouvelant ainsi plus ou moins souvent pendant plusieurs jours de suite; mais, lorsque cela arrive, est-ce bien toujours le même calcul qui occasionne le renouvellement des crises, ou ne sont-ce pas plutôt plusieurs calculs qui passent successivement?

Pendant ces crises, l'épigastre et l'hypocondre droit deviennent souvent si douloureux, que les malades peuvent à peine supporter le contact du plus léger vêtement. J'ai vu aussi, pendant ces crises, quelques malades se plaindre d'une douleur vive dans l'hypocondre gauche et dans le même côté de la poitrine.

A la suite de ces douleurs et même pendant leur durée, les malades sont souvent pris d'une jaunisse plus ou moins foncée, qui dure plus ou moins longtemps, et qui peut se renouveler à chaque nouvelle crise. Cette jaunisse se développe presque nécessairement, comme on doit le comprendre, lorsque les calculs sont engagés dans les canaux hépatique et cholédoque, toutes les fois qu'ils mettent un obstacle complet à l'écoulement de la bile; tandis qu'on ne l'observe pas ordinairement, à moins que la douleur ne soit assez violente et d'assez longue durée pour troubler la sécrétion biliaire, lorsqu'ils sortent de la vésicule et qu'ils sont seulement encore engagés dans le canal cystique.

Je ne crois pas nécessaire d'indiquer ici tous les symptômes qui peuvent accompagner ces crises; j'ajouterai seulement que les éructations acides et les vomissements qui ont quelquefois lieu semblent soulager les malades pour un instant. Tantôt ils ne rendent que des mucosités, tantôt ils rejettent des flots d'une bile jaune ou verte, et quelquefois même des calculs biliaires.

Les exemples des calculs biliaires rendus par le vomissement sont assez rares pour que j'en cite un, le seul d'ailleurs que j'aie eu l'occasion d'observer jusqu'à présent, parmi le grand nombre de malades affectés de coliques hépatiques auxquels j'ai donné des soins. Cet exemple me paraît, dans tous les cas, offrir beaucoup d'intérêt, car il n'est pas seulement remarquable par ce fait, mais aussi par l'intensité et la durée de la crise que le malade a eu à supporter.

— Le sujet de l'observation dont il s'agit était un Portugais fort distingué, M. M... da S..., qui, après avoir occupé dans son pays une des hautes fonctions du gouvernement, et avoir été forcé de s'expatrier avec sa famille, sous le gouvernement de Don Miguel, fut pris, après quelques années d'exil et de préoccupations de tous genres, de coliques hépatiques très vives et presque toujours suivies d'une coloration ictérique plus ou moins foncée de la peau. Ce malade offrait, en outre, tous les autres symptômes qui accompagnent ordinairement cette affection. Mon confrère, M. le docteur Blache, qui lui donnait ses soins éclairés, pensa avec raison que les eaux de Vichy étaient le meilleur moyen à mettre en usage dans ce cas, et me l'adressa au mois de juillet 1840. A son arrivée, j'explorai avec le plus grand soin les organes abdominaux et notamment la région du foie. Le lobe gauche de cet organe offrait un peu de sensibilité à la pression, et dépassait légèrement le rebord des côtes; on excitait surtout une douleur assez vive dans un point très circonscrit de la région occupée par la vésicule biliaire, où l'on trouvait très distinctement, en enfonçant les extrémités des doigts un peu profondément, une tumeur ayant à peu près le volume et la forme d'un très petit œuf de poule.

Je soumis ce malade à l'usage des eaux en boisson et en bains, et je pus, grâce à la tolérance de son estomac, en élever graduellement la dose en boisson jusqu'à 10 à 12 verres par jour. Après trois semaines d'un traitement suivi régulièrement et parfaitement supporté, il fut pris subitement d'une douleur vive à l'épigastre, avec vomissements répétés d'un liquide verdâtre abondant.

Ce ne fut que lorsqu'on avait déjà vidé deux cuvettes de ce liquide que le malade, dans un court intervalle de calme, put recommander d'examiner les matières vomies, disant qu'il avait senti passer quelque chose de dur qui lui avait gratté la gorge. Malheureusement on avait vidé les cuvettes dans les fosses d'aisance, et l'on ne put examiner que les matières qui furent vomies ensuite, dans lesquelles on trouva six calculs biliaires à facettes, de couleur un peu foncée, et dont un, un peu plus gros que les autres, avait le volume d'une noisette. Les vomissements continuèrent accompagnés de douleurs spasmodiques des plus violentes qui se faisaient sentir dans la région épigastrique, et non moins vivement dans celle du dos, au bas de l'épaule droite. Il y avait si peu d'intervalle entre les crises qu'on était obligé de tenir constamment une cuvette prête à recueillir les matières vomies, et encore, pendant ces intervalles, le malade était-il tourmenté par un hoquet incessant, qui ne lui permettait pas de prendre un instant de repos. Cet état d'angoisses dura presque sans interruption, et souvent avec des redoublements qui semblaient devoir épuiser le courage et les forces du malade, pendant onze jours de suite. Tous les moyens conseillés pour combattre ces crises furent mis en usage sans aucun succès. Je ne pus parvenir à éloigner un peu les vomissements, et à procurer quelques instants de repos au malade, qu'en lui faisant garder constamment de petits morceaux de glace dans la bouche. Enfin les vomissements furent si répétés que, pendant les onze jours que cette crise a duré, la femme du malade, qui lui a constamment donné ses soins, a calculé qu'on avait vidé cinquante-huit cuvettes plus ou moins pleines de matières vomies. Pendant tout ce temps, il n'y eut pas une seule évacuation par en bas; plusieurs lavements donnés ne furent même pas rendus.

Malgré la violence et la durée de cette colique hépatique, le teint ne devint que faiblement ictérique; mais les traits étaient fortement altérés, et il y eut un amaigrissement considérable de tout le corps.

Il est probable qu'outre les six calculs biliaires qui ont été recueillis et que le malade a conservés, d'autres furent expulsés dans les premiers vomissements qui furent jetés sans avoir été examinés, puisque le malade nous dit avoir senti passer quelque chose de dur qui lui avait gratté la gorge. Quant aux évacuations alvines, qui ne se rétablirent d'ailleurs que quelques jours après la cessation de la crise, comme je ne pouvais avoir aucun doute sur la cause des douleurs que j'avais observées, je ne les fis point examiner.

Malgré l'épuisement dans lequel paraissait le malade à la suite de cette crise, il recouvra ses forces assez rapidement, et, après une quinzaine de jours de repos et d'un régime convenable, il retourna à Paris complétement rétabli. Cependant, je lui fis continuer chez lui l'usage de l'eau de Vichy en boisson. L'hiver se passa sans retour de crises, sans aucun dérangement dans sa santé, et il revint prendre les eaux de Vichy pendant l'été de 1841. Depuis, et pendant sept à huit ans, j'ai eu le plaisir de rencontrer souvent M. M... da S... à Paris, n'ayant eu aucun retour de ses crises, et se portant parfaitement, quoique déjà fort âgé. Il est ensuite retourné à Lisbonne, et j'ai appris l'année dernière qu'il y était mort, mais je n'ai pas su si c'était par suite du renouvellement de son ancienne affection.

Les calculs biliaires peuvent quelquefois s'ouvrir une voie artificielle, soit intérieurement, soit extérieurement. Dans le premier cas, ou le canal cholédoque ne pouvant pas s'élargir suffisamment devant un gros calcul, celui-ci le déchire pour arriver dans le duodénum, ou bien, par suite d'une inflammation à laquelle ces crises et la présence des calculs peuvent donner lieu, des adhérences s'étant établies entre un point quelconque du réservoir ou des conduits de la bile et le duodénum ou, plus rarement, le côlon, il s'établit une communication fistuleuse qui permet à ces calculs de passer directement dans le canal intestinal; et l'on ne peut même expliquer autrement la sortie avec les selles de ces énormes calculs, comme j'en ai vu quelques exemples chez des malades dont la santé s'est ensuite promptement rétablie, et qui, aujourd'hui encore, se portent parfaitement. Ce sont là des résultats que l'on doit regarder comme très heureux, puisque les calculs sont trop gros pour pouvoir parcourir les conduits naturels; car si, au lieu de s'ouvrir dans le canal intestinal, la fistule s'ouvrait, par exemple, dans le péritoine, il en résulterait une inflammation qui serait promptement mortelle.

Les cas dans lesquels, par suite d'une inflammation de la vésicule biliaire et d'adhérence entre cette vésicule et les parois de l'abdomen, les calculs biliaires parviennent à s'ouvrir une voie à l'extérieur, sont encore les plus heureux, et c'est ce que l'on doit le plus désirer, lorsqu'une inflammation de cette nature amène la formation d'un abcès. J'ai donné plusieurs années de suite, à Vichy, des soins à une dame chez laquelle la vésicule, distendue par des calculs biliaires, s'était ouverte à l'extérieur par suite d'une inflammation dont elle était devenue le siége. Elle avait rendu par cette ouverture une très grande quantité de calculs d'une couleur foncée et dont quelques uns étaient très gros : j'en conserve un certain nombre qui m'ont été remis par cette malade. Lorsqu'elle vint à Vichy pour la première fois, l'ouverture, restée fistuleuse, fournissait de la bile en grande quantité ; c'était une véritable source de bile qui coulait continuellement, et qui était assez abondante pour que la malade fût obligée de changer presque continuellement les serviettes dont elle couvrait la plaie comme d'une éponge pour absorber le liquide qui s'en écoulait. Le foie était tuméfié et dépassait les côtes de plusieurs travers de doigt. On sentait surtout derrière les parois abdominales et tout autour de la région occupée par la vésicule, une sorte de masse indurée très considérable, et qui semblait adhérer à la partie des parois où se montrait la fistule. Je ne cite ce fait que pour faire remarquer que, malgré cette perte énorme de bile, la santé générale de la malade n'était pas mauvaise, qu'elle ne se plaignait pas de ses digestions qui se faisaient, me disait-elle, à peu près comme dans son état de santé, et qu'elle allait assez facilement à la garde-robe. J'ajouterai qu'après une longue saison passée à Vichy, le foie ayant diminué de volume, surtout cette masse dure que l'on sentait derrière la fistule, et les canaux naturels de la bile s'étant probablement en même temps désobstrués, la fistule finit par se fermer; de sorte que l'année suivante, lorsque la malade revint à Vichy, il ne sortait plus une seule goutte de bile par cette voie.

Je connais d'autres malades chez lesquels, dans des cas semblables, et bien que se portant maintenant d'ailleurs parfaitement, l'ouverture fistuleuse n'a jamais pu jusqu'à présent se fermer entièrement. Quelquefois il y survient un peu d'inflammation à la suite de laquelle, au bout de quelques jours, arrive l'expulsion d'un petit calcul biliaire; mais ensuite, et ordinairement, ces fistules ne donnent lieu qu'à l'écoulement de quelques gouttes d'une sécrétion dans laquelle on distingue même rarement les caractères de la bile, et sont, par conséquent, fort peu incommodes.

Doit-on admettre qu'une variété de la colique hépatique ne soit autre chose qu'une névralgie ayant son siége dans le plexus hépatique? C'est là une opinion que M. Andral est porté à partager. Il se fonde surtout sur ce qu'il y a des individus chez lesquels l'ictère disparaît avec la douleur, sans qu'ils aient jamais rendu de pierre, et sur ce que, ayant eu l'occasion d'ouvrir le cadavre d'un individu qui, peu de temps avant sa mort, avait eu une douleur très vive à la région du foie, avec ictère, et chez lequel cet ictère durait encore lorsqu'il succomba, il n'avait trouvé aucune trace de calcul, ni dans les canaux biliaires, ni dans la vésicule. On pourrait répondre à cela qu'on n'examine pas toujours avec assez de soin, ni un assez grand nombre de jours de suite, les matières fécales qui sont rendues après une colique hépatique, pour être certain qu'un petit calcul n'a pas échappé aux recherches, et que, bien qu'on ne trouve aucune trace de calcul, ni dans les canaux biliaires, ni dans la vésicule, après la mort, quoique l'ictère existât encore au moment où elle est arrivée, cela ne prouve nullement qu'un calcul n'y ait pas existé. En effet, ce calcul qu'on ne trouve plus dans les canaux biliaires et dans la vésicule, ne peut-il pas être tombé récemment dans l'intestin? Le malade, dit-on, souffrait peu de temps avant de mourir, et l'ictère existait encore au moment de sa mort; mais est-ce que l'ictère se dissipe toujours instantanément, dès que le corps étranger qui l'a occasionné est expulsé des voies biliaires? Quoi qu'il en soit, il faut convenir qu'on observe quelquefois certaines crises hépatiques qui, par leur mode d'apparition, leurs retours presque périodiques, leur intensité et la nature de la douleur, ressemblent tellement à une névralgie, que cette opinion paraît très admissible. J'ai rencontré plusieurs malades ayant des crises qui avaient tout à fait ce caractère, une dame, entre autres, chez laquelle les crises étaient tellement périodiques, que j'eus recours au sulfate de quinine, avec un entier succès.

Dans tous les cas de jaunisse et de coliques hépatiques, exception faite de la colique névralgique dont nous venons de parler, et en admettant toutefois que cette colique soit toujours essentiellement névralgique, qu'elle ne soit pas primitivement causée, comme il m'a semblé que cela avait eu lieu dans quelques uns des cas que j'ai observés, par la présence de calculs biliaires, après l'expulsion desquels elle aurait continué, comme cela arrive quelquefois, dans d'autres cas d'affections intermittentes, après que la cause qui les a déterminées a cessé d'agir; dans tous les cas, dis-je, de jaunisse et de coliques hépatiques, les eaux de Vichy sont certainement le remède le plus efficace que l'on puisse employer.

Lorsque l'ictère est lié à un engorgement du foie, on comprend déjà que par l'action fondante et résolutive qu'elles exercent sur cet engorgement, elles peuvent le faire disparaître. On sait, d'un autre côté, qu'elles agissent sur la bile elle même, qu'en en augmentant l'alcalinité, elles la rendent plus liquide et en facilitent, par conséquent, la circulation; qu'elles maintiennent sa partie colorante en dissolution, qu'elles l'empêchent de se déposer, et, conséquemment, de former des noyaux, sans la présence desquels, peut-être, la cholestérine ne se séparerait pas de la bile pour former des calculs. C'est en effet cette séparation de la cholestérine, sa précipitation, qu'il faudrait pouvoir éviter; car une fois séparée de la bile et concrétée, cette substance n'étant pas saponifiable, ni soluble dans les alcalis, ceux-ci ne peuvent plus exercer d'action sur elle. Ce n'est plus, dans ce cas, qu'en fondant les indurations qui peuvent gêner la circulation dans les canaux biliaires, qu'en débarrassant ceux-ci, ainsi que la vésicule, d'autres éléments de la bile, qui peuvent les obstruer, et qu'en excitant la vitalité de tout cet appareil excréteur, que les eaux alcalines peuvent servir à en expulser les calculs biliaires; mais on conçoit qu'il est difficile alors que cette expulsion ait lieu sans déterminer à un degré plus ou moins fort les crises hépatiques dont nous avons parlé plus haut.

Cependant, l'alcalisation plus ou moins prononcée que l'on peut communiquer à la bile ne peut-elle pas, dans quelques cas, avoir une certaine action sur des calculs formés? Lorsque, par exemple, ceux-ci contiennent une proportion plus ou moins grande de matière colorante, et, à plus forte raison, lorsqu'ils en sont entièrement formés, ne peuvent-ils pas être attaqués par une bile très alcalisée, comme elle peut l'être, en effet, sous l'influence des eaux de Vichy? Cette bile, fortement alcalisée, en baignant ces concrétions, ne peut-elle pas remettre en dissolution la matière colorante qui s'était déposée sous une influence contraire, et qui a concouru ensuite à la formation des calculs? Ne peut-elle pas au moins désagréger ces calculs, les réduire en fragments, en une sorte de poussière, et en favoriser ainsi l'expulsion? Il n'est pas étonnant que l'on ait observé peu de cas de ce genre; car il est extrêmement rare que l'on examine avec assez de soin les matières rendues après une colique hépatique pour pouvoir constater de tels résultats. Cependant, j'ai eu l'occasion d'en observer un très remarquable. Le sujet de cette observation était une dame du Havre, madame P.-W..., appartenant à une famille dans laquelle les maladies du foie sont très communes et se transmettent même héréditairement. Cette dame vint à Vichy en 1838, après avoir souffert du foie depuis plusieurs années et avoir éprouvé souvent des coliques hépatiques. Elle avait alors la région occupée par la vésicule du fiel, et même toutes les parties environnantes, beaucoup plus sensibles qu'on ne l'observe ordinairement dans ce cas, du moins dans les intervalles des crises; de sorte qu'il me fut très difficile d'apprécier exactement l'état du foie. Elle prit les eaux pendant six semaines, mais toujours avec quelques ménagements, à cause de la sensibilité qu'elle continuait à éprouver dans la région du foie. Cependant, vers la fin de son séjour, son côté était un peu moins tendu et moins douloureux qu'à son arrivée; elle se trouvait soulagée, mais non encore guérie. Peu de temps après son retour chez elle, elle éprouva des coliques hépatiques très vives, et, ainsi que je le lui avais recommandé, elle fit examiner avec soin, et pendant longtemps après les crises, les matières rendues par les selles, et elle recueillit une quantité vraiment prodigieuse d'une sorte de débris de couleur plus ou moins foncée dont elle m'a remis une certaine partie que je conserve. Dans ces débris, l'on voit, avec quelques autres d'une nature différente qui se trouvaient dans l'intestin, et qui ont été recueillis en même temps, des fragments distincts de calculs biliaires, en ayant d'ailleurs tous les caractères chimiques, qui semblent être le produit d'une sorte de broiement. Cette dame revint à Vichy en 1839, dans un état très satisfaisant, et depuis j'ai appris qu'elle s'était bien portée.

Mais les calculs biliaires étant, comme nous l'avons vu, le plus souvent formés, du moins en très grande partie, de cholestérine, et n'étant pas susceptibles, par conséquent, d'être attaqués, dans ce cas, par les alcalis, il en résulte qu'ils sont ordinairement expulsés tout entiers, sans aucune altération appréciable à leur surface. Dans ce cas, les malades peuvent voir se renouveler leurs crises hépatiques, tant qu'il leur reste à expulser des calculs anciennement formés; les eaux de Vichy peuvent même alors provoquer quelquefois de ces crises, en sollicitant les canaux biliaires à se débarrasser des concrétions qu'ils contiennent, car elles ne peuvent avoir d'autre effet curatif, dans ce cas, que de modifier la sécrétion de la bile, de la ramener à son état normal, et d'empêcher, par ce moyen, la formation de nouveaux calculs, ce qui est déjà un point très important dans ce genre d'affection. Si, en effet, l'on ne cherchait pas à modifier la sécrétion biliaire, il n'y aurait pas de raison pour qu'on ne vît pas les coliques hépatiques se renouveler indéfiniment.

Ce renouvellement des crises est pourtant un accident qui tourmente beaucoup la plupart des malades, qui ne comprennent pas que le remède qui doit les guérir soit impuissant pour en empêcher immédiatement le retour. Cependant, d'après les détails dans lesquels j'ai cru devoir entrer sur la nature de cette affection, il est évident qu'une et même plusieurs crises, survenues pendant ou après l'emploi des eaux alcalines, ne prouvent nullement que ces malades ne guériront pas. En effet, n'y aurait-il plus qu'un seul calcul dans les canaux biliaires, qu'il peut encore, le jour même où le malade doit être entièrement débarrassé, occasionner une crise des plus violentes, sans qu'aucun moyen puisse l'empêcher, et sans qu'on puisse non plus en rien conclure contre le succès du traitement.

Je me bornerai maintenant à ajouter ici quelques observations qui suffiront, je pense, après tout ce qui vient d'être dit, pour faire comprendre les effets que l'on peut obtenir des eaux de Vichy dans ce genre d'affection.

— Madame L..., de Vendôme, âgée alors de trente ans, était venue prendre les eaux de Vichy, en 1829, pour combattre des coliques hépatiques qui s'étaient renouvelées plusieurs fois depuis un an, et qui étaient toujours suivies d'ictère. Après cette première cure, elle fut deux ans sans en souffrir; mais ayant négligé tout traitement, les coliques reparurent avec les symptômes les plus violents, et se renouvelaient tous les trois à quatre mois, lorsqu'elle revint à Vichy le 14 juin 1833. A l'exploration, je ne trouvai aucune tuméfaction du foie, pas même de sensibilité dans la région occupée par cet organe — il y avait alors quinze jours que la dernière crise avait eu lieu; — il y avait seulement alors encore une légère teinte ictérique à la peau.

Madame L..., prit les eaux régulièrement pendant cinq semaines, tant en bains qu'en boisson. La dose en boisson fut portée graduellement jusqu'à sept verres; cette dose ne fut pas dépassée. La teinte ictérique disparut et la santé générale de la malade s'améliora d'une manière très sensible.

En 1834, madame L... revint prendre les eaux pendant un mois; elle n'avait pas souffert une seule fois depuis l'année précédente, et elle se portait parfaitement. Sa santé s'est maintenue excellente jusque dans l'hiver de 1840 à 1841, époque où elle a éprouvé, non pas des coliques fortes, mais seulement quelques petits ressentiments de ses anciennes crises, ce qui la détermina à revenir à Vichy, au mois de juin 1841. Elle prit alors les eaux pendant un mois, et depuis, elle n'a pas souffert de nouveau.

— Madame du P..., me fut adressée, le 24 juin 1839, par un médecin distingué de Lyon, le docteur Polinière. Après un long voyage fait, l'année précédente, par le froid rigoureux du mois de décembre, elle tomba malade peu de temps après son arrivée à Lyon, avec tous les symptômes d'une gastro-duodéno-hépatite intense. Au mois de mars suivant, lorsqu'elle alla habiter sa campagne, près de Bourg, dans le département de l'Ain, sa santé était encore loin d'être rétablie; il restait un fond d'irritation sourde dans la région du duodénum et dans le parenchyme du foie; tout l'hypocondre droit était sensible à la pression, et l'on trouvait de la rénitence le long du rebord des fausses côtes, et notamment vers la vésicule biliaire. Il se manifesta alors très fréquemment des retours de douleurs, sous forme de crises, avec coloration jaune de la peau, qui ressemblaient beaucoup à des coliques hépatiques. Bientôt ces accidents se sont répétés presque chaque jour, avec la plus grande violence, et le teint prenant chaque fois une couleur jaune très foncée. La santé de la malade s'est alors altérée rapidement et profondément. « Depuis quelques jours que j'observe ici, m'écrivait de Lyon le docteur Polinière, l'état chronique et grave dans lequel est madame du P.., je reconnais différents points tuméfiés et très douloureux, soit vers le foie, soit vers la région iléo-cœcale. La sensibilité est tellement exaltée que l'exploration en devient difficile et incomplète. Amaigrie considérablement, jaune et languissante, madame du P... est à peine reconnaissable, elle qui était remarquable par la beauté de son teint. L'aspect de la langue est d'accord avec la vive sensibilité des organes abdominaux ; cependant le pouls est calme, et les bains prolongés, matin et soir, ont déjà produit une amélioration sensible. »

C'est dans cet état que m'arriva cette dame, le 24 juin 1839. Je dus, dans l'état de sensibilité où je trouvais encore les organes malades, administrer les eaux avec beaucoup de précautions et de ménagements, et je fus même souvent obligé d'interrompre le traitement, à cause des coliques hépatiques des plus violentes et des mieux caractérisées qui se renouvelaient, et qui duraient quelquefois deux ou trois jours sans interruption. La malade était alors d'une maigreur extrême et toute sa peau était d'un jaune très foncé. Quelques concrétions furent recueillies ; on aurait pu sans doute en recueillir davantage, mais le mal était si bien caractérisé que je ne jugeai pas nécessaire de faire continuer ces recherches. Cependant, après six semaines de séjour à Vichy, de bains pris chaque jour, et d'eau en général administrée avec beaucoup de modération en boisson, la malade éprouva une amélioration assez sensible, et peu de temps après, elle retourna chez elle, mais toujours très maigre et encore bien jaune.

Le 12 juin de l'année suivante (1841), madame du P... revint à Vichy. Elle n'avait pas éprouvé une seule douleur depuis l'année précédente ; elle avait repris tout son embompoint, toute sa fraîcheur, et sa santé était parfaite. Je ne trouvai plus alors aucune trace d'engorgement, pas la moindre tuméfaction. Elle prit les eaux pendant un mois, et sans le moindre incident qui mérite d'être noté.

Depuis, la santé de cette dame ne s'est pas démentie un seul instant; elle est revenue prendre les eaux de Vichy en 1845 et en 1849, mais plutôt comme précaution que par nécessité.

— Madame G... me fut adressée par M. le professeur Chomel, et arriva à Vichy le 17 juillet 1841. Cette malade avait depuis plusieurs années des coliques hépatiques qui se renouvelaient fréquemment et souvent avec une violence extrême, mais sans ictère prononcé. On ne trouvait qu'une très légère tuméfaction dans la région de la vésicule du fiel; il y avait seulement un peu de sensibilité à la pression. Cette malade, qui avant cette affection avait beaucoup d'embonpoint, de l'éclat et toute l'apparence de la plus belle santé, était arrivée, par suite de ses crises hépatiques si souvent répétées, à une maigreur très grande.

Je la soumis immédiatement à l'usage régulier des eaux en bains et en boisson. Pendant six semaines qu'elle suivit son traitement, elle eut deux coliques violentes, qui nous forcèrent à interrompre l'eau en boisson pendant plusieurs jours de suite, chaque fois.

De retour chez elle, elle eut encore quelques coliques, mais un peu plus rares et moins intenses, et sa santé générale s'améliora un peu.

Elle revint à Vichy le 2 juillet 1842. Après quelques jours de l'usage des eaux, il survint une colique hépatique qui dura près de trois jours, et qui fut plus violente que toutes celles que j'avais observées chez cette malade. Indépendamment des bains dans lesquels elle restait plusieurs heures par jour, tous les moyens conseillés en pareil cas furent essayés sans succès pour calmer la vivacité des douleurs qui lui arrachaient des cris perçants. Enfin, la crise eut un terme, et la malade, après quelques jours d'une fatigue et d'une faiblesse extrêmes, se trouva un peu mieux. Après six semaines de l'usage des eaux, elle retourna chez elle, à la campagne, où je lui fis continuer l'usage des eaux de Vichy transportées et prendre des bains alcalins.

Elle eut encore, quelques mois après son retour à la campagne, quelques coliques dont une très violente. Je ne sais si, à cette dernière crise, elle a rendu les dernières concrétions qui devaient exister dans la vésicule biliaire; mais depuis, elle s'est parfaitement portée. Elle a recouvré son embonpoint et sa belle santé, et elle n'éprouve plus aucun ressentiment de ses anciennes crises. Cependant, comme mesure de précaution, comme moyen préventif, elle continue à se soigner, et elle revient de temps en temps à Vichy.

§ III. Engorgements de la rate.

J'ai eu bien souvent l'occasion d'observer des engorgements de la rate à Vichy, et je n'en ai jamais vu qu'un très petit nombre que l'on pût attribuer à une véritable inflammation de cet organe, qui en fussent le résultat, dont le développement n'eût pas coïncidé avec l'existence d'accès de fièvres. Presque toujours, ils paraissent être la conséquence de fièvres intermittentes dont les accès se sont renouvelés pendant un temps plus ou moins long. Je dis qu'*ils paraissent être la conséquence de fièvres intermittentes*, parce que quelques médecins, et particulièrement M. le professeur Piorry, ont pu croire qu'*ils en étaient la cause ;* mais j'aurais dû affirmer; car, sans vouloir entrer dans des discussions qui se sont déjà renouvelées plusieurs fois à l'Académie de médecine (1) relativement à ce fait d'observation, je dois dire qu'après avoir observé un grand nombre de malades ayant des fièvres intermittentes, avec ou sans engorgement de la rate, et les avoir souvent étudiés avant, pendant et après les accès de fièvre, rien ne me paraît mieux démontré que cette assertion. Tout le monde sait que ces engorgements sont très communs dans les pays humides et marécageux, et c'est en effet de là qu'il nous en vient souvent à Vichy.

Quand on observe avec attention comment se développent ces engorgements pendant l'existence d'une fièvre intermittente, il est difficile d'admettre que, dans ce cas, le sang soit appelé dans la rate par une cause irritante dont cet organe serait le siége, comme cela arrive dans le cas d'une inflammation; il semble plutôt qu'il y soit en quelque sorte refoulé à chaque accès, au moment du frisson, lorsque toute la surface du corps pâlit, et que ce soit par suite de ce refoulement répété et du séjour plus ou moins prolongé qu'il fait, à chaque fois, dans les cellules dilatées de cet organe, qu'il finit par s'y coaguler et par former ces engorgements. Cette opinion s'accorde d'ailleurs parfaitement avec les observations qui ont été faites par M. Facen (2) sur le sang extrait dans les fièvres périodiques in-

(1) *Bulletin de l'Académie de médecine*, t. XIII, p. 1087 et suiv.; t. XV, p. 316 et suiv.

(2) *Memoriale della medicina contemporanea*, 1841.

termittentes, et qui lui ont appris que la tendance de la fibrine à se coaguler croît en raison directe du nombre des accès fébriles.

Ces engorgements sont en général peu douloureux, et même le plus souvent tout à fait indolents. Les malades ne s'en plaignent pas ordinairement; ils ne se doutent même quelquefois de leur existence que lorsqu'ils ont déjà acquis un volume considérable, qu'ils compriment les organes du bas-ventre, refoulent le diaphragme, et, par conséquent, troublent les digestions, gênent la respiration, et amènent quelques désordres dans les fonctions du cœur ; ou bien lorsqu'ils s'aperçoivent de l'altération de leur teint. Ils présentent de grandes différences suivant leur ancienneté, leur volume, leur consistance et les altérations qu'ils peuvent avoir subies. Quelquefois la rate est si peu gonflée qu'on a de la peine à la trouver en enfonçant profondément les extrémités des doigts dans l'hypochondre; d'autres fois elle occupe le flanc qu'elle remplit et qu'elle soulève au point qu'à la vue seule on peut juger de l'étendue de son développement; enfin, dans quelques cas, surtout lorsque la fièvre a duré longtemps, elle s'allonge encore et prend une telle extension qu'elle descend jusqu'au pubis, s'étend en même temps à droite, dépasse la ligne blanche et va remplir toute la région hypogastrique et le flanc du côté droit; de sorte qu'il semble ne plus rester aux intestins qu'un très petit espace au-dessous du foie, où l'on retrouve un peu de sonorité. Le ventre offre alors ordinairement un volume énorme, mais avec une saillie presque toujours beaucoup plus prononcée à gauche qu'à droite. Dans un certain nombre de cas, j'ai vu la rate abandonner complétement l'hypochondre et le flanc, pour venir se placer en travers au-dessus et derrière le pubis, de manière à exercer une gêne, une pression très incommode, sur les organes du bassin, et à pouvoir facilement tromper sur le siége et la nature de la tumeur à laquelle on a affaire, si l'on n'apportait pas une certaine attention à l'examen des malades, surtout lorsqu'on les palpe debout. Néanmoins ces engorgements conservent toujours une certaine forme et un genre de résistance à la pression des doigts, auxquelles une main exercée peut toujours les reconnaître; et d'ailleurs, en faisant coucher les malades horizontalement, la rate remonte toujours un peu vers le flanc gauche, et sa forme devient alors tellement distincte de celle de tout autre organe, qu'il est difficile de se tromper. Dans quelques cas, la rate se dirige au-dessous du rebord des côtes, vers l'épigastre, et quelquefois sans avoir préalablement rempli l'hypochondre et le flanc, où on la trouve ordinairement, et, dans cette direction singulière, souvent impossible à expliquer, sa pointe en a quelquefois imposé, même aux meilleurs praticiens, pour celle du foie, qui, lorsqu'elle est tuméfiée, s'étend parfois assez loin à gauche de l'épigastre.

Quoi qu'il en soit, ces tumeurs de la rate, lorsqu'elles sont longtemps négligées et qu'elles ont acquis un très grand degré d'induration, deviennent quelquefois le siége d'un travail inflammatoire, et, par suite, de diverses dégénérations qui leur donnent alors plus ou moins de gravité, et qui font, comme on le comprendra sans peine, que les eaux de Vichy, pas plus qu'aucun autre moyen, ne peuvent plus être complétement efficaces dans tous les cas, et qu'elles doivent même quelquefois échouer tout à fait.

En général, lorsque ces engorgements sont récents, auraient-ils un très grand volume, à moins qu'ils ne tiennent à un trouble permanent de la circulation, comme dans certaines affections organiques du cœur, on en obtient facilement la résolution, sinon en une seule, au moins en deux saisons passées à Vichy, pourvu cependant que, dans l'intervalle d'une année à l'autre, de nouveaux accès de fièvre ne viennent pas détruire l'amélioration déjà obtenue; mais lorsque les malades ont eu un grand nombre d'accès de fièvre, lorsque surtout cette fièvre s'est renouvelée à certaines époques, pendant des années, comme on en voit de si nombreux exemples parmi les habitants de certaines contrées marécageuses, la guérison devient plus difficile et plus longue à obtenir. Il n'est même guère permis de compter sur une guérison complète, lorsque ces engorgements, en même temps qu'ils ont envahi une grande partie ou, comme on en voit assez souvent des exemples, la presque totalité du ventre, ont acquis une très grande dureté. Que peut-on espérer, à plus forte raison, dans tous les cas où ils sont déjà le siége d'altérations organiques? Je dois ajouter ici que j'ai ordinairement remarqué que toutes les fois que les engorgements de la rate sont dus à une autre cause que des fièvres intermittentes, ils résistent beaucoup plus longtemps au traitement que ceux, beaucoup plus fréquents d'ailleurs, qui tiennent à cette dernière cause, et que quelquefois même ils résistent tout à fait.

Ces engorgements, surtout ceux qui sont produits par la fièvre, étant presque entièrement formés par du sang qui s'est déposé dans le parenchyme de la rate, par suite des congestions successives déterminées par les accès de fièvre, et s'y est accumulé en se coagulant, il me semble que c'est bien ici le cas d'alcaliser les malades, de les saturer autant que leur état général peut le permettre, afin de rendre au sang coagulé la fluidité qu'il a perdue et de le mettre dans le cas de pouvoir être repris par les vaisseaux et reporté dans la circulation. Je crois du moins avoir remarqué que ces engorgements guérissent d'autant mieux et d'autant plus vite que les malades ont pu être alcalisés davantage, et qu'ils l'ont été pendant un temps plus long.

§ IV. Métrite chronique.

Je n'ai pas besoin de chercher à démontrer ici combien il est important de ne pas négliger l'inflammation chronique de la matrice. Tous les médecins savent que lorsque la tuméfaction, qui est un des caractères de cette affection, a acquis un certain degré d'induration, que cette induration soit bornée au col ou qu'elle s'étende à tout le corps de cet organe, que l'inflammation ait débuté par la membrane muqueuse qui en recouvre le col, ce qui est le cas ordinaire, ou qu'elle se soit développée dans le tissu même de l'organe, on doit toujours alors redouter les progrès que cette maladie pourrait faire encore, surtout lorsqu'il existe chez les malades certaines dispositions diathésiques qui peuvent lui donner de la gravité, et qu'il ne s'établisse enfin là une affection organique contre laquelle, à moins qu'elle ne soit très superficielle, tous les moyens de l'art sont alors malheureusement presque toujours impuissants.

Il est facile de comprendre, dans ce cas, l'utilité de l'action fondante et résolutive des eaux de Vichy; mais on comprendra aussi que les conditions essentielles de leur emploi sont que la métrite ne soit plus à l'état aigu, et qu'il n'y ait point encore de dégénérescence cancéreuse. S'il existait sur le col de l'organe de ces simples excoriations superficielles qu'on y trouve si souvent, surtout dans le cas de leucorrhée, et qui d'ailleurs n'ont rien d'abord de bien sérieux, il faudrait les faire disparaître, soit par la cautérisation, soit par d'autres moyens, avant d'avoir recours à l'emploi des eaux. J'ai souvent observé d'excellents résultats de leur action contre l'affection qui nous occupe, surtout lorsque les malades ont bien voulu mettre de la persévérance dans le traitement, c'est-à-dire revenir aux eaux plusieurs années de suite, et prendre dans l'intervalle des saisons les précautions convenables pour éviter que la maladie ne fît de nouveaux progrès.

J'ai également employé ces eaux avec un plein succès chez quelques femmes qui, arrivées à l'époque de la cessation de la menstruation, se plaignaient de pesanteur à la matrice, d'irrégularités dans le retour des règles, et d'avoir souvent un écoulement muqueux et sanguinolent, et quelquefois même des pertes abondantes, mais chez lesquelles je m'étais assuré qu'il n'y avait aucune affection cancéreuse. J'ai donné des soins, entre autres, à une dame du département du Loiret, âgée de quarante-neuf ans, qui se trouvait dans cet état, et qui avait en outre un très grand relâchement de la matrice, pour lequel on avait été obligé de lui faire porter un pessaire. Cette dame prit les eaux, mais seulement en bains et en boissons, sans douches d'aucune espèce; elle éprouva promptement de l'amélioration, et elle partit, après six semaines de séjour, dans un état beaucoup plus satisfaisant. J'avais fait supprimer le pessaire, et je lui recommandai de ne le remettre que dans le cas de nécessité absolue. Elle revint l'année suivante, ainsi que je le lui avais recommandé. Sa santé était alors considérablement améliorée; elle n'avait été obligée de remettre son pessaire que pendant quelques jours depuis la saison précédente. A l'exception d'un peu de pesanteur et de relâchement à la matrice qu'elle éprouvait encore, tous les autres symptômes dont elle se plaignait avaient presque entièrement disparu. Je lui fis cependant prendre encore les eaux pendant six semaines, et j'ai appris l'année d'après qu'elle n'avait plus ni perte, ni aucun écoulement, qu'elle n'éprouvait même plus qu'un léger relâchement de la matrice, et qu'elle ne sentait plus du tout le besoin de porter un pessaire.

§ V. Engorgements des ovaires.

Les tumeurs qui ont leur siége dans les ovaires peuvent être de natures très différentes. Dans quelques cas, ces tumeurs sont une simple augmentation de volume et de densité de ces organes; qu'elles soient alors le résultat d'un travail inflammatoire, ou que leur développement n'ait été précédé ni accompagné d'aucune inflammation appréciable, c'est dans cette condition que les eaux de Vichy, à cause de leurs qualités fondantes et résolutives, peuvent être employées avec avantage, et c'est, par conséquent, de ces engorgements que je m'occuperai ici.

Les autres tumeurs des ovaires peuvent tenir, soit au développement d'un corps fibreux dans leur tissu, soit, ce qui est le cas le plus fréquent, à celui des vésicules de Graaf, disséminées au milieu du parenchyme de ces organes, qui, sous l'influence de causes peu appréciables et peu connues, se sont agrandies, distendues par l'accumulation de leur propre sécrétion, et se sont ainsi transformées en poches qui varient beaucoup sous le rapport de leur nombre, de leur grandeur, des qualités du liquide qu'elles contiennent, et qui sont alors désignées sous le nom d'hydropisies enkystées des ovaires. Enfin, ces tumeurs peuvent être formées par des masses plus ou moins considérables de tissu squirrheux et encéphaloïde, qui se développent quelquefois dans ces organes. Dans tous ces cas, les eaux de Vichy sont impuissantes, et je ne parle de ces tumeurs que pour tâcher de les faire distinguer, ce qui n'est pas toujours facile, surtout lorsqu'elles ont déjà pris un grand accroissement, des simples engorgements.

Il est souvent d'autant plus difficile de distinguer ces tumeurs entre elles, et, par conséquent, de pouvoir indiquer à l'avance, avec quelque certitude, celles contre lesquelles les eaux de Vichy pourraient être employées avec chances de succès, et celles contre lesquelles il est inutile d'en essayer l'action, qu'elles ne sont pas toujours simples ; que les diverses altérations dont je viens de parler peuvent quelquefois, lorsqu'elles sont très anciennes, exister en même temps. Il est surtout tout à fait impossible de rien affirmer sur leur nature, lorsqu'elles ont pris un très grand développement, car, le plus souvent, dans ce cas, quand on a l'occasion d'examiner de ces tumeurs, on y trouve, avec des poches plus ou moins nombreuses, à parois plus ou moins épaisses, ayant ou n'ayant pas de cloisons intérieures, des liquides et des tissus de toutes sortes.

C'est ordinairement de vingt à quarante-cinq ans que ces tumeurs se développent, et comme ce développement est rarement accompagné de douleurs, ce n'est souvent que, lorsque déjà elles ont acquis un certain volume que l'attention des malades est éveillée sur leur existence.

Lorsqu'on les cherche avec attention, même lorsqu'elles sont encore d'un très petit volume, à moins que la malade n'ait beaucoup d'embonpoint, et le ventre très tendu et très dur, on les rencontre ordinairement, sous une forme globuleuse, dans la fosse iliaque, ou un peu plus bas, dans l'excavation du bassin, où il faut les chercher en déprimant le ventre et en enfonçant même quelquefois les doigts assez profondément. On peut alors acquérir facilement la certitude qu'elles ont bien pris origine dans l'un ou l'autre ovaire, ce qui devient ensuite d'autant plus difficile qu'elles ont acquis un plus grand volume, et qu'elles s'élèvent davantage au-dessus du pubis. Mais lorsqu'on n'est appelé à examiner ces tumeurs que lorsqu'elles ont pris un très grand développement, qu'elles occupent une grande partie du ventre, comme j'en ai rencontré un assez grand nombre de cas, et sans être guidé par aucun renseignement précis sur les premiers temps de leur développement, il est quelquefois tout à fait impossible de pouvoir affirmer dans quel point du bas-ventre elles ont pris naissance, si c'est dans l'un ou l'autre des ovaires ou dans la matrice elle-même.

Dans les cas où il y a hydropisie enkystée, la fluctuation du liquide renfermé dans la poche les fait distinguer des tumeurs d'une autre nature; mais ce n'est pas toujours sans difficultés que l'on parvient à établir cette distinction. Quelquefois les parois du kyste sont si épaisses qu'il devient très difficile de constater la fluctuation, et cela arrive surtout lorsque le kyste est divisé par des cloisons; dans d'autres cas, la difficulté vient de ce que le liquide qu'il renferme est plus ou moins épais, plus ou moins gélatiniforme. Mais je ne crois pas nécessaire de donner ici tous les caractères auxquels on peut reconnaître ces tumeurs et les distinguer les unes des autres; je n'aurais rien à apprendre, sous ce rapport, à mes confrères. Je répéterai seulement que ce n'est que dans les cas de simples engorgements des ovaires que l'on peut espérer des eaux de Vichy, sinon toujours, au moins dans quelques cas, ainsi que j'en ai recueilli quelques exemples, leur entière résolution. Mais, si l'on ne réussit qu'assez rarement à obtenir ce résultat, on arrive du moins très ordinairement, avec de la persévérance dans le traitement, à amener une diminution notable du volume des tumeurs, et à en empêcher l'accroissement.

L'observation suivante appartient à une dame dont la maladie avait fait de trop grands progrès, et dont la santé générale était déjà trop altérée pour que je pusse espérer un très grand résultat du traitement;

cependant il y eut un effet assez marqué sur la tumeur pour me donner l'espoir d'être plus heureux dans d'autres cas plus favorables.

— Cette dame, qui habitait Rouanne, était âgée de quarante-cinq ans. Elle vint à Vichy en 1833, à la fin de mai. Elle avait à la partie inférieure et gauche du ventre une tumeur qui, dans l'espace de cinq à six ans, avait atteint un volume considérable. Cette tumeur présentait tous les caractères d'un squirrhe et me parut appartenir à l'ovaire ; elle semblait sortir du bassin, et elle s'élevait au-dessus du pubis sur lequel elle était appuyée. Elle avait la grosseur de la tête d'un enfant ; elle était ronde, très dure et assez mobile. En l'embrassant à sa partie inférieure avec les deux mains, on la détachait du pubis, et on l'en éloignait d'environ un pouce avec assez de facilité. Elle n'était pas sensible à la pression ; cependant, la malade ne pouvait pas marcher longtemps, ni même rester debout, sans éprouver une douleur assez vive, qui m'a paru tenir à ce que, dans cette position, cette tumeur était posée et appuyait de tout son poids sur le pubis. Cette malade ne put rester, cette année-là, qu'un mois à Vichy, et cependant elle trouvait déjà qu'elle était plus libre dans tous ses mouvements, que la marche était plus facile, et qu'elle pouvait rester plus longtemps debout sans souffrir. La tumeur n'avait pas diminué sensiblement de volume, mais elle était évidemment beaucoup moins dure. Cette malade est revenue à Vichy en 1834, et, cette fois, elle a pris les eaux depuis le 27 mai jusqu'au 11 juillet. La légère amélioration qu'elle avait obtenue l'année précédente s'était maintenue pendant assez longtemps ; mais depuis qnelques mois elle souffrait un peu, et la marche était surtout très pénible, à cause des douleurs qu'elle déterminait dans la tumeur. Cette dernière n'avait cependant pas fait de progrès bien sensibles ; elle avait seulement un peu moins de mobilité que l'année précédente. Je mis promptement la malade à un traitement assez actif. Elle but beaucoup, prit des bains dans lesquels elle restait longtemps , des douches et même des lavements d'eau minérale. Au bout de quinze à vingt jours , la marche commença à devenir moins pénible et moins douloureuse. La tumeur était aussi plus mobile et un peu moins dure. Lors du départ de la malade, que je regrettai de ne pouvoir pas retenir plus longtemps , elle soutenait une marche assez longue sans se fatiguer ; la tumeur me parut moins grosse et en la pressant entre les deux mains, on était surtout frappé de la différence que l'on remarquait dans sa dureté, ce qui me permit de distinguer, pour la première fois, à son sommet, une sorte de plaque qui était restée très dure., et qui , sous ce rapport, faisait contraste avec le reste de la grosseur. On aurait dit qu'une partie de son enveloppe était devenue cartilagineuse.

Je n'ai pas revu cette malade depuis , il est probable qu'elle a fini par succomber à cette affection.

Mais, dans les deux faits suivants , la maladie étant beaucoup moins avancée, j'ai eu à constater des résultats beaucoup plus satisfaisants.

— Une femme d'environ quarante ans , madame S..., de la Motte-Saint-Jean (Saône-et-Loire), et qui était obligée de travailler à la journée pour gagner sa vie, me fut adressée par M. le docteur

Puzenat, de Charolles, le 17 juin 1835. Elle souffrait depuis longtemps de la partie inférieure gauche du ventre, tout à fait dans le bassin. On distinguait dans cette région, depuis huit à dix mois, une tumeur un peu plus grosse que le poing, ronde et mobile; elle semblait appuyée sur le pubis d'où on la déplaçait facilement. Pendant un mois que cette malade passa à Vichy, cette tumeur diminua un peu de volume et de dureté; elle diminua surtout d'une manière très sensible quelque temps après l'usage des eaux; mais à la fin de l'hiver suivant, elle fit de nouveaux progrès, et lorsque la malade revint à Vichy, le 21 juin 1836, je lui trouvai à peu près son volume primitif. Je fis faire à cette malade un traitement aussi actif que l'état de son estomac le permettait pendant environ un mois qu'elle put consacrer à son traitement, et lorsqu'elle partit je pus constater, sinon beaucoup moins de volume dans la grosseur, au moins une diminution très sensible dans sa dureté. Enfin, au mois de juillet 1837, lorsque cette malade vint à Vichy pour la troisième fois, je ne trouvai plus aucune trace de la grosseur, et j'appris qu'elle avait diminué graduellement après la saison précédente, et qu'elle avait entièrement disparu au bout de trois mois.

— Madame T..., âgée de trente-huit ans, demeurant à Dracy-le-Fort (Saône-et-Loire), me fut adressée au mois de juillet 1838 par MM. les docteurs Daumas, de Givry, et Allier, de Marcigny. Elle portait dans le ventre une tumeur située au-dessus du pubis, de forme à peu près ronde, légèrement mobile de droite à gauche, dure comme le sont ordinairement les tumeurs squirrheuses, complétement indolente à la pression, sans aucune apparence de fluctuation et ayant de sept à huit pouces de diamètre en tous sens. Pour toute cause à laquelle on pût attribuer le développement de cette grosseur, la malade se rappelait avoir fait une chute sur le côté deux ans auparavant ; elle paraissait du reste d'une bonne et forte constitution, quoique un peu lymphatique. Cette tumeur occupait toute la partie moyenne du bas-ventre et donnait à celui-ci un volume considérable. Ne l'ayant pas suivie dans tout son développement, et la trouvant avec le volume et dans la position que je viens d'indiquer, il m'était difficile de lui assigner, avec certitude, un point de départ. J'ai pensé qu'elle devait appartenir à l'ovaire gauche, parce qu'elle tendait toujours un peu plus à se porter de ce côté-là que de l'autre, mais je n'aurais pas osé l'affirmer. Quoi qu'il en soit, la nature de cette tumeur n'étant nullement douteuse pour moi, et cette dame supportant très bien les eaux, convaincu d'ailleurs qu'elle ne parviendrait à s'en débarrasser qu'en s'alcalisant fortement, je les lui fis prendre à hautes doses, jusqu'à 15 et 20 verres par jour, et pendant cinq semaines de suite. Cependant, à son départ, on ne remarquait encore qu'une très légère amélioration. Cette dame revint à Vichy au mois de juin 1839. Je fus tout étonné de trouver sa tumeur diminuée de plus de moitié ; elle était aussi infiniment moins dure. Je lui fis prendre les eaux avec la même activité que l'année précédente, et pendant le même temps. La tumeur perdit très sensiblement de son volume et de sa dureté pendant ce second séjour à Vichy, et la malade partit dans un état de santé très satisfaisant. Enfin madame T... revint encore à Vichy en 1840. Sa santé générale était parfaite, et la tumeur n'égalait pas alors la moitié du poing. Lorsque cette dame quitta Vichy, cette dernière année, après un mois de l'usage des eaux, sa tumeur, sans avoir entièrement disparu, était tellement réduite et avait si peu de dureté qu'il fallait la chercher et en connaître la situation, comme je la connaissais, pour la trouver.

Madame T... se porta parfaitement ensuite pendant trois ans, et sa tumeur n'avait fait aucun nouveau progrès, lorsqu'au mois de juillet 1843, après de très grandes fatigues, elle fut prise tout à coup de douleurs vives dans ce qui restait de cette tumeur. Il s'ensuivit une péritonite aiguë, puis une hydropisie et enfin une altération très grande de la santé générale. M. le docteur Allier, de Marcigny, voulant profiter d'un moment où la malade paraissait se trouver un peu mieux, me l'adressa à Vichy, au mois de juillet 1844; mais le ventre était très distendu par l'accumulation de l'eau, les jambes et les cuisses étaient aussi déjà très infiltrées, et les eaux de Vichy étaient impuissantes contre un état aussi grave.

J'ai constaté encore, en 1849, un cas très remarquable de résolution complète d'un engorgement de l'ovaire droit chez une dame du Havre, madame F..., qui me fut adressée, en 1843, par M. le docteur Lecadre, son médecin ordinaire, et par un praticien distingué de Paris, M. le docteur Nacquart qui, comme médecin de sa famille, la connaissait depuis longtemps.

— Chez cette dame, la tumeur de l'ovaire s'élevait au-dessus du pubis de quatre travers de doigt, et présentait, avec un volume que l'on peut apprécier par son élévation hors du bassin, une très grande dureté. Après cinq semaines de l'usage des eaux, la malade quitta Vichy, sans aucun changement appréciable dans la tumeur. Je lui conseillai néanmoins d'en continuer l'usage chez elle, et de prendre fréquemment des bains alcalins.

Elle revint à Vichy au mois de juin 1844. Sa santé générale me parut avoir beaucoup gagné, et la tumeur me présenta certainement un peu moins de dureté, et peut-être aussi un peu moins de volume que l'année précédente; mais tout cela n'était pas très sensible. Elle fit encore une cure de cinq semaines, après laquelle la tumeur me parut avoir encore un peu perdu de sa dureté. Depuis, elle a continué à faire un usage assez souvent répété d'eau de Vichy en boisson, à prendre surtout fréquemment des bains alcalins, et lorsque je l'ai revue à Vichy, à la saison dernière, j'ai eu la satisfaction de constater, ainsi qu'elle me l'avait annoncé d'ailleurs, d'après ce que lui avait dit le docteur Lecadre, qu'il n'y avait plus, ni dans la fosse iliaque, ni même dans l'excavation du bassin, où la souplesse du ventre permettait à mes doigts de pénétrer, aucune trace de la tumeur. Du reste, la santé générale de cette dame était très bonne, et elle ne venait à Vichy que pour consolider sa guérison, et tâcher d'éviter le retour de cet engorgement. M. le docteur Nacquart a constaté lui-même depuis que la résolution de la tumeur est complète.

En donnant les faits qui précèdent, j'ai voulu démontrer que les tumeurs des ovaires, même déjà d'un assez gros volume, lorsqu'elles sont dans les conditions que j'ai indiquées, ne sont pas toujours incurables, comme on le croit assez généralement; mais je dois ajouter, comme je me suis hâté déjà de le dire plus haut, que les faits de résolution complète de ces engorgements sont rares, exceptionnels, et qu'il faut même ordinairement une très grande persévérance de la part des malades, dans l'emploi des boissons et des bains alcalins, pour obtenir une diminution notable de leur volume et en empêcher l'accroissement.

§ VI. Engorgements mésentériques.

On sait qu'après les inflammations des organes abdominaux, surtout celles du canal intestinal, qui ont duré longtemps ou qui se sont fréquemment renouvelées, soit que ces inflammations aient entièrement disparu, soit qu'elles subsistent encore à l'état chronique, on rencontre souvent, notamment chez les individus d'une constitution lymphatique, et beaucoup plus fréquemment chez les femmes que chez les hommes, une sorte d'empâtement dans des points plus ou moins étendus du mésentère, ou même des engorgements très distincts, appartenant manifestement à des ganglions mésentériques plus ou moins développés, et différant seulement par leur volume et leur dureté. On trouve quelquefois sur le même individu un grand nombre de ces tumeurs glandulaires plus ou moins grosses, ordinairement arrondies et plus ou moins mobiles. Dans quelques cas, ces tumeurs acquièrent un volume très considérable.

On en rencontre parfois qui sont très mobiles, et

qui ont en même temps une forme beaucoup plus exactement sphérique que celles dont nous venons de parler. Il est probable qu'alors elles ont leur siége dans l'épiploon.

J'ai vu quelquefois de ces engorgements céder avec assez de facilité à l'action des eaux de Vichy, surtout de ceux que je suppose épiploïques. J'ai vu même quelques exemples très remarquables de la résolution prompte et complète de ces derniers ; mais dans le plus grand nombre des cas, surtout lorsqu'ils sont anciens et qu'ils ont acquis une très grande dureté, ils ne se résolvent que très lentement, souvent après plusieurs années de traitement, et même un assez grand nombre résistent tout à fait au traitement, mais alors ils restent ordinairement stationnaires.

Après ce que j'ai dit des engorgements en général, et de ceux des ovaires en particulier, je ne crois pas devoir m'étendre davantage ici sur l'action résolutive des eaux de Vichy ; j'ajouterai seulement que les engorgements mésentériques étant souvent une conséquence de quelque affection des intestins, l'état de ces organes doit toujours être pris en considération, afin de ne pas donner au traitement une activité qui puisse y déterminer une trop grande excitation.

§ VII. Catarrhe vésical.

Nous avons déjà vu que les eaux de Vichy modifient très heureusement les membranes muqueuses affectées d'inflammation chronique, qu'elles en diminuent surtout les sécrétions, en même temps qu'elles rendent celles-ci moins épaisses et moins plastiques. C'est à cause de ces propriétés qu'elles sont depuis longtemps employées avec succès contre les catarrhes chroniques de la vessie. Leur efficacité plus ou moins grande dans ce cas est subordonnée à l'ancienneté de ces affections, et à leur degré de gravité, qui dépend souvent de certaines complications qui peuvent exister, telles que, par exemple, la présence d'un corps étranger dans la vessie, la paralysie de cet organe, une altération plus ou moins profonde de ses membranes ou de la prostate, ou encore l'existence d'un rétrécissement du canal de l'urètre, enfin un obstacle quelconque au libre écoulement de l'urine, d'où il résulte, pour la vessie, une difficulté plus ou moins grande de se vider, et, conséquemment, le séjour d'une partie de l'urine dans son bas-fond, cause qui suffit souvent pour entretenir l'affection catarrhale et en empêcher la guérison.

Lorsque le catarrhe est encore à l'état muqueux, et que d'ailleurs la vessie est saine et son conduit excréteur libre, on voit ordinairement la sécrétion devenir promptement moins abondante, se modifier graduellement et revenir enfin à l'état normal, en même temps que les besoins d'uriner deviennent moins fréquents ; et il suffit quelquefois, dans ce cas, d'une seule saison pour amener une guérison complète. Mais lorsque la sécrétion est à l'état purulent, et que l'affection est déjà ancienne, on conçoit qu'il faut un temps plus long pour modifier l'état de la membrane et ramener sa sécrétion à l'état normal ; il faut souvent alors un traitement de plusieurs années. A plus forte raison, la guérison est beaucoup plus difficile à obtenir, lorsqu'il existe quelques unes des complications dont j'ai parlé plus haut. On peut encore, il est vrai, dans ces divers cas, et malgré ces complications, améliorer l'état catarrhal; mais il est évident que, pour obtenir un succès réel et durable, il faut avant tout s'occuper de faire disparaître, s'il est possible, ces complications. Ainsi, lorsqu'il existe un rétrécissement du conduit excréteur, il faut commencer par dilater ce conduit, afin de donner un libre cours à l'urine et d'en empêcher le séjour dans la vessie; si cet organe renferme un calcul, on ne peut espérer voir disparaître complétement le catarrhe que lorsque ce calcul aura pu être détruit par l'action des boissons alcalines ou extrait par une opération; enfin, lorsqu'il existe quelque altération profonde de la vessie ou de la prostate, le cas devient plus grave, car il n'est pas toujours alors au pouvoir de la médecine de triompher de ces affections.

CHAPITRE III.

AFFECTION SCROFULEUSE.

Les eaux de Vichy m'ont toujours paru produire d'excellents effets chez les scrofuleux. Sous l'influence de ces eaux, et après quelque temps de leur usage, leur appétit devient plus vif, leurs digestions se font mieux et plus régulièrement, leur teint s'anime, leurs chairs perdent de leur bouffissure et deviennent plus fermes; leur ventre, s'il était auparavant gros et empâté, comme cela est si commun chez les enfants de cette constitution, acquiert de la souplesse, s'affaisse et revient à son état normal; enfin leurs forces se développent et ils reprennent sous tous les rapports l'aspect d'une meilleure santé. Lorsqu'ils ont eu des abcès qui suppurent encore, comme on en observe si souvent autour de la mâchoire inférieure, ces abcès prennent assez promptement un nouvel aspect. Les trajets fistuleux et les plaies qui résultent de leur ouverture, au lieu de cet aspect pâle et blafard qu'ils présentent ordinairement, deviennent d'un rouge vermeil et acquièrent bientôt tous les caractères des plaies de bonne nature. Enfin, ces eaux paraissent en général modifier d'une manière très heureuse toutes les inflammations chroniques de nature scrofuleuse, comme on pourra en juger par l'observation suivante, qui m'a beaucoup frappé par la promptitude des résultats obtenus.

— Une jeune fille de huit ans me fut adressée au mois d'août 1835, par M. le docteur Tellier, médecin au Donjon (Allier). Cette enfant, d'une constitution lymphatique, avait un gonflement scrofuleux très considérable des ailes du nez, et surtout de la lèvre supérieure, qui était rouge, très dure et renversée. Elle avait en même temps une ophthalmie de même nature, avec une sensibilité excessive des yeux au contact de la lumière. Sa tête était constamment abaissée sur sa poitrine, et elle tenait si exactement ses mains appliquées sur ses yeux pour les garantir de la lumière, que j'eus une peine extrême à m'assurer de leur état. Les paupières étaient gonflées et collées entre elles ; la conjonctive palpébrale était boursouflée et rouge, mais non pas d'un rouge très vif, et cette rougeur s'étendait à la conjonctive oculaire où elle était seulement un peu plus diffuse. Son ventre était très gros et très tendu, sans que cependant il fût possible d'y distinguer des glandes engorgées. Au bout de très peu de jours de l'usage des eaux, qu'elle supporta parfaitement, tant en bains qu'en boisson, on remarquait déjà de l'amélioration dans son état. Le dixième jour du traitement, la rougeur des yeux avait considérablement diminué, et la malade supportait beaucoup mieux la lumière. Il y avait aussi incomparablement moins de gonflement et de rougeur aux ailes du nez et à la lèvre supérieure. Enfin, après seulement trois semaines de séjour à Vichy, les yeux étaient presque entièrement revenus à l'état sain ; elle n'était plus obligée de les cacher à la lumière, et tous les autres symptômes s'amélioraient aussi chaque jour d'une manière extrêmement sensible.

Mais il ne faut pas croire que l'on obtienne toujours une amélioration aussi prompte. On ne peut même ordinairement bien apprécier l'amélioration produite par les eaux dans ce genre d'affection que quelques semaines et quelquefois même beaucoup plus longtemps après qu'on les a prises. En général, les résultats se font sentir assez rapidement chez les sujets très jeunes, tandis que chez les individus déjà arrivés à un certain âge, surtout lorsqu'ils ont des engorgements glandulaires anciens et très durs, comme on en observe souvent le long du cou et ailleurs, sur le trajet des vaisseaux lymphatiques, ces résultats ne s'obtiennent qu'avec une lenteur extrême. Quelquefois même alors les engorgements glandulaires résistent plus ou moins complétement au traitement le plus actif.

Si l'on veut se rappeler les faits que j'ai cités et les considérations dans lesquelles je suis entré au commencement de cet ouvrage, en parlant de l'influence de la prédominance acide dans nos humeurs sur le développement de certaines affections, et notamment des affections scrofuleuses, on ne sera peut-être pas étonné des bons effets que l'on peut obtenir des eaux de Vichy dans les cas d'engorgements lymphatiques.

Je n'ai pas besoin d'ajouter que les eaux de Vichy, qui, prises à petites doses et habituellement, pourraient peut-être combattre avantageusement la disposition aux scrofules, et empêcher la formation des tubercules, ne conviennent plus dans les cas de phthisie déclarée, de même que toutes les fois que l'appareil pulmonaire est le siége d'une irritation un peu vive, surtout lorsque cette irritation est accompagnée de fièvre.

CHAPITRE IV.

CHLOROSE OU PALES COULEURS.

Il est peu d'affections contre lesquelles les eaux de Vichy aient un effet salutaire plus assuré que contre la chlorose, maladie si fréquente à l'époque de la puberté chez les jeunes filles d'une certaine constitution. Que cette maladie tienne à un certain état des organes de la génération ou à toute autre cause; qu'elle soit liée à un mauvais état des voies digestives ou à d'autres affections qui peuvent la compliquer, toutes questions que je ne crois pas nécessaire d'examiner ici, le fait est que ces eaux, soit par la seule influence sur le sang des chlorotiques de la petite quantité de fer qu'elles contiennent, soit par l'excitation imprimée à la vitalité de tout leur système vasculaire par l'action combinée de tous les éléments qui les minéralisent, la modifient de la manière la plus heureuse.

On ne s'aperçoit pas toujours immédiatement de leurs bons effets; du moins la pâleur persiste encore quelquefois assez longtemps : cependant bientôt, en général, l'appétit se développe, les digestions se font mieux, et les malades ne tardent pas à s'apercevoir qu'elles sont plus fortes et qu'elles peuvent marcher plus longtemps et plus vite, sans être aussi essoufflées qu'auparavant. Elles reprennent aussi plus de gaieté, et si la pâleur du visage subsiste encore, lorsqu'elles quittent Vichy, après un mois ou cinq semaines de séjour, l'amélioration de leur état n'en est pas moins déjà très sensible par la diminution ou la cessation plus ou moins complète de tous les autres symptômes. Mais ce n'est le plus souvent que quelques semaines, et même quelques mois après la cure faite à Vichy, que, l'amélioration continuant à faire des progrès, les malades peuvent juger par la plus grande animation de leur teint, par la cessation des palpitations et de l'oppression pendant la marche, et par le rétablissement plus complet de leurs forces, de tout le bienfait des eaux.

Pour mieux faire comprendre les résultats que l'on peut obtenir dans ce cas, il me suffira de donner ici une des observations que j'ai recueillies.

— Une jeune demoiselle du Nivernais, d'une constitution lymphatique, me fut amenée par sa mère, le 19 janvier 1834, dans l'état chlorotique le plus prononcé. Un an auparavant, et six mois après l'établissement de la menstruation, ses règles s'étaient supprimées, et, à dater de ce moment, tous les symptômes de la chlorose s'étaient manifestés. Lorsqu'elle arriva à Vichy, les règles avaient reparu depuis trois mois ; mais la chlorose n'en persistait pas moins, et elle allait même plutôt en s'aggravant qu'en s'améliorant. Sa pâleur était portée au dernier degré, et elle ne pouvait faire quelques pas un peu rapidement sans éprouver des palpitations et une très grande gêne dans la respiration. Son appétit était extrêmement capricieux, inégal et en général très peu prononcé. Le 28, elle éprouva un petit mouvement fébrile qui nous obligea à suspendre le traitement pendant quelques jours. Elle le reprit ensuite, et il fut continué jusqu'au 3 août. A cette époque, on remarquait déjà une amélioration très sensible dans tous les symptômes ; elle digérait surtout beaucoup mieux, et elle avait repris une partie de ses forces. Cette demoiselle revint à Vichy, le 7 juillet 1835, et j'appris alors que sa santé avait continué à s'améliorer après la cure de l'année précédente, et que, deux mois après sa rentrée chez elle, elle était à peu près complétement rétablie ; mais que depuis la fin du mois de mars elle ressentait de nouveau quelques symptômes de son ancienne affection, notamment un peu de faiblesse dans les jambes, quelques douleurs de tête et quelques palpitations, lorsqu'elle montait un escalier. Néanmoins elle avait de la fraîcheur, incomparablement plus de forces que l'été précédent, dansait presque tous les soirs avec grand plaisir et sans trop de fatigue ; enfin tous les symptômes qu'elle ressentait encore étaient vraiment si peu caractérisés, qu'on pouvait la considérer comme étant à peu près rétablie. Elle prit encore les eaux jusqu'au 15 août, et elle partit dans l'état le plus satisfaisant. Depuis, cette demoiselle s'est mariée, et j'ai su qu'elle n'avait plus éprouvé aucun symptôme de chlorose.

CHAPITRE V.

GRAVELLE ET CALCULS URINAIRES.

§ Ier. Historique de leur traitement médical, et notamment des tentatives qui ont été faites pour tâcher de dissoudre les calculs renfermés et retenus dans les reins et dans la vessie.

La dissolution des calculs urinaires a été, de tout temps, un but de recherches et de méditations pour les médecins; mais tant qu'ils furent réduits à former des hypothèses sur la nature de ces concrétions, ils ne purent nécessairement qu'essayer des remèdes au hasard, sans autre guide qu'un aveugle empirisme. Ce ne fut qu'à l'époque où la chimie vint éclairer cette partie si importante de la science, qu'il fut possible de tenter rationnellement l'emploi des dissolvants, et de concevoir l'espérance, au moins dans quelques cas, d'éviter la cystotomie.

On ne trouve, en effet, dans les auteurs anciens, sur la nature des calculs, que les hypothèses les plus erronées et poussées quelquefois jusqu'à l'absurde, surtout depuis Galien jusqu'à Paracelse. Ce dernier, par exemple, les croyait formés *de résine animale durcie par l'esprit d'urine*. Van Helmont, qui vivait au commencement du XVIIe siècle, donna une idée assez exacte de leur formation, en la comparant à la cristallisation du tartre dans le vin. Depuis, un grand nombre d'observateurs, parmi lesquels on remarque Hales, Boyle et Boerhaave, émirent encore, sur la composition de ces corps étrangers, diverses opinions qui ne méritent pas d'être reproduites.

Cette ignorance des anciens sur la composition chimique des calculs n'est pas faite pour donner une haute idée des dissolvants ou *lithontriptiques* qu'ils leur opposaient ; cependant on ne peut trop louer la persévérance qu'ils mirent dans leurs recherches. Ils essayèrent une foule de remèdes. Souvent, parce que l'un d'eux avait produit ou paru produire, dans quelques cas, l'effet qu'ils en attendaient, ils crurent avoir trouvé un dissolvant infaillible, qu'ils ne manquaient pas alors de préconiser comme devant réussir contre tous les calculs ; mais comme il ne tardait jamais à se présenter des cas dans lesquels ce remède trompait leur attente, il perdait bientôt de son crédit, et tombait même ordinairement dans une défaveur d'autant plus complète, qu'il avait été d'abord accueilli avec plus d'enthousiasme. Ce qui explique ces résultats, c'est que le plus souvent ils employèrent, pour de véritables lithontriptiques, de simples diurétiques, qui n'avaient une certaine action sur les calculs que parce qu'ils augmentaient la partie aqueuse de l'urine, qui est, dans ce cas, le seul dissolvant. On conçoit que de semblables moyens ne pouvaient pas procurer de grands succès, surtout contre les calculs un peu volumineux ; cependant il est incontestable qu'ils produisaient souvent un soulagement très marqué. C'est ainsi qu'agissait la décoction de raisin d'ours si vantée par de Haen, de même qu'un grand nombre d'autres médicaments qui ont été successivement décorés du nom de *lithontriptiques*.

A force de multiplier les essais, les anciens rencontrèrent cependant quelques dissolvants d'une efficacité réelle, dont la chimie nous a depuis révélé le mode d'action, et qui sont restés dans la pratique. Leurs recherches, tout empiriques qu'elles étaient, les conduisirent même à un résultat qu'il est bon de faire remarquer en passant : c'est que, de tous les remèdes qu'ils employèrent, les seuls qui aient eu des succès incontestables étaient des remèdes alcalins, c'est-à-dire de même nature que ceux que nous employons aujourd'hui. Ainsi, les coquilles d'escargot, recommandées par Pline (1), et, au commencement du XVIIIe siècle, le remède de mademoiselle Stephens, composé de coquilles d'œufs et de savon, n'agissaient que par le sous-carbonate de chaux qui en fait la base.

Mademoiselle Stephens employait d'abord les coquilles d'œufs seules, elle n'y ajoutait du savon que pour faire cesser la constipation. Dans la suite, elle y mêla des limaçons brûlés jusqu'au noir, une décoction de fleurs de camomille, de fenouil et de persil, ingrédients qui ne pouvaient que compliquer le remède, sans rien ajouter à ses propriétés lithontriptiques. Quoi qu'il en soit, ce remède acquit par ses succès une si grande célébrité, qu'en 1739, comme on craignait généralement que la formule n'en fût pas rendue publique, le parlement nomma une commission de vingt-deux membres pour l'examiner, et que, sur le rapport avantageux qu'ils en firent, on l'acheta 5,000 livres sterling. L'Académie des sciences, qui avait pris un vif intérêt à ce qui se passait en Angleterre, fit faire aussi des expériences, et Morand, son commissaire, soumit bientôt un assez grand nombre de calculeux à l'usage de ce

(1) *Historia naturalis*, lib. XXX, cap. VIII.

remède. Quelques uns furent guéris et d'autres considérablement soulagés. Des calculs, extraits de sujets qui en avaient pris pendant quelque temps, semblèrent, à Lieutaud et à Morand, comme vermoulus à leur surface. Morand soupçonna que la chaux, qui entre dans la composition des coquilles d'œufs, était la partie active du remède de mademoiselle Stephens. Hales, en Angleterre, fit des expériences à ce sujet, et, quelque temps après, Whytt publia plusieurs exemples de guérisons qu'il avait obtenues par l'eau de chaux seule, employée à la dose d'une pinte et demie à deux pintes par jour.

Telle était à peu près l'état de la science, lorsqu'en 1776, Scheele publia, dans les *Transactions* de Stockholm, son travail sur l'analyse des calculs urinaires. C'est de là seulement que datent nos connaissances sur la nature chimique de ces concrétions. Mais il arriva que tous les calculs que ce célèbre chimiste soumit à l'analyse se trouvèrent composés d'une matière concrète particulière, qui reçut le nom d'*acide lithique*, et que nous connaissons maintenant, d'après le docteur Pearson, sous celui d'*acide urique;* d'où il conclut que tous les calculs étaient produits par cet acide. Il reconnut que cette substance était soluble dans les lessives alcalines, que l'urine humaine la contient toujours en plus ou moins grande quantité, et qu'elle s'en sépare souvent, par l'effet du refroidissement, sous la forme d'un sédiment couleur de brique. Bergmann et Morveau confirmèrent bientôt la découverte du chimiste suédois; mais le premier ayant rencontré un calcul formé de phosphates, il fut reconnu que la composition de ces concrétions pouvait varier. Les expériences se continuèrent de toutes parts, et, en

1797, Wollaston trouva dans la composition des calculs, indépendamment de l'acide urique et du phosphate de chaux, un mélange de ce dernier sel et de phosphate ammoniaco-magnésien (calculs fusibles), le phosphate ammoniaco-magnésien pur, et l'oxalate de chaux (calculs mûraux). Presque en même temps Fourcroy et Vauquelin, ayant invité les médecins à leur remettre des calculs pour une analyse qu'ils se proposaient d'en faire, en réunirent six cents, et furent par conséquent à même d'en observer un grand nombre de variétés. Ils trouvèrent, outre les substances que Wollaston avait lui-même rencontrées, de l'urate d'ammoniaque, et, dans deux cas, de la silice. Quoique le carbonate de chaux soit très rare dans les calculs de l'homme, Proust en a trouvé un qui n'était composé que de ce carbonate, avec une faible trace d'urate de chaux. Il dit en avoir vu un autre, pesant sept onces et contenant 0,8 de carbonate de chaux, et 0,2 de sous-phosphate de chaux, sans trace d'acide urique. Ce sel a été rencontré depuis par Cooper, Proust, Smith, et en dernier lieu par Frommherz. En 1810, Wollaston publia, dans les *Transactions philosophiques*, la description d'un nouveau principe constituant des calculs urinaires, auquel il donna le nom d'oxyde cystique. Marcet a décrit aussi un nouveau calcul qu'il a appelé oxyde xanthique (de ξανθὸς, jaune), parce que la dissolution de cette substance dans l'acide nitrique laissait, après l'évaporation, un résidu jaune ; il a même décrit une autre matière qu'il a également trouvée dans la vessie de l'homme, et qui lui a paru être de nature fibrineuse. Berzelius élève quelques doutes sur la nature assignée par Marcet à ces deux substances ; cependant le professeur Laugier, père du docteur Laugier, maintenant professeur de clinique chirurgicale à la Faculté de médecine de Paris, a analysé une concrétion urinaire qui avait tous les caractères du calcul xanthique de Marcet. M. Magendie (1) a observé plusieurs fois une espèce de gravelle fort singulière qu'il a appelée *gravelle pileuse*, parce que la matière saline qui la forme, et qui paraît être ordinairement composée de phosphate de chaux, de phosphate de magnésie et d'un peu d'acide urique, est mélangée avec des poils plus ou moins longs et plus ou moins abondants. Enfin, Lindbergson a reconnu, dans un calcul urinaire, de l'urate de soude et du carbonate de magnésie.

Ces recherches de la chimie moderne ont puissamment contribué à éclairer les médecins sur les meilleurs moyens à employer pour dissoudre les calculs. Il a été enfin possible de procéder rationnellement, et alors un grand nombre de praticiens se sont occupés de ce sujet intéressant ; mais c'est surtout aux recherches physiologiques et médicales de M. Magendie que nous sommes redevables des progrès que le traitement des affections calculeuses a faits depuis quelques années, et particulièrement de mieux savoir combiner, dans les différents cas, le régime et les boissons. M. d'Arcet a aussi rendu un éminent service à cette partie de la science, en démontrant, par les observations qu'il fit aux eaux de Vichy en 1824 et 1825, la facilité avec laquelle ces eaux, prises en boisson et même seulement en bains, rendent l'urine alcaline, et l'innocuité pour la vessie de cette alcalinité, quoique prolongée sou-

(1) *Recherches physiologiques et médicales sur les causes, les symptômes et le traitement de la gravelle*, Paris, 1828 ; et *Dictionnaire de médecine et de chirurgie pratiques*, Paris, 1833.

vent pendant plusieurs mois. « Il est, dit-il, hors de doute que l'on peut alcaliser l'urine dans la vessie sans danger, pourvu que l'on fasse usage, pour produire cet effet, des bi-carbonates alcalins, et qu'on en aide l'action dissolvante par des boissons chargées d'acide carbonique. Les travaux de Wollaston, de Fourcroy, de Vauquelin, de Mascagni, de Luiscius, de Brande, de Home, de Hatchett, de Marcet, de M. Magendie, etc., avaient déjà fait connaître les avantages que peut présenter l'emploi des alcalis, soit purs, soit carbonatés, dans le traitement des affections des voies urinaires ; mais je crois qu'il est permis d'espérer plus de succès de ce mode de traitement, maintenant que l'influence de l'acide carbonique y est mieux appréciée, et que l'innocuité des bi-carbonates se trouve démontrée par tout ce que nous avons dit. Ce qu'on observe dans les établissements thermaux où se trouvent des eaux alcalines gazeuses, dans les fabriques de soude factice et de sel de soude, en Angleterre où l'on consomme une si grande quantité d'une eau alcaline gazeuse, connue sous le nom de *soda-water*, et lorsqu'on fait usage des pastilles alcalines, indique la possibilité d'obtenir de grands succès en examinant de nouveau, avec plus d'exactitude et de hardiesse qu'on ne l'a fait jusqu'ici, le traitement du calcul, de la gravelle et de la goutte, par le moyen des dissolvants chimiques (1). »

§ II. **Principaux caractères de la gravelle et des calculs urinaires.**

Je ne dirai ici, de ces corps étrangers qui se forment quelquefois dans les reins et dans la vessie

(1) *Annales de chimie et de physique*, 1826.

aux dépens des sels que contient la sécrétion urinaire, que ce qui est nécessaire à l'intelligence de l'action que les dissolvants peuvent exercer sur eux.

La gravelle n'est autre chose que le premier degré des calculs; elle n'en diffère que parce que les graviers qui la composent n'ont pas assez de volume pour ne pouvoir pas encore parcourir les voies urinaires et être entraînés par le jet d'urine. La grosseur, la forme et l'aspect extérieur de cette espèce de sable sont très variables. On le rend quelquefois sous forme de petit cristaux anguleux; ordinairement, néanmoins, il est plus ou moins arrondi. Dans quelques cas, ces petits graviers sont expulsés, agglomérés en plus ou moins grand nombre, et cette agglomération, déjà plus ou moins solide, suivant son ancienneté, nous montre comment se forme souvent, dans la vessie, un premier noyau qui, acquérant ainsi un trop gros volume pour pouvoir s'introduire dans le canal de l'urètre et être expulsé, devient le commencement d'un calcul.

Ces graviers se forment quelquefois dans la vessie, mais le plus souvent dans les reins, où ils séjournent plus ou moins, et d'où ils se détachent ensuite et descendent dans la vessie en parcourant les uretères, mais non pas toujours sans occasionner de ces douleurs, souvent si violentes, qui caractérisent alors ce que l'on appelle des *coliques néphrétiques*. Et cependant, à ce prix même de coliques néphrétiques plus ou moins violentes, c'est encore une chose heureuse quand ils peuvent descendre dans la vessie; car, s'il en reste dans les reins, ce qui arrive quelquefois, ils y grossissent nécessairement par suite de l'addition lente, mais constante et successive, des sels que contient l'urine; ils peuvent même y acquérir un volume considérable, et déterminer alors des accidents d'autant plus graves qu'il n'est pas possible d'aller jusque-là les chercher pour les extraire.

On rencontre assez souvent des personnes qui n'ont pas, ou du moins qui n'ont pas encore de graviers formés dans les reins ou dans la vessie, et chez lesquelles cependant l'urine, bien que parfaitement claire au moment où elle est rendue, laisse précipiter au fond du vase, en se refroidissant, un sédiment rouge ou bien une quantité plus ou moins considérable d'un petit sable très fin, mais arrondi et parfaitement cristallisé. Si l'on ne peut pas donner à cela le nom de gravelle, on doit au moins voir, dans cet excès d'acide urique, une disposition très prononcée à cette affection, les éléments, si ce ne sont déjà les premiers rudiments de la gravelle, disposition, par conséquent, qui mérite déjà toute l'attention du malade et du médecin.

M. Magendie établit sept espèces de gravelles : 1° gravelle *rouge;* 2° gravelle *blanche;* 3° gravelle *pileuse;* 4° gravelle *grise;* 5° gravelle *jaune;* 6° gravelle *transparente;* 7° gravelle *multiple.*

La *gravelle rouge* ou *d'acide urique* est la plus commune de toutes; elle est ordinairement, comme l'indique son nom, d'une couleur rouge plus ou moins foncée, quelquefois d'un jaune pâle.

La *gravelle blanche* se présente, suivant M. Magendie, tantôt sous la forme d'une poussière blanche ou blanchâtre qui se dépose en quantité plus ou moins considérable au fond du vase qui contient l'urine, tantôt sous celle de graviers de forme irrégulière, anguleuse, et de consistance variable. Il la croit la plus fréquente après la gravelle rouge, et l'analyse qu'il en a fait faire lui a donné pour résultat qu'elle est composée de phosphate de chaux et d'une très faible proportion de phosphate de magnésie.

La *gravelle pileuse*, que le même auteur a décrite le premier, et que j'ai rencontrée moi-même une fois depuis, est caractérisée par la présence de poils plus ou moins longs et plus ou moins abondants, mélangés avec la substance saline. C'est quelquefois une poussière blanchâtre, mêlée à une quantité de petits poils dont la longueur varie depuis une ligne jusqu'à un pouce et plus; d'autres fois ce sont des graviers de volume variable, velus à leur surface, et dans quelques cas réunis en grappes les uns aux autres. La matière saline, analysée par M. Pelletier, a été trouvée composée en grande partie de phosphate de chaux, d'un peu de phosphate de magnésie et de quelques traces d'acide urique.

M. Magendie n'a rencontré la *gravelle grise* ou *de phosphate ammoniaco-magnésien* que sous l'état de graviers plus ou moins volumineux, ayant quelquefois, à peu de chose près, la forme et le volume d'olives ou de pistaches, et présentant dans d'autres cas nombre d'irrégularités anguleuses à leur surface. Ces graviers sont composés par le phosphate ammoniaco-magnésien uni à de la matière animale en petite quantité et à quelques traces d'acide urique.

M. Magendie a appelé *gravelle jaune* celle qui est composée par l'oxalate de chaux. Il ne l'a vue qu'une seule fois, et le malade n'avait rendu qu'un gravier unique. Il crut d'abord que ce gravier était composé d'acide urique; mais l'ayant fait analyser par un habile chimiste, M. Despretz, il le trouva composé d'oxalate de chaux presque pur. Proust, qui croit aussi que cette espèce de gravelle est très rare, dit qu'elle est d'une couleur verdâtre ou noirâtre, et M. Jules Cloquet m'a fait voir, dans la collection remarquable qu'il possède, une assez grande quantité de graviers de cette espèce, ayant également une couleur plus ou moins noire. Parmi les nombreux graveleux auxquels j'ai donné des soins à Vichy, j'en ai rencontré tout au plus cinq ou six ayant cette espèce de gravelle, et excepté dans un cas où les graviers avaient une couleur qui se rapprochait de celle indiquée par M. Magendie, et où j'ai douté de leur nature, à cause de cette couleur, jusqu'après l'analyse qui en a été faite, les graviers m'ont toujours présenté la couleur foncée, noirâtre, qui caractérise ordinairement, à l'œil, les calculs d'oxalate de chaux.

La *gravelle transparente* ou *d'oxyde cystique* est aussi fort rare. Les graviers qui lui appartiennent sont, d'après M. Magendie, qui n'a eu qu'une seule fois l'occasion de l'observer, d'une couleur jaune citrine; ils offrent une transparence qui rappelle celle de la topaze, et leur surface est couverte de petits mamelons cristallins d'un certain volume. J'ai rencontré une seule fois cette espèce de gravelle: c'est chez un ecclésiastique de Clermont (Puy-de-Dôme), M. l'abbé G... Ce malade vint à Vichy, le 29 mai 1843, ayant eu des coliques néphrétiques, à la suite desquelles il avait rendu des graviers, et éprouvant cependant toujours un sentiment de gêne dans la vessie, surtout après avoir uriné. Le 19 juin suivant, après trois semaines de l'usage des eaux, il rendit un fragment de calcul, qui me parut avoir tous les caractères de la *cystine* ou *oxyde cystique*, et le 20, deux autres fragments, dont un plus gros que le premier. Je dis *fragments*, parce qu'à leur aspect, comme on peut encore en juger par un d'eux que j'ai conservé, il était évident, ou qu'ils avaient été réunis entre eux, ou qu'ils avaient adhéré à un calcul plus gros, et qu'ils s'étaient séparés par une fragmentation opérée, très probablement, sous l'influence de la médication qu'il suivait alors. Les deux fragments que je n'ai plus ont été remis par moi à M. Ossian Henry, qui, comme je l'avais présumé, les a trouvés composés d'oxyde cystique (1).

Le malade se sentit très soulagé à la suite de l'expulsion de ces trois fragments; cependant, lorsqu'il revint à Vichy, l'année suivante, le 3 juin 1844, il m'apprit qu'il avait eu encore, depuis que je ne l'avais vu, deux coliques néphrétiques très violentes, à un mois d'intervalle, et qu'à la suite de chacune, il

(1) Voici le résultat de l'analyse qu'il en fit, et qu'il voulut bien m'envoyer aussitôt après :

« J'ai analysé les deux petits fragments que vous m'avez remis, provenant d'un calcul qui avait été récemment brisé spontanément dans la vessie en trois fragments dont un très petit et les deux autres de la grosseur, à peu près, d'un petit pois.

» Ces fragments, d'un aspect cireux, légèrement translucides, jaunâtres, offraient à la loupe des lames comme cristallisées, un peu analogues à des calculs biliaires de cholestérine. Les fragments que nous examinons m'avaient paru, à *l'aspect*, formés de *cystine* ou *oxyde cystique* presque pur. Les essais chimiques m'ont bientôt convaincu de l'exactitude de ce fait.

» Ils sont insolubles dans l'eau et dans l'alcool bouillant; solubles dans la potasse, dans l'ammoniaque, et cristallisent en petits grains brillants par l'évaporation spontanée.

» Décomposés au feu sur une lame de platine, ils brûlent avec

avait rendu un très gros gravier. Il me remit ces deux graviers qui me frappèrent par leur volume, bien qu'en se desséchant, ils eussent probablement déjà perdu de leur grosseur, et qui, par conséquent, pouvaient parfaitement donner l'idée des vives douleurs qu'il avait éprouvées. Ils avaient, comme les fragments rendus l'année précédente, tous les caractères des calculs d'oxyde cystique, le volume d'une noisette ordinaire, la forme à peu près ronde, seulement avec une surface un peu inégale et mamelonnée ; mais ces deux petits calculs étaient bien entiers, et ne paraissaient pas, comme les fragments qu'il avait rendus à Vichy même, l'année précédente, avoir fait partie d'un autre calcul. J'ai donné un de ces petits calculs à M. O. Henry, et j'ai gardé l'autre.

Ce malade prit les eaux pendant un mois, et ne rendit, pendant ce temps, aucun autre gravier ni fragments de calcul ; cependant il éprouvait encore de temps en temps un petit sentiment de gêne dans la vessie, qui me laissa la crainte qu'il ne fût pas

une *odeur fétide sulfurée*, qui rappelle les produits de l'huile volatile de moutarde ; ils ne laissent qu'un résidu très insignifiant de phosphate calcique, et un peu alcalin.

» Traités par l'acide nitrique, ils se décomposent en donnant un liquide incolore, sirupeux, qui, additionné d'ammoniaque, prend une teinte brune, mais nullement purpurine, comme cela arrive avec l'acide urique ou les urates.

» Dissous dans l'acide chlorhydrique pur et évaporé sur un verre de montre, on obtient, avec les fragments, de très jolies aiguilles soyeuses de *cystine*.

» Dissous dans l'acide acétique, ils cristallisent aussi par évaporation.

» Enfin, tous les caractères annoncent que ces fragments provenant d'un calcul unique primitif se rapportent à un calcul d'*oxyde cystique*, ou *cystine* à peu près pure.

» Paris, le 17 avril 1844. » O. Henry.

encore entièrement débarrassé de tous ses graviers. Je ne l'ai pas revu depuis.

La *gravelle multiple* est celle dont les graviers sont de différentes natures et rendus par le même individu, soit en même temps, soit à des époques plus ou moins rapprochées.

Les *calculs vésicaux* commencent ordinairement par des graviers descendus des reins, qui, ne trouvant pas une issue facile à travers le canal de l'urètre, séjournent dans la vessie et deviennent le noyau autour duquel se déposent les sels que, dans certains cas, l'urine ne peut tenir en dissolution. Quelquefois, cependant, ils prennent origine dans la vessie même; mais alors, ils ont fréquemment pour noyau, soit un caillot de sang, soit un corps étranger venu du dehors, tel qu'un morceau de bougie ou de sonde, une balle, une épingle, une aiguille, un morceau d'étoffe, etc.; et une chose assez curieuse, et qui résulte des recherches de Marcet, c'est que les calculs qui se forment sur des corps étrangers introduits accidentellement dans la vessie sont le plus souvent, si ce n'est pas toujours, des phosphates mêlés ou calculs fusibles.

En général, les calculs vésicaux sont d'autant plus volumineux qu'ils sont moins nombreux. On en a trouvé plusieurs centaines dans une seule vessie, qui étaient tout au plus gros comme des pois. Dans d'autres cas, on en a rencontré qui avaient plus de six pouces de diamètre. On peut en voir, dans le muséum de la Faculté de Paris, d'assez volumineux pour remplir toute la cavité de la vessie; et James Earle en a décrit un dans les *Transactions philosophiques*, 1809, extrait, après la mort, de la vessie d'un nommé David Ogilvie, qui avait été taillé sans succès, et qui était énorme. Ce calcul, de nature fusible, comme tous ceux d'un gros volume, avait une forme ovoïde et pesait 44 onces ; mesuré dans son plus grand diamètre, il avait 16 pouces, et dans le moindre 14. Néanmoins le volume ordinaire des calculs vésicaux est celui d'une noisette, d'une noix ou d'un œuf de poule. Leur poids n'est pas toujours en rapport avec leur volume : les diverses substances qui entrent dans leur composition en font varier la pesanteur.

Les calculs sont ordinairement libres et mobiles dans la vessie, quelquefois adhérents à ses parois, et, dans d'autres cas, chatonnés, c'est-à-dire, logés dans une poche formée par la hernie de sa membrane interne.

Le docteur Proust a fait des recherches fort curieuses sur la fréquence comparative des diverses espèces de calculs. Voici les résultats auxquels il est arrivé, d'après les observations particulières faites par le docteur Brande, sur les calculs de la collection de Hunter ; par le docteur Marcet, sur ceux des collections de Norwich et de Guy ; par le docteur Henry, sur les diverses collections conservées chez quelques habitants de Manchester et de ses environs, et par M. Smith, sur ceux contenus dans la collection de Bristol. Tous les calculs examinés par ces observateurs s'élèvent à 823. 294 se trouvèrent formés d'acide urique : dans 98, l'acide urique était presque pur ; dans 151, il était mêlé à un peu d'oxalate de chaux ; et dans 45, à un peu de phosphate ; 113 étaient composés d'oxalate de chaux, et trois d'oxyde cystique. Les calculs phosphatiques s'élevaient à 202 : 8 étaient de phosphate de chaux presque pur ; 84 de phosphate ammoniaco-magnésien, mêlé à une petite proportion d'acide urique ; 19 de phosphate ammoniaco-magnésien presque pur, et 91 de phosphate de chaux et de phosphate ammoniaco-magnésien (calculs fusibles). Les calculs alternants ou de couches de différentes natures étaient au nombre de 186 : 15 d'acide urique et d'oxalate de chaux, l'acide urique prédominant ; 40 autres de même nature, mais dans lesquels, au contraire, c'était l'oxalate de chaux qui était en plus grande proportion ; 51 d'acide urique et de phosphates ; 12 d'oxalate de chaux, d'acide urique et de phosphates ; 49 d'oxalate de chaux et de phosphates ; 1 de matière fusible et d'acide urique ; 2 de matière fusible et d'oxalate de chaux, et 16 dont la composition n'a pas été mentionnée. Il y avait 25 calculs composés dont la nature n'a pas été spécifiée.

Il faudrait peut-être examiner un plus grand nombre de calculs pour avoir des données exactes sur la fréquence relative de leurs différentes espèces ; et encore ils sont si souvent composés de plusieurs substances, et dans des proportions si variables, que cette classification serait toujours fort difficile à établir, quelque soin que l'on apportât à leur analyse chimique. Aussi ne faut-il considérer les résultats obtenus par Proust que comme approximatifs, et en les estimant ainsi, on voit que les calculs d'acide urique forment un peu plus que le tiers du nombre total des calculs ; et je suis porté à croire que ces résultats ne s'éloignent pas beaucoup de la vérité, parce qu'ils se rapprochent de ceux obtenus par Fourcroy et Vauquelin, qui, sur les 600 calculs qu'ils soumirent à l'analyse, en trouvèrent 150 d'acide urique. Mais Proust va plus loin, et pense que, comme cet acide est le noyau ordinaire autour duquel la matière calculeuse se dépose, on peut le considérer comme produisant réellement plus des deux tiers des calculs. Il résulte aussi des mêmes recherches que les calculs d'oxalate de chaux forment un septième du nombre total, sans aucune régularité cependant, dans différentes collections; que ceux d'oxyde cystique sont si rares, que la proportion est seulement de 1 sur 274; que ceux composés de phosphates en forment un quart, et que les calculs alternants varient entre le quart et le cinquième.

Quoi qu'il en soit de ces résultats, voici la désignation et les caractères principaux des différentes espèces de calculs que l'on a rencontrées dans la vessie.

Calculs d'acide urique. — Ils ont, en général, une forme ovoïde un peu aplatie. Leur couleur, ordinairement d'un rouge brun, varie depuis la teinte jaune jusqu'à celle de l'acajou; leur surface est tantôt lisse, tantôt parsemée de mamelons arrondis; leur coupe montre des couches concentriques minces, et leur cassure est, ou imparfaitement cristalline, ou terreuse.

Calculs d'urate d'ammoniaque. — Ordinairement d'un petit volume, blanchâtres ou plutôt d'un gris argileux, à surface lisse et parfois tuberculeuse, ces calculs sont formés de couches concentriques, et leur cassure est terreuse, très fine, et semblable à celle du carbonate de chaux compacte. L'urate d'ammoniaque forme assez rarement des calculs à lui seul, et on les rencontre plutôt chez les enfants que chez les adultes, mais on le trouve fréquemment mêlé à l'acide urique, et il forme alors avec lui une variété de calculs.

Calculs de phosphate de chaux. — Les calculs de phosphate de chaux sont très rarement purs; Wollaston est le premier qui en ait rencontré. D'après cet auteur, leur surface est d'un brun clair, et si lisse, qu'on la dirait polie. Sciés en deux, on les trouve composés de lames très régulières, et qui se laissent séparer très facilement les unes des autres, de manière qu'on parvient à réduire le calcul en croûtes concentriques. Le phosphate de chaux, dit Berzelius, y est combiné avec une matière animale, probablement identique avec celle qui, hors du corps même, se précipite de l'urine avec lui.

Calculs de phosphate ammoniaco-magnésien. — Selon Proust, les calculs entièrement composés de ce sel sont extrêmement rares ; mais ceux dans lesquels il prédomine sur les autres principes constituants sont, au contraire, fort communs. Les calculs qu'il constitue présentent presque toujours une couleur blanche ; leur surface est inégale et couverte de petits cristaux brillants ; leur substance n'est pas lamelleuse, ils se brisent et se réduisent facilement en poudre. Dans quelques cas rares, on les a trouvés durs, compactes, et offrant alors, si on les divisait, une texture cristalline plus ou moins transparente.

Calculs de phosphate de chaux mélangé au phosphate ammoniaco-magnésien, ou calculs fusibles. — Ces calculs, les plus communs après ceux d'acide urique, sont ordinairement plus blancs et plus friables qu'aucune autre espèce. Ils ressemblent quelquefois beaucoup à une masse de craie laissant une poussière blanche sur les doigts, et se séparent facilement en couches ou lames dans les interstices desquelles on voit de petits cristaux de phosphate ammoniaco-magnésien. D'autres fois ils se présentent sous la forme d'une masse blanchâtre, spongieuse et très friable, dans laquelle la structure lamelleuse se distingue difficilement. Ce sont surtout les calculs de cette espèce qui sont susceptibles d'acquérir une grosseur considérable, et qui se moulent quelquefois sur la cavité de la vessie contractée, prenant ainsi une forme que ne possède aucune autre espèce de calcul. Tennant avait remarqué qu'au lieu de se consumer entièrement au chalumeau, il s'en fondait une grande partie en un globule vitreux blanc, d'où leur est venu le nom de *fusibles* que Wollaston leur a donné.

Calculs d'oxalate de chaux ou calculs mûraux. — Ces concrétions, qui s'observent assez communément et qui s'élèvent rarement au delà du volume moyen, ont ordinairement une surface inégale et couverte de tubercules plus ou moins proéminents, assez semblable enfin à celle d'une mûre, ce qui leur a fait donner le nom de *calculs mûraux*. Ils sont en général d'une couleur brune foncée tirant sur le noir, très durs, d'un poids considérable, et offrent, lorsqu'on les divise, une texture lamellée imparfaite. On rencontre assez souvent des calculs de cette classe qui, loin de ressembler à une mûre, sont lisses, d'une couleur pâle, toujours d'un petit volume, et que Marcet compare, à cause de cela, à des grains de chènevis. Berzelius en a vu qui étaient blancs ou d'un jaune clair, et qui formaient une agrégation très solide de cristaux à arêtes tranchantes. Ceux dont la couleur est foncée paraissent, d'après ce célèbre chimiste, la devoir moins à du sang qu'à la matière animale qu'ils contiennent, dont la quantité n'est pas peu considérable, et qui se précipite de l'urine avec les autres sels calciques peu solubles.

Calculs d'oxyde cystique. — Cette dénomination leur a été donnée par Wollaston, qui en publia pour la première fois la description dans les *Transactions philosophiques* pour 1810, parce que la substance qui les compose se dissout également dans les acides et les alcalis, et qu'elle ressemble, sous ce rapport, à quelques oxydes métalliques; mais Berzelius, ne trouvant pas valables les motifs allégués par Wollaston pour justifier cette dénomination, propose de lui substituer celle de *cystine*. Ces calculs, très rares, d'un petit volume, ne dépassant pas du moins la grosseur moyenne, se présentent sous la forme d'une masse d'un blanc jaunâtre, translucide et cristallisée irrégulièrement; ils ressemblent, dans leur apparence extérieure, beaucoup plus à ceux de phosphate ammoniaco-magnésien qu'à aucune autre espèce de calculs.

Calculs de carbonate de chaux. — Très communs parmi ceux des animaux herbivores, ils sont très rares chez l'homme, surtout à l'état de pureté. Cependant Proust en a vu quelques petits formés presque en totalité par ce sel, et qui étaient parfaitement blancs et friables. Ces calculs sont en général, d'après Berzelius, blancs ou gris, et quelquefois jaunes, bruns ou rouges. Le carbonate de chaux, ajoute ce célèbre chimiste, y est toujours combiné avec une matière animale à laquelle ils doivent leur couleur. La formation de ces calculs suppose que l'urine est alcaline, et qu'elle ne contient pas ses phosphates ordinaires. On les reconnaît aisément à ce qu'ils se dissolvent avec effervescence dans l'acide hydrochlorique, et à ce qu'ils laissent de la chaux vive lorsqu'on les calcine à un feu assez vif.

Calculs alternants. — Ils peuvent être formés par les différentes couches qui composent les espèces précédentes; d'où il résulte que leur texture et leurs caractères généraux, qui sont subordonnés à leur composition, peuvent varier à l'infini. Le plus communément ils sont composés de couches alternatives d'acide urique, d'oxalate de chaux et de divers phosphates. Ces calculs acquièrent souvent un volume considérable, et nous avons vu qu'ils sont assez communs pour pouvoir former le quart ou le cinquième du nombre total des calculs.

Calculs composés. — Ces calculs consistent dans la réunion intime d'un nombre plus ou moins considérable des espèces précédentes; mais, en général, ils sont le résultat d'un mélange d'urate d'ammoniaque et de phosphates. Marcet propose de rapporter spécialement à cette dénomination les calculs qui n'ont pas de caractères distincts qui puissent les faire considérer comme appartenant à aucune des autres espèces. Il dit qu'on peut quelquefois les reconnaître à leur figure plus ou moins irrégulière et à leur couleur moins déterminée. Ces calculs ne sont pas communs; ils acquièrent rarement un grand volume, mais ils sont souvent très durs. Lorsqu'on les soumet à l'analyse chimique, on n'obtient que des résultats confus, ce qui fait bientôt reconnaître leur nature composée.

Il serait à désirer que l'on eût les moyens de connaître au juste quels sont les éléments qui constituent les calculs, lorsqu'ils sont encore cachés dans la vessie ; on pourrait alors en diriger le traitement avec plus de certitude, employer toujours les dissolvants les plus convenables, et, par conséquent, obtenir des succès plus prompts et en plus grand nombre. Cependant, comme c'est surtout, suivant moi, ainsi que je le montrerai plus loin, sur la matière qui sert de lien à la substance calculeuse que doivent agir les moyens dissolvants, je ne pense pas qu'il soit aussi nécessaire qu'on le croit généralement, pour chercher à détruire les calculs renfermés dans la vessie, d'en connaître parfaitement la composition chimique. Quoi qu'il en soit, Proust s'est particulièrement occupé d'éclairer ce sujet de recherches, et je ne crois pouvoir mieux faire que de lui emprunter ce qu'il dit des symptômes qui accompagnent chaque espèce de concrétion, ou du moins celles que l'on rencontre le plus communément et qu'il nous importe le plus de bien connaître.

L'urine des personnes affectées de calculs d'acide urique présente toujours, dit-il, une couleur naturelle, mais qui est plus ou moins foncée ; la pesanteur spécifique de ce liquide surpasse celle qu'il a dans l'état de santé ; il laisse déposer presque toujours un sédiment cristallisé qui devient, en général, plus abondant lorsque la douleur et l'irritation augmentent ; alors le sédiment cristallisé se trouve mêlé assez souvent avec les dépôts pulvérulents, et il contient une grande quantité de mucus. Cependant nous observerons qu'en général le mucus est moins abondant dans cette espèce de calculs que dans les autres, et que l'urine, qui est quelquefois opaque, dans le principe, devient ordinairement transparente après quelque temps de repos.

En général, les symptômes qui accompagnent le calcul mûral sont très intenses et bien caractérisés. Lorsque tous les symptômes du calcul se trouvent réunis; lorsqu'on s'est assuré qu'il existe actuellement un calcul dans la vessie; lorsque l'urine est claire, et qu'elle ne dépose ni acide urique, ni phosphates, on peut présumer que le calcul existant est composé d'oxalate de chaux ou d'oxyde cystique. Les individus qui sont atteints de la diathèse cystique, rendant souvent de petits fragments composés de cette substance, si l'on s'est assuré que les malades n'en ont point évacué, cette circonstance et la plus grande fréquence du calcul mûral donnent presque la certitude que, dans ce cas, le calcul est composé d'oxalate de chaux.

Le même auteur pense que les calculs composés de phosphates ne peuvent exister longtemps dans la vessie sans produire, de la manière la plus frappante, tous les symptômes qui appartiennent en général aux affections calculeuses. Les souffrances horribles auxquelles ces concrétions donnent lieu surpassent de beaucoup tout ce qu'on observe dans les autres espèces de calculs. Non seulement, dit-il, les symptômes locaux sont portés à un point de violence extrême, mais l'ensemble de la constitution paraît éprouver une altération remarquable; de sorte que ceux qui sont habitués à voir des malades atteints de ce calcul peuvent les reconnaître à la simple inspection de leur physionomie.

L'urine évacuée par les personnes qui sont affectées de calcul phosphatique, ajoute toujours le même auteur, est si bien caractérisée, qu'elle ne peut être méconnue un seul instant; en général, elle est abondante, légèrement opaque, et offre une couleur pâle analogue à celle du petit-lait. Ce liquide laisse précipiter les phosphates qui sont mêlés, dans ce cas, avec une grande quantité de mucus; il passe rapidement par tous les degrés de la décomposition alcaline et putride, et exhale, dans cet état, une odeur des plus offensives; sa décomposition s'effectue d'une manière si prompte, que, dans les cas graves de ce genre, la chambre du malade est toujours infectée de cette odeur putride (1).

On peut ajouter que, dans la *diathèse urique*, l'urine est acide et rougit le papier de tournesol, et que, dans la *diathèse phosphatique*, elle est, au contraire, plus ou moins alcaline.

Fourcroy avait proposé, pour reconnaître la nature des calculs contenus dans la vessie, d'injecter successivement dans cet organe une très faible lessive de potasse, ou de l'acide hydrochlorique affaibli, et, après un séjour de quelques instants, ces liquides étant évacués, d'examiner les précipités qu'ils laisseraient déposer. Mais, soit qu'on ait considéré cette méthode comme étant d'une exécution difficile, soit qu'on ait craint l'irritation que ces injections auraient pu produire sur les parois de la vessie, je ne sache pas qu'elle ait jamais été mise en pratique.

Néanmoins, quelle que soit la valeur des symptômes indiqués par les auteurs et de tous les

(1) W. Proust, *Traité de la gravelle, du calcul vésical*, etc., traduit de l'anglais. Paris, 1822.

moyens proposés pour arriver à constater la composition chimique des calculs, lorsqu'ils sont encore renfermés dans la vessie, ces concrétions sont si souvent formées d'éléments divers et différemment combinés, qu'on ne peut se dissimuler que, dans un grand nombre de cas, il ne soit très difficile d'obtenir à cet égard des notions exactes.

§ III. Causes des calculs.

La cause immédiate de la formation des calculs urinaires tient toujours à un défaut de proportion entre la faculté dissolvante de l'urine et la quantité de matière calculeuse fournie par les reins. En effet, l'urine n'a, comme tous les liquides, qu'un certain degré de puissance dissolvante qu'on appelle son *point de saturation*, au delà duquel elle laisse déposer sous forme pulvérulente ou cristalline les diverses substances qui entrent ensuite dans la composition des calculs. Cette faculté dissolvante de l'urine est toujours en rapport avec la quantité de sa partie aqueuse, et comme celle-ci varie suivant un grand nombre de circonstances, on conçoit qu'il doit arriver fréquemment qu'une partie de ses autres principes l'abandonnent et se précipitent. C'est ce qui arrive particulièrement lorsque les reins produisent des substances calculeuses en plus grande abondance que d'habitude, surtout de celles qui sont peu solubles dans l'urine, comme, par exemple, de l'oxalate de chaux. Un premier noyau étant une fois formé et séjournant dans les voies urinaires, il s'augmente graduellement des substances qui, dans certaines circonstances, se trouvent en excès dans l'urine. Ces substances se déposent à sa surface, s'y concrètent et y adhèrent au moyen du mucus vésical, qui alors se combine avec elles et leur sert en quelque sorte de ciment; mais cette augmentation n'a pas toujours lieu d'une manière régulière: la partie aqueuse de l'urine peut être longtemps en assez grande abondance pour tenir à l'état de solution les matières calculeuses, et par conséquent, ne permettre aucune précipitation. C'est ainsi qu'on a vu des calculs séjourner plusieurs années dans la vessie, sans y augmenter de volume d'une manière bien sensible.

Les causes qui prédisposent le plus à cette formation des calculs urinaires sont le défaut d'exercice, le travail du cabinet, le séjour prolongé au lit, la mauvaise habitude de garder longtemps l'urine dans la vessie, celle de ne prendre des boissons aqueuses qu'en petite quantité, l'usage des vins généreux, des liqueurs fortes, et particulièrement, selon M. Magendie, un régime trop nutritif, principalement composé d'aliments contenant beaucoup d'azote. On peut encore ranger parmi ces causes la paralysie de la vessie, le rétrécissement du canal de l'urètre, et tout ce qui peut mettre obstacle au libre écoulement de l'urine. Enfin, l'usage habituel de l'oseille a été, dans quelques cas, la cause unique et évidente de calculs d'oxalate de chaux: M. Magendie et le professeur Laugier en citent des exemples.

M. Magendie a particulièrement étudié l'influence du régime sur la production des calculs urinaires: il a démontré, par un grand nombre d'expériences et d'observations, que l'urine de l'homme et des animaux qui se nourrissent plus particulièrement d'aliments fortement azotés, tels que la chair de toute espèce, le poisson, les coquillages et les œufs, etc., contient de l'acide urique, et que sa proportion varie avec celle des aliments azotés dont les animaux font usage : « S'ils se nourrissent exclusivement de matières animales, dit ce célèbre physiologiste, l'urine est abondamment chargée d'acide urique, et même peut en être entièrement formée, comme cela résulte des expériences de MM. Vauquelin et Wollaston sur les oiseaux. Cependant on ne trouve point d'acide urique dans l'urine du lion et du tigre, mais on y trouve de l'urée en grande proportion. Au reste, la quantité et la nature des aliments n'influent pas seulement sur la production de l'acide urique, mais sur celle des autres substances salines en dissolution dans l'urine; fait qui est de la plus haute importance sous le rapport de la production de la gravelle.

» Si, au contraire, les animaux se nourrissent de végétaux, comme il arrive aux herbivores, l'urine ne présente aucune trace d'acide urique. »

M. Magendie déduit des recherches auxquelles il s'est livré, la conséquence importante qu'il existe une relation évidente entre le régime et la présence de l'acide urique dans l'urine; en d'autres termes, qu'il n'existe d'acide urique dans l'urine qu'autant que les animaux se nourrissent de chair et autres aliments azotés. M. Chossat, qui a aussi publié un très beau travail rélatif à l'influence des aliments sur les propriétés physiques de l'urine (1), est arrivé exactement aux mêmes résultats : il a trouvé, en

(1) *Journal de physiologie* de M. Magendie, t. IV.

expérimentant sur lui-même, avec une attention et une patience dignes d'éloge, que l'urine donne d'autant plus de résidu, lorsqu'on la fait évaporer au bain-marie, que l'on prend plus d'aliments, et que, la quantité d'aliments restant la même, toutes choses égales d'ailleurs, le résidu est d'autant plus abondant que le régime est plus azoté.

Il ne faut pas croire cependant que toutes les causes des calculs urinaires nous soient parfaitement connues, et que les conjectures fondées sur les divers genres de nourriture, de boisson et d'habitude ne soient sujettes à aucune objection. Il est certain qu'on est souvent exposé aux influences auxquelles on attribue ordinairement la formation des calculs, sans en être affecté, tandis qu'en les évitant on n'est pas toujours sûr d'en être préservé. Il faut donc bien, dans un grand nombre de cas, reconnaître chez les calculeux une prédisposition particulière, tout à fait indépendante des causes occasionnelles. M. Magendie est entièrement de cet avis, car il fait la remarque que l'on voit tous les jours des individus qui, par leur âge, leur régime, leurs habitudes, semblent dans les conditions les plus propres au développement de la gravelle, et qui n'en sont point affectés; tandis qu'au contraire il en est d'autres qui, par leur régime alimentaire et leur genre de vie, sembleraient ne devoir jamais en être atteints, et qui en souffrent. Il ajoute qu'à la vérité les exemples en sont rares, mais que le fait n'en est pas moins certain; et il cite, à ce sujet, d'après Scudamore, les pauvres d'un district entre Tumbridge-wels et Lewes, dans le comté de Sussex, parmi lesquels la gravelle est fréquente, bien qu'ils soient maigres et qu'ils se nourrissent presque exclusivement d'aliments végétaux et de bière dure (*hard beer*), tandis que cette maladie épargne les autres habitants. Le même physiologiste cite encore comme des bizarreries inexplicables, des personnes qui rendent abondamment des graviers avec leur urine chaque fois qu'elles font un grand exercice auquel elles ne sont pas accoutumées, et d'autres qui sont d'ailleurs sobres et bien portantes, et chez lesquelles il n'est pas extrêmement rare d'observer le même phénomène, si elles ont une digestion laborieuse, accompagnée d'éructations , de rapports amers ou acides, de pyrosis, etc. Il connaît une dame qui rend environ deux gros de gravier rouge avec son urine le lendemain du jour où il lui est arrivé de manger de la salade, et Béclard lui a rapporté l'histoire d'un individu qui expulse un ou deux petits calculs par l'urètre, chaque fois qu'il fait usage de fruits crus.

On peut encore citer avec C. Hutchinson, comme preuve que le régime animal ne peut pas seul rendre les calculs plus fréquents, l'exemple des matelots qui mangent une grande quantité de bœuf et de porc salés, et qui cependant en sont rarement affectés. Nous avons vu, au contraire, que cette maladie est fort commune chez les enfants, quoique en général ils ne fassent pas un grand usage d'aliments très azotés. Il existe aussi l'exemple d'un savant naturaliste italien du dix-septième siècle, Hyacinthe Cestoni (1), qui vécut quatre-vingt-un ans de légumes et de fruits, et qui mourut cependant de la gravelle.

(1) *Journal de pharmacie*, janvier 1828.

On doit conclure de tous ces faits que la cause des calculs urinaires est encore enveloppée d'une grande obscurité.

§ IV. De la dissolution et de la désagrégation des calculs urinaires.

Dans un premier mémoire que j'ai publié en 1834 (1), et dans lequel se trouvaient déjà, en grande partie, les considérations qui précèdent, j'ai dit, en thèse générale, qu'il n'est pas de calculs insolubles (2); seulement, comme ils ne sont pas toujours de la même nature, on conçoit qu'ils ne peuvent pas tous être solubles au même degré et par les mêmes moyens, et que par conséquent il serait avantageux de pouvoir leur opposer des dissolvants de nature différente. C'est pour cela qu'on a conseillé, selon leur composition chimique, tantôt des alcalis et tantôt des acides. Mais c'est là précisément la grande difficulté du traitement par les dissolvants; car nous avons vu que, malgré tous les moyens indiqués pour arriver à connaître d'avance la nature de ces concrétions, on était souvent, à cet égard, dans une grande incertitude; et, d'un autre côté, les éléments qui les composent, en les supposant même bien connus, sont souvent si différents et combinés d'une manière si variée, qu'il serait toujours fort difficile de savoir à quelle espèce de dissolvant il faudrait avoir recours, ou s'il faudrait les employer alternativement.

(1) *Du traitement médical des calculs urinaires, et particulièrement de leur dissolution par les eaux de Vichy et les bicarbonates alcalins.*

(2) Il faut excepter la silice, qui a été trouvée dans quelques calculs, mais si rarement et en si petite quantité, qu'on peut, ce me semble, la négliger sans inconvénient.

D'ailleurs, la première condition dans ce cas, pour un dissolvant, c'est de pouvoir arriver par la circulation, et sans changer de nature, jusque dans les voies urinaires, à moins qu'on ne veuille se borner à l'employer en injections dans la vessie. Or il paraît douteux, d'après un assez grand nombre d'observations, que tous les acides introduits dans l'estomac puissent arriver à l'état libre jusque dans les voies urinaires. Il résulte d'expériences fort curieuses et faites avec soin par le docteur Wœhler, médecin de la Faculté de Heidelberg, sur le passage de diverses substances dans l'urine (1), que les acides oxalique, tartarique, benzoïque, et vraisemblablement, ajoute-t-il, tous les autres, ne passent jamais dans les urines que combinés avec une base ; de sorte que, employés, comme on les a conseillés, contre les calculs phosphatiques, ils seraient plutôt nuisibles qu'utiles. Ces observations du docteur Wœhler sont confirmées par une expérience de Berzelius qui, ayant eu à observer un malade dont l'urine était alcaline et déposait des phosphates, lui fit prendre de l'acide phosphorique à dose croissante, sans que l'urine devînt acide ; mais l'acide finit par purger le malade et alors l'urine prit le caractère acide ; elle recouvra sa transparence et déposa de l'acide urique. Ces phénomènes cessèrent avec la purgation, et ni l'usage continué de l'acide phosphorique, ni celui de l'acide acétique, ne purent ensuite empêcher la formation du sédiment et l'alcalescence de l'urine. M. Magendie a également essayé plusieurs fois de faire

(1) *Journal des progrès des sciences et institutions médicales*, t. I et II. Paris, 1827.

cesser l'alcalinité de certaines urines en donnant aux malades soit des acides minéraux, soit des acides végétaux à forte dose, et n'a jamais pu obtenir ce résultat d'une manière non équivoque. Mais en supposant même que les acides puissent arriver à l'état libre jusque dans la vessie, il est probable que ce ne serait pas sans danger pour l'estomac qu'on les administrerait à assez forte dose et pendant assez longtemps pour mettre l'urine dans le cas de pouvoir dissoudre les calculs phosphatiques.

On voit qu'on ne peut pas fonder de grandes espérances sur l'emploi des acides comme dissolvants des calculs phosphatiques, les seuls du reste auxquels il est à regretter qu'ils ne soient pas plus facilement applicables. Cependant quelques praticiens assurent en avoir obtenu quelquefois de bons effets, particulièrement de l'acide carbonique. Ainsi, par exemple, Loizon, de Toulouse, cité par Fourcroy, a rapporté deux cas de guérisons obtenues par l'eau de Seltz, et constatées par le cathétérisme. Brande rapporte aussi avoir administré de l'eau imprégnée d'acide carbonique à un malade sujet à évacuer, avec son urine, un sable blanc, composé de phosphate de chaux et de magnésie, et avoir observé que le dépôt cessait d'avoir lieu, tant qu'on faisait usage de cette eau acidulée, et qu'il commençait à reparaître dès qu'on l'abandonnait. Mais je crois que, dans ce cas, les phénomènes observés ont été mal interprétés; car, bien que M. d'Arcet ait cru lui-même que l'urine des buveurs d'eau, à Vichy, contient plus d'acide carbonique que dans l'état ordinaire, je doute que cet acide puisse arriver dans la vessie autrement que combiné avec une base, et alors il n'agirait plus comme acide. N'est-il pas plus probable qu'en administrant les boissons indiquées, si l'on a fait cesser des dépôts phosphatiques, c'est en modifiant ou en guérissant une affection chronique de la vessie, dont ils sont ordinairement le résultat, et non pas par une action exercée par l'acide carbonique, à l'état pur, sans combinaison, sur ces dépôts?

D'après tout ce qui précède, on voit que l'on ne peut guère compter sur les acides comme moyen dissolvant des calculs urinaires.

Quant aux alcalis, la propriété qu'ils possèdent de dissoudre l'acide urique est depuis longtemps parfaitement connue; mais ce n'est pas leur principale action, même dans le cas de calculs d'acide urique, et c'est précisément là où a été la grande erreur de tous ceux qui se sont occupés de recherches relatives à la dissolution des calculs urinaires, et qui se sont toujours beaucoup trop préoccupés de trouver un dissolvant de la matière calculeuse elle-même, qui devrait par conséquent varier, suivant la nature du calcul que l'on aurait à attaquer.

Pour se faire une juste idée de l'action des alcalis sur les différentes espèces de calculs, il faut se rappeler que les sels qui composent ces concrétions ne sont jamais purs, et qu'ils ne forment pas un tout parfaitement cristallisé. Ces sels se déposent lentement, successivement, par couches concentriques, plus ou moins régulières, ou quelquefois par une sorte d'agglomération sans régularité bien apparente; mais il faut surtout faire attention au rôle important que joue, dans ce cas, le mucus vésical. Ce mucus qui, dans tous les cas de calculs, mais particulièrement dans ceux de calculs phosphatiques, toujours sécrété en plus grande quantité que dans l'état normal, se mêle avec les dépôts calculeux, s'interpose entre leurs molécules, en augmente la force adhésive, et se comporte enfin comme un véritable ciment à l'égard de ces molécules et des différentes couches dont se composent ces calculs. Or ce fait du mélange de cette matière animale dans tous les calculs m'a semblé d'une grande importance, à cause de la propriété que possèdent les alcalis de la dissoudre. N'est-ce pas déjà une raison de plus de compter sur l'efficacité de ces dissolvants dans les cas de calculs d'acide urique? Et ne peut-on pas aussi profiter de cette propriété des alcalis, de dissoudre ce principe constituant des calculs, pour chercher, soit par des boissons alcalines, soit par des injections de même nature dans la vessie, à désagréger tous ceux dont les autres éléments ne sont pas ou sont peu solubles par les mêmes moyens; de manière à n'avoir plus qu'à favoriser la sortie du sédiment calculeux, en excitant une sécrétion abondante d'urine, ou au moyen des injections elles-mêmes? Ne doit-il pas suffire pour cela de rendre l'urine alcaline et de la maintenir à cet état pendant un certain temps, ce qui est facile et peut se faire sans inconvénient pour les malades, surtout en employant les eaux naturelles de Vichy, ou bien la soude ou la potasse à l'état de bi-carbonates.

Morveau a bien eu la pensée, dans les cas de calculs phosphatiques, d'attaquer la matière animale qui leur sert de lien, mais ce n'était pas précisément dans le même but. Il cherchait seulement alors une liqueur capable de s'approprier cette matière, qu'il considérait comme étant le principal obstacle à la dissolution de la partie terreuse de ces calculs, et qu'il cherchait ainsi à mettre à nu, autant que possible, afin de tâcher de dissoudre cette partie terreuse, au moyen d'acides injectés dans la vessie. Il pensa que des eaux de chaux, de savon et de la lessive des savonniers, dont on vantait beaucoup l'efficacité de son temps, agissaient principalement de cette manière. Pour s'en convaincre, il fit une expérience qui me semble venir parfaitement à l'appui de l'opinion que les alcalis peuvent désagréger les calculs qu'ils n'ont pas la propriété de dissoudre. « J'ai pris, dit-il, différents calculs tirés du corps humain par l'opération; je les ai tenus jusqu'à quatre mois de suite dans suffisante quantité de liqueur alcaline végétale, caustique, très concentrée; ils ont tous été attaqués en peu de jours, c'est-à-dire *qu'ils ont été comme brisés et réduits en une sorte de sable grossier, qui se rassemblait au fond du vase;* mais l'effet s'est borné là, la dissolution n'a pas été plus loin, et la liqueur, séparée de la matière du calcul par la simple décantation, n'a pas laissé précipiter un atome de terre calcaire (1); lorsque j'y ai versé des acides, elle s'est comportée, à une légère nuance près, tout de même que la liqueur pareille qui n'avait pas servi (2). »

L'expérience suivante, que je dois à l'obligeance de M. d'Arcet, est encore plus concluante.

(1) Il me paraît évident, d'après ce résultat, que Morveau s'est servi, dans cette expérience, de calculs de phosphate de chaux.

(2) *Lettre de M. Morveau à M. Macquer, sur l'action successive des alcalis et des acides, pour la dissolution de la pierre* (*Journal des savants*, 1777, p. 103).

Un os compacte ayant été longtemps exposé par ce chimiste à l'action du bi-carbonate de soude dissous dans de l'eau distillée, a été complétement désagrégé. La dissolution ne contenait que de la graisse et de la gélatine ; il n'y trouva ni chaux ni phosphate de chaux. L'os n'a été ici désagrégé que par suite de la dissolution de la gélatine.

Ce qui m'a fait croire encore qu'il n'était pas aussi difficile qu'on le pense de dissoudre les calculs urinaires, c'est qu'il existe des exemples qui prouvent qu'ils peuvent quelquefois se dissoudre ou se désagréger naturellement dans la vessie, probablement par l'effet de quelques changements survenus dans la composition de l'urine. D'ailleurs cette dissolution ne peut-elle pas même arriver par suite d'une simple augmentation de la sécrétion de ce liquide, entretenue pendant longtemps ? Car, si l'urine laisse déposer un sédiment propre à former des calculs, lorsque sa partie aqueuse n'est pas assez abondante pour le tenir en dissolution, ne peut-elle pas, au contraire, lorsque cette même partie aqueuse se trouve en grande proportion relativement aux sels à dissoudre, reprendre ceux qu'elle avait laissés déposer, et se saturer ainsi aux dépens des calculs déjà formés? On doit d'autant plus chercher à rendre abondante la proportion de la partie aqueuse de l'urine, qu'avant de rien dissoudre, elle a à vaincre la force de cristallisation qui tient à l'affinité que les molécules ont toujours, comme on sait, pour les masses déjà formées. M. le professeur Jules Cloquet, qui s'est beaucoup occupé de la dissolution des calculs, possède un assez grand nombre de faits qui démontrent parfaitement la possibilité de ces dissolutions spontanées. Il m'a fait voir des calculs de différentes espèces qui ont été extraits de la vessie dans un état de dissolution plus ou moins avancée. Les uns présentent des espèces de sillons de profondeur variable, qui paraissent évidemment avoir été formés par le passage continuel d'un courant d'urine, et qui donnent en quelque sorte, à la surface de ces concrétions, l'apparence du lit d'une rivière mise à sec. D'autres présentent des excavations irrégulières et plus ou moins profondes, et par conséquent des parties saillantes, probablement d'une nature différente et d'une dissolution plus difficile que celles qui ont disparu. Ces calculs ayant été sciés, rien n'est plus facile que de se convaincre que les altérations qu'ils présentent sont dues à une véritable dissolution; car, si ces calculs s'étaient formés tels qu'on les voit maintenant, leurs différentes couches, qu'il est très facile de distinguer, suivraient sans interruption toutes les sinuosités, toutes les excavations dont j'ai parlé, tandis qu'au contraire elles présentent autant de solutions de continuité qu'il y a d'excavations. Il est évident que ces calculs ont été ronds ou à peu près, et que les couches que l'on voit se terminer sur les bords des enfoncements étaient entières et parfaitement concentriques, comme on le remarque dans tous les calculs qui n'ont pas éprouvé de pertes de substance.

M. J. Cloquet, pour prouver qu'il n'est pas de calculs insolubles, en a soumis de phosphate et d'oxalate de chaux à la seule action de l'eau chauffée à la température ordinaire du corps, et il a été facile de constater, au bout de quelque temps, qu'ils avaient sensiblement diminué de volume. Il a aussi fait des tentatives de dissolution par des injections dans la vessie, au moyen d'une sonde à double courant, de son invention, dans le genre de celle de Hales. Il n'osa d'abord employer que l'eau distillée, et cependant elle suffit pour amener une diminution notable du volume d'un calcul.

Ces injections auraient eu sans doute beaucoup plus d'effet si elles avaient été faites avec des dissolutions alcalines, parce que, comme je l'ai dit plus haut, elles auraient agi plus puissamment, non seulement sur la matière calculeuse, mais aussi sur le mucus qui lui sert de lien ; mais les injections n'ont pas, comme les boissons et les bains, l'avantage d'agir sur les reins eux-mêmes, et, par conséquent, de s'opposer à la formation des matières calculeuses, ou de les dissoudre à leur origine ; et d'ailleurs, l'introduction fréquente de la sonde a double courant n'est pas toujours facile et sans inconvénient, surtout chez certains individus très irritables, ou qui ont déjà, soit le canal de l'urètre, soit le col de la vessie plus ou moins malade.

Je ne suis nullement étonné que les remèdes alcalins, tels qu'ils étaient employés par les anciens, aient souvent échoué, et que les praticiens aient été conduits, comme cela est arrivé en effet, à renoncer entièrement à leur usage, à ne les considérer du moins que comme des moyens palliatifs, et à regarder, par conséquent, l'opération, malgré ses dangers, comme la seule ressource des calculeux.

Ce qui a dû surtout faire renoncer à l'emploi de ces remèdes, c'est que, comme tous les alcalis employés à l'état de pureté ou faiblement carbonatés, ils devaient être fort irritants, dangereux même chez beaucoup de malades, et alors ne pouvoir être le plus souvent administrés qu'à des doses beaucoup trop faibles pour donner à l'urine le degré d'alcalinité nécessaire pour produire l'effet qu'on en attendait. Aussi combien ne doit-on pas regretter qu'étant dans une aussi bonne voie d'observation, les médecins qui s'occupaient alors avec tant de zèle de la recherche de remèdes propres à dissoudre les calculs urinaires n'aient pas attaché plus d'importance aux heureuses modifications que les alcalis subissent par leur combinaison avec l'acide carbonique, à l'innocuité qu'ils acquièrent, sans rien perdre de leur propriété dissolvante, lorsqu'ils en sont parfaitement saturés, et, par conséquent, à l'avantage que l'on a de pouvoir alors les employer à des doses beaucoup plus élevées. Il est probable que si cette influence de l'acide carbonique sur les alcalis avait été mieux appréciée, il y a longtemps que la possibilité de guérir la pierre sans opération ne serait plus pour personne une question douteuse.

Si donc beaucoup de médecins ne conçoivent pas encore que l'on puisse, dans quelques cas du moins, débarrasser les malades de la pierre autrement que par une opération chirurgicale, cela tient à ce qu'ils n'ont pas suffisamment étudié les effets des alcalis, lorsqu'ils sont employés à l'état de bi-carbonates, et quelquefois même administrés dans une eau qui est, en outre, saturée d'acide carbonique; et je suis persuadé qu'ils donneront la préférence à cette médication, dès qu'ils se seront convaincus que, par ce moyen, non seulement il est très facile de rendre l'urine alcaline, même lorsqu'elle était très acide auparavant, mais encore de l'entretenir à cet état aussi longtemps qu'on le juge nécessaire, et qu'ils auront mieux apprécié l'action chimique que doivent subir les calculs, lorsqu'ils se trouvent baignés dans une urine ainsi et constamment alcalisée, souvent agitée, sans cesse renouvelée, à la température ordinaire du corps, et contenant naturellement divers sels en dissolution, ce qui, comme on sait, doit encore augmenter son action sur ces corps étrangers.

Ce mode de traitement a du moins le mérite de ne faire courir aucun danger aux malades (1), de sorte que si l'on ne réussit pas, on a toujours le temps de recourir à l'opération. Cette médication est d'ailleurs la seule véritablement curative, puisqu'elle offre, sur les meilleurs procédés opératoires, l'immense avantage de ne pas agir seulement sur les calculs renfermés dans la vessie, mais encore de pouvoir les attaquer dans tout le trajet des voies urinaires, et qu'elle peut ensuite être employée comme moyen de prévenir le retour de la maladie.

On ne conteste plus aux eaux de Vichy la propriété de guérir la gravelle, surtout celle d'acide urique, mais la plupart des praticiens ne croient pas encore que leur action soit assez puissante pour détruire de véritables calculs. Ce manque de confiance de leur part ne peut tenir qu'à ce qu'ils n'ont pas étudié avec assez d'attention comment et avec quelle promptitude s'opère la guérison de la gravelle sous l'influence des boissons alcalines ; car, s'ils avaient mieux observé ce qui se passe dans ce cas, ils se se-

(1) Un des effets de ce traitement, et qui paraît être presque constant, c'est de rendre au bout de très peu de jours les douleurs beaucoup plus supportables, et quelquefois même presque insensibles.

raient facilement convaincus que les calculs eux-mêmes doivent nécessairement être attaqués par les mêmes moyens ; qu'il n'y a aucune raison pour qu'on ne puisse pas les détruire tout aussi bien que la gravelle, mais qu'il faut seulement un temps plus long pour amener ce résultat. En effet, il ne faut pas oublier que les eaux de Vichy, de même que toutes les boissons qui seraient également alcalines, n'agissent pas seulement en augmentant la sécrétion de l'urine et en facilitant, par ce moyen, l'entraînement des graviers ; que leur véritable effet, dans ce cas, leur effet le plus prononcé, c'est, en communiquant leurs qualités chimiques à l'urine, d'offrir aux graviers un liquide dans lequel ils doivent naturellement se dissoudre ou se désagréger, et dans un temps d'autant plus court qu'ils sont moins volumineux ; d'où il résulte qu'il est extrêmement rare que les malades les plus graveleux rendent encore des graviers, après en avoir fait usage pendant quelques jours. Cette disparition des graviers de leur urine est quelquefois si prompte, que j'en ai vu quelques uns s'en inquiéter, s'imaginant alors que les eaux ne produisaient pas un bon effet ; et cela parce qu'ils avaient cru, ainsi que c'est encore l'opinion de quelques médecins, que ces eaux n'avaient d'autre action que de les entraîner, et que, par conséquent, ils devaient en voir passer pendant une plus grande partie de la durée de leur traitement. C'est effectivement ce qui devrait arriver si elles étaient simplement diurétiques ou si elles n'avaient qu'une faible action dissolvante ; mais il est évident qu'en rendant, comme elles le font, l'urine alcaline, elles nous fournissent un moyen puissant de dissolution, auquel les calculs, de même que les graviers, ne peuvent résister qu'un peu plus ou un peu moins longtemps, suivant leur volume et leur composition chimique.

Un des grands arguments contre la possibilité de détruire les calculs urinaires sans opération, et par le seul effet de médicaments administrés en boisson ou en bains, c'est que les éléments qui les composent sont souvent très différents ; que tant que ces corps étrangers sont renfermés dans la vessie, il est difficile d'en connaître au juste la nature, et que cependant c'est un point sur lequel il est indispensable d'être fixé d'avance, parce qu'il est impossible, ajoute-t-on, de combattre par les mêmes moyens des calculs de nature si différente ; que si, dans certains cas, par exemple, ce sont les alcalis qui conviennent, dans d'autres, au contraire, c'est aux acides qu'il faut avoir recours.

Cette objection ne serait pas sans quelque fondement, si, comme on l'a pensé longtemps, et comme beaucoup de médecins, qui n'ont pas eu l'occasion d'étudier le mode d'action des alcalis, dans ce cas, le pensent encore, il était nécessaire, pour réussir, d'agir sur la matière calculeuse elle-même ; car il est certain que, malgré les moyens indiqués pour arriver à connaître la nature des calculs renfermés dans la vessie, on serait souvent très embarrassé de savoir si l'on devrait donner le choix aux alcalis sur les acides ou aux acides sur les alcalis ; et s'il ne conviendrait pas quelquefois de faire succéder les uns aux autres.

Mais d'abord, ce qui doit ôter toute crainte de se trouver dans un semblable embarras, c'est qu'il est extrêmement douteux que l'on puisse jamais tirer le moindre avantage, comme moyen de dissoudre aucune espèce de calculs, de l'emploi des acides, qu'il est plus que probable que nos organes n'en supporteraient pas l'action, sans de graves inconvénients, pendant assez longtemps et à une dose assez élevée pour parvenir au résultat voulu, et que d'ailleurs, quand bien même ils pourraient la supporter, il est à peu près démontré par les expériences du docteur Wœhler, de Berzelius et de M. Magendie, que ces agents, introduits dans l'estomac, ne peuvent pas, comme les alcalis, arriver à l'état libre jusque dans les voies urinaires, condition sans laquelle ils ne peuvent produire aucun effet. Ensuite, il est heureusement facile de prouver qu'il est possible de détruire les calculs de toutes natures, excepté peut-être ceux de phosphate et d'oxalate de chaux purs, par le seul moyen des boissons alcalines, soit simples, soit saturées d'acide carbonique, mais seulement avec un temps plus ou moins long, suivant leur volume et leur composition chimique.

C'est ce que j'ai déjà cherché à faire comprendre, dans plusieurs mémoires, en montrant que les boissons simplement alcalines, par la faculté qu'elles ont de dissoudre la matière animale qui sert de ciment aux molécules et aux couches dont se composent les calculs, pouvaient agir sur les calculs phosphatiques, surtout sur ceux de phosphate ammoniaco-magnésien, presque aussi bien que sur ceux d'acide urique; que ces calculs, par suite de cette action, devaient être nécessairement désagrégés et rendus avec l'urine en parcelles plus ou moins fines; que seulement leur action devait être un peu plus puissante sur les calculs d'acide urique, puisque, dans ce cas, en même temps qu'ils agissent sur la matière animale, ils exercent une action dissolvante sur l'acide urique lui-même. J'ai même rapporté à ce sujet des expériences de Morveau et de M. d'Arcet, qui ne peuvent laisser aucun doute sur la possibilité de cette désagrégation.

Quant à la crainte manifestée par quelques chimistes, que l'excès d'alcalinité de l'urine n'entraîne la précipitation des phosphates de chaux et de magnésie que cette urine contient à l'état de sels acides, je répondrai d'abord que je doute que l'urine des sujets alcalisés, qui, par conséquent, est sécrétée alcaline, puisse contenir de ces sels, et ensuite que, si elle en contient, les expériences que j'ai faites, comme on le verra plus loin, prouvent que, dans ce cas, la soude ne les précipite pas. J'ajouterai d'ailleurs que, quand bien même ces sels se précipiteraient, on ne devrait avoir aucune crainte qu'ils pussent servir à former des calculs, parce que, pour cela, il faudrait encore qu'ils rencontrassent une matière muqueuse assez plastique pour leur servir de lien, et que l'alcalinité de l'urine, qui tient cette matière muqueuse en dissolution, lui ôte précisément cette faculté.

Pour mieux démontrer encore cette action des alcalis, et particulièrement des eaux de Vichy sur les calculs urinaires, M. Chevallier, professeur à l'école de pharmacie, et moi, mais chacun de notre côté, nous en avons plongé, après les avoir pesés avec la plus grande exactitude, un certain nombre dans une des sources de Vichy, en tenant compte de sa température et du temps pendant lequel ces calculs y ont séjourné, afin de nous assurer combien ces corps étrangers perdraient par cette immersion. M. Chevallier a fait connaître, dans un ouvrage qu'il a publié en 1837 (1), les résultats qu'il a obtenus; j'ai consigné ceux que j'ai obtenus moi-même dans un mémoire que j'ai également publié en 1837 (*ouv. cit.*). Voici, pour mon compte, comment j'ai procédé.

Je me suis procuré des calculs ou des parties de calculs de nature différente. Ils ont été sciés par la moitié, et j'ai pu conserver ainsi une partie de presque tous pour point de comparaison. L'autre partie de chacun de ces calculs a été pesée très exactement, et, en outre, dessinée, afin d'en connaître le poids et d'en conserver l'aspect. Ces calculs ont été ensuite renfermés, chacun séparément, dans un petit panier d'osier, et plongés dans la fontaine de la *Grande-Grille*, chaque panier étant placé sur un vase destiné à recevoir les parcelles du calcul qui, n'étant pas ou étant peu solubles, pouvaient se désagréger. Tout était aussi disposé pour que l'eau pût se renouveler autour de chacun d'eux. D'ailleurs, la chaleur de l'eau de la Grande-Grille étant d'environ 38 à 39 degrés centigrades, c'était placer ces calculs dans des conditions à peu près semblables à celles dans lesquelles ils se trouvent dans la vessie.

Après une immersion plus ou moins longue, suivant qu'ils ont été plus ou moins promptement attaqués par l'action de l'eau minérale, ces calculs ont été retirés et séchés. Ils ont été ensuite pesés et dessinés, comme cela avait déjà été fait avant de les plonger dans l'eau, afin de faire connaître avec

(1) *Essai sur la dissolution de la gravelle et des calculs de la vessie*. Paris, 1837.

exactitude ce qu'ils avaient perdu de leur poids, et de pouvoir montrer en même temps jusqu'à quel point leur aspect avait changé.

Je dois faire observer que, pour ces expériences, je me suis placé dans la condition la plus défavorable, en ce que je ne me suis servi que de calculs provenant de collections très anciennes, et dont, par conséquent, le mucus, qu'ils contiennent tous en plus ou moins grande quantité, était extrêmement desséché, et conséquemment devenu très peu soluble. L'un de ces calculs, par exemple, celui indiqué sous le n° 7, qui m'a été donné par mon confrère et mon ami, le docteur Jacquemin, avait été conservé dans sa famille, et était accompagné d'une note qui nous a appris qu'il avait été extrait de la vessie le 10 mars 1695. Presque tous d'ailleurs étaient très bien cristallisés, d'une contexture très compacte et d'une très grande dureté.

Tous ces calculs ont été analysés avec le plus grand soin par l'un de nos chimistes les plus distingués, M. Lassaigne, professeur à l'école vétérinaire d'Alfort. C'est d'après cette analyse que je donne la nature chimique de chacun d'eux, et même des différentes couches dont quelques uns se composent.

Le tableau suivant fera voir les résultats obtenus. Le numéro sous lequel chaque calcul y est indiqué correspond, dans le mémoire où j'ai publié ces résultats, à un même numéro des planches, que je crois inutile de reproduire ici, où on les voit représentés avant et après leur immersion dans l'eau.

Nos	NATURE DES CALCULS.	POIDS avant L'IMMERSION.	DURÉE de l'immers.	POIDS après L'IMMERSION.	PERTE pendant L'IMMERSION.	PERTE SUR 100 pendant L'IMMERSION.
		Gram.	Jours	Gram.	Gram.	
5	Deux écorces (*) provenant d'un calcul d'acide urique, avec des traces d'ammoniaque	31 80	25	8 65	23 15	72 79
6	Un morceau d'un calcul de phosphate ammoniaco-magnésien, de couleur grise, mêlé seulement de mucus vésical	31 50	18	17 25	14 25	45 25
7	Moitié d'un calcul d'acide urique, avec des traces d'ammoniaque. .	40 80	30	24 65	16 15	59 58
8	Moitié d'un calcul ayant au centre un noyau d'acide urique mêlé d'urate d'ammoniaque, et d'un peu d'oxalate de chaux; autour de ce noyau, une couche concentrique, très épaisse, d'oxalate de chaux pur; autour de cette couche, une autre, moins épaisse, d'acide urique, avec un peu d'ammoniaque et des traces d'oxalate et de phosphate de chaux, et enfin une écorce de phosphate de chaux et d'un peu de phosphate ammoniaco-magnésien et d'oxalate de chaux.	55 95	30	39 70	16 25	29 04
9	Moitié d'un calcul d'acide urique, avec des traces d'ammoniaque, à la surface duquel sont déposés des mamelons d'oxalate de chaux, recouverts eux-mêmes d'une couche qui, par sa solubilité dans l'acide sulfurique concentré et dans la potasse, semble faire croire qu'elle appartient à la matière colorante du sang.	31 20	30	16 20	15 00	48 07
10	Moitié d'un calcul de phosphate ammoniaco-magnésien, très blanc, avec des traces d'acide urique	16 25	18	6 65	9 60	59 07
11	Moitié d'un calcul de phosphate ammoniaco-magnésien, d'un blanc grisâtre.	9 20	20	2 60	6 60	71 75
12	Une partie d'un calcul d'acide urique, présentant de petits mamelons noirâtres à sa surface et quelques points de même couleur dans l'épaisseur même de sa substance, et qui ne sont que de la matière animale.	11 60	23	4 00	7 60	65 51
13	Le quart d'un gros calcul de phosphate ammoniaco-magnésien très blanc et très bien cristallisé.	36 80	45	10 55	26 25	67 63

(*) L'une de ces deux écorces a été brisée par accident, mais sans perte de substance, dans le transport de Paris à Vichy.

Nos	NATURE DES CALCULS.	POIDS avant L'IMMERSION.	DURÉE de l'immers.	POIDS après L'IMMERSION.	PERTE pendant L'IMMERSION.	PERTE sur 100 pendant L'IMMERSION.
		Gram.	Jours	Gram.	Gram.	
14	Un petit calcul entier d'acide urique offrant plusieurs facettes qui annoncent qu'il n'était pas seul dans la vessie.	2 75	27	0 70	2 05	74 51
15	Moitié d'un calcul d'oxalate de chaux, avec des traces de phosphate de chaux, et ayant un noyau d'urate d'ammoniaque	4 55	44	4 00	0 55	12 08
16	Moitié d'un calcul de phosphate ammoniaco-magnésien, ayant un noyau de forme irrégulière, de couleur rougeâtre, d'une très grande dureté (il raie le verre), et contenant une très grande quantité de silice, un peu d'alumine et d'oxydes de fer et de manganèse (*).	3 80	18	1 75	2 05	53 94
17	Moitié d'un calcul gris cendré d'urate d'ammoniaque, avec des traces de phosphate et d'oxalate de chaux.	3 05	18	1 20	85	60 65

(*) La composition de ce noyau, son aspect physique, sa forme irrégulière, sa couleur rougeâtre et sa dureté, tendent à faire croire à M. Lassaigne que c'est un *produit artificiel*, un *silicate alumineux*, analogue à celui qui fait la base du ciment.

Ces calculs, en exceptant toutefois ceux d'oxalate de chaux, sur lesquels les eaux de Vichy ne peuvent agir que très faiblement, ont en général perdu d'autant plus, dans le même espace de temps, qu'ils étaient plus volumineux, et qu'ils offraient, par conséquent, une plus grande surface à l'action de l'eau. La perte qu'ils ont éprouvée paraît être aussi un peu en rapport avec leur dureté plus ou moins grande et leur texture plus ou moins serrée ; mais en les examinant et les comparant aux morceaux que j'ai conservés et dont ils faisaient partie, on voit néanmoins qu'ils ont été attaqués tout aussi bien par leur surface extérieure, en général très compacte et très polie, que par les points où il y avait eu solution de continuité.

Si maintenant on examine ce qu'ont perdu les calculs d'acide urique comparativement à ceux de phosphate ammoniaco-magnésien, on trouve que les premiers (*voy.* les nos 5, 7, 9, 12 et 14), qui pesaient ensemble 118 gr. 15 cent., et qui sont restés, terme moyen, vingt-sept jours dans l'eau, ont perdu, pendant cet espace de temps, 63 gr. 95 cent., ce qui fait environ 53 pour 100, et que ceux de phosphate ammoniaco-magnésien (*voy.* les nos 6, 10, 11, 13 et 16, qui pesaient ensemble 97 gr. 55 cent., et qui sont restés, terme moyen, seulement un peu plus de vingt-trois jours dans l'eau, ont perdu 58 gr. 75 cent., ce qui fait environ 60 pour 100; d'où il résulterait, si l'on devait s'en rapporter à ce petit nombre d'expériences, que, contrairement à l'opinion généralement reçue, les calculs de phosphate ammoniaco-magnésien seraient un peu plus faciles à détruire que ceux d'acide urique, qui avaient toujours été regardés jusqu'à présent comme les seuls contre lesquels il était possible d'espérer quelques succès de l'emploi des moyens *lithontriptiques.*

Voulant en outre savoir comment s'était opérée la perte que ces différents calculs ont éprouvée par leur immersion dans l'eau minérale, j'ai prié M. Lassaigne de vouloir bien analyser aussi les résidus recueillis dans les vases placés au-dessous de chacun d'eux; mais ces résidus se sont trouvés formés, pour la plus grande partie, indépendamment du sédiment que laisse déposer naturellement l'eau minérale, et qui est ordinairement formé en grande partie de carbonate de chaux et de magnésie, d'une terre argileuse mêlée de sable et de débris organiques, provenant sans doute de poussière tombée sur la fontaine et d'un morceau de toile dont chaque panier était recouvert, et qui a été fortement altéré par l'action de l'eau; de sorte qu'il était difficile d'obtenir, par cette analyse, un résultat bien concluant. Cependant M. Lassaigne a trouvé, sur 100 parties du résidu (mélangé comme je viens de le dire) du calcul n° 7, qui était formé d'acide urique, avec des traces d'ammoniaque, 4,5 d'acide urique en partie combiné à l'ammoniaque, et, sur également 100 parties du résidu du calcul n° 13, qui était entièrement formé de phosphate ammoniaco-magnésien, 54 de phosphate ammoniaco-magnésien en poudre très fine; d'où l'on voit que tout l'acide urique que perdent les calculs de cette nature, dans l'eau de Vichy, ne passe pas à l'état d'urate de soude, mais qu'une petite partie se trouve simplement désagrégée, et que, pour les calculs de phosphate ammoniaco-magnésien, il n'y a probablement que désagrégation, par suite de la dissolution de la matière animale qu'ils contiennent.

Le calcul n° 8, qui était composé en très grande partie d'oxalate et de phosphate de chaux, et d'un peu d'acide urique, a perdu, en trente jours, 16 gr. 25 cent.; mais il faut dire que cette perte a eu lieu particulièrement aux dépens d'une de ses couches et de son noyau central, qui étaient presque entièrement formés par de l'acide urique. Il est bien vrai que son écorce ou couche extérieure, qui était composée de phosphate de chaux, d'un peu de phosphate ammoniaco-magnésien et d'oxalate de chaux, a aussi beaucoup perdu; mais ici ce n'a été, du moins pour la plus grande partie, que par désagrégation (1) ; et je dois même faire remarquer qu'il résulte évidemment de l'aspect du calcul, que cette désagrégation n'a été si considérable, que parce que cette couche a manqué de soutien, lorsque celle d'acide urique qu'elle recouvrait, et qui avait été mise à nu par le trait de scie qui avait divisé le calcul en deux parties, a été dissoute dans tous les points où elle s'est trouvée en contact avec l'eau minérale ; car ce calcul a été très peu entamé par sa surface extérieure, qui ne présentait pas de solution de continuité. C'est effectivement là ce qui devait arriver ; car les oxalates et les phosphates de chaux étant insolubles dans les alcalis, ce n'est qu'en attaquant l'acide urique qu'ils peuvent contenir, et en dissolvant la matière animale qui leur sert de ciment, en les désagrégeant enfin (2), que l'on peut espérer détruire les calculs de cette nature, et l'expérience prouve malheureu-

(1) C'est ce dont il a été facile de juger en examinant le résidu qui a été recueilli dans le vase au-dessus duquel était placé le panier qui renfermait le calcul.

(2) Cette expérience nous indique que, dans le cas où les eaux de Vichy ne réussiraient pas à diminuer d'une manière sensible un calcul renfermé dans la vessie, on devrait le supposer formé par de l'oxalate ou du phosphate de chaux, ou seulement recouvert d'une couche de l'une de ces deux matières. Dans ce cas, devrait-on le perforer au moyen d'un instrument lithotriteur? Ce serait d'abord le moyen d'arriver à pouvoir en connaître la composition, et ensuite cette perforation permettrait d'en mettre toutes les couches en contact avec l'urine, ce qui augmenterait beaucoup les chances de le détruire au moyen de boissons alcalines. C'est ce qui arriverait inévitablement, s'il renfermait un mélange de couches d'acide urique et de phosphate ammoniaco-magnésien ; mais, si l'on croyait pouvoir introduire un instrument lithotriteur dans la vessie pour faire cette perforation, ne vaudrait-il pas mieux alors faire complétement l'opération de la lithotritie ?

sément que, dans ce cas, la désagrégation est très lente et très difficile à obtenir.

Le calcul n° 15, formé par de l'oxalate de chaux, avec des traces de phosphate de chaux, et ayant seulement un petit noyau d'urate d'ammoniaque, n'a perdu, en quarante-quatre jours, que 55 centigr., et cette perte s'explique par la disparition de son petit noyau central, et par une petite quantité de son oxalate de chaux, qui a été trouvé désagrégé dans le résidu. Ce qui démontre que ce calcul a éprouvé une certaine action de l'eau minérale, c'est que tous les mamelons dont sa surface extérieure est hérissée sont un peu corrodés; mais cette action, comme on voit, est extrêmement faible, et donne peu d'espoir de succès contre les calculs de cette nature (1).

Le calcul n° 17, composé d'urate d'ammoniaque, avec des traces de phosphate et d'oxalate de chaux, a perdu, en dix-huit jours, sur 3 gram. 05 centigr. qu'il pesait, 1 gram. 85 centigr., ce qui fait plus de 60 pour 100. On voit, par conséquent, qu'il a été fortement attaqué, malgré la présence d'un peu de phosphate et d'oxalate de chaux; mais il ne l'a été

(1) C'est contre cette espèce de calcul que des injections acides dans la vessie seraient particulièrement indiquées; mais on sait combien il serait à craindre, en employant des injections de cette nature, de déterminer l'inflammation de la vessie. Il serait donc important de rechercher s'il n'y aurait pas quelque moyen d'empêcher l'action trop vive des acides sur la membrane muqueuse de cet organe, sans trop affaiblir celle qu'ils devraient exercer sur les calculs eux-mêmes. Déjà on sait, par exemple, que les boissons acides sont plus facilement supportées lorsqu'elles sont administrées avec du sucre ou du sirop. Ne pourrait-on pas, dans le cas d'injections à faire dans la vessie, essayer de se servir d'eau gommée pour étendre les acides dont on ferait usage ?

ainsi que parce qu'il contenait en plus grande quantité de l'urate d'ammoniaque, qui est facilement décomposé par les alcalis.

Il résulte donc de toutes ces expériences, de même que cela résulte également, comme nous le verrons, d'observations pratiques, que les calculs les plus communs, ceux d'acide urique et de phosphate ammoniaco-magnésien, peuvent être détruits, soit par dissolution, soit par désagrégation, et que ceux d'oxalate et de phosphate de chaux pourront être désagrégés toutes les fois qu'ils seront mélangés d'acide urique et de phosphate ammoniaco-magnésien, à cause de l'action que les alcalis exercent sur l'acide urique, et de la facilité avec laquelle ils désagrégent le phosphate ammoniaco-magnésien.

Les calculs contre lesquels les eaux de Vichy présentent le moins de chances de succès, sont ceux qui seraient exclusivement composés d'oxalate ou de phosphate de chaux ; mais heureusement ces calculs sont rares, et encore est-il probable que, dans ce cas, on parviendrait, avec un temps beaucoup plus long, il est vrai, à les désagréger, en dissolvant la matière animale qui leur sert de lien.

Et si l'on obtient de semblables résultats en mettant séjourner dans de l'eau de Vichy des calculs aussi anciennement extraits de la vessie, et, par conséquent, aussi desséchés, n'est-il pas évident que l'on agira avec bien plus d'avantage dans la vessie, où l'urine, qui s'y renouvelle sans cesse, et qui peut y acquérir, comme l'observation le démontre, un très grand degré d'alcalinité, exerce son action sur des calculs humides qui n'ont jamais été desséchés, et dont le mucus, par conséquent, a conservé toute sa solubilité? Ne peut-on pas d'ailleurs rendre cette médication beaucoup plus active encore, en faisant, comme M. le professeur J. Cloquet l'a déjà essayé avec avantage, des injections dans la vessie, au moyen d'une sonde à double courant?

Cette opinion que j'avais émise sur la possibilité de dissoudre ou de désagréger certains calculs urinaires, et les faits que j'avais cités à l'appui ne tardèrent pas à m'attirer maille à partir avec quelques chirurgiens lithotriteurs ; il s'ensuivit une longue et vive polémique dans laquelle je fus souvent obligé, non seulement de réfuter des arguments qui ne pouvaient pas soutenir la discussion, mais même de rectifier des faits inexacts, ce qui n'a pas toujours empêché que ces arguments et ces faits ne fussent reproduits l'année suivante, comme si je n'y avais pas déjà répondu d'une manière péremptoire.

Enfin, fatigué de voir contester sans cesse, et toujours avec des assertions hasardées et sans fondement, des faits qui me semblaient incontestables, je pris la résolution d'écrire à M. le ministre du commerce et des travaux publics, pour le prier de vouloir bien solliciter de l'Académie de médecine la nomination d'une commission qui serait chargée de constater avec moi, et avant tout traitement, la présence et le volume de la pierre, ainsi que l'état de la vessie, chez un certain nombre de calculeux pris dans les hôpitaux ou ailleurs, et que l'on mettrait ensuite à ma disposition. Je m'engageais à renvoyer ces malades, après leur traitement, à la même commission qui aurait alors à constater les résultats obtenus.

L'Académie, sur la demande du ministre, nomma

cette commission le 16 octobre 1838, et elle fut composée de MM. Husson, Blandin, O. Henry, Bricheteau et A. Bérard, rapporteur.

Le rapport que cette commission fit à l'Académie, le 9 avril 1839 (1), ne pouvait être et ne fut, en effet, qu'un rapport provisoire; car, chez les calculeux dont j'avais publié les observations, quoique les symptômes rationnels de la pierre eussent complétement disparu, comme ils n'avaient pas voulu consentir à être sondés après le traitement, et qu'il m'avait été, par conséquent, impossible de faire constater leur entière guérison, la commission ne dut voir, dans ces observations, que des probabilités de l'efficacité du remède ; et je sentais si bien, qu'en effet, dans l'état où était la question, on ne pouvait rigoureusement arriver à une autre conclusion, que ma demande n'eut d'autre but que d'obtenir que l'Académie me mît à même de lui fournir des preuves qui, pour elle comme pour tout le monde, fussent irrécusables.

Néanmoins, pour moi qui avais vu, dans les divers cas que j'avais publiés, tous les symptômes de la pierre disparaître pendant le traitement, en même temps que les malades avaient expulsé de la vessie, soit des débris de calculs en plus ou moins grand nombre, soit les noyaux eux-mêmes de ces calculs, offrant, dans tous les cas, des traces manifestes d'un agent destructif, et lorsque j'avais appris qu'aucun symptôme de la pierre n'avait reparu depuis plusieurs années chez ces mêmes malades ; pour moi, dis-je, il était impossible de ne pas voir dans ces observations des exemples de guérisons complètes.

(1) *Bulletin de l'Académie de médecine*, t. III, p. 609.

Quoi qu'il en soit, voici un extrait du rapport qui a été fait à l'Académie de médecine par M. le docteur A. Bérard, au nom de la commission, ainsi que des recherches chimiques auxquelles se livra alors M. O. Henry, chef des travaux chimiques de l'Académie, et membre de la commission, pour tâcher de résoudre ou au moins d'éclairer la question.

Après l'examen et l'appréciation des expériences que j'avais faites à Vichy, en soumettant des calculs à l'action de l'eau minérale, et que j'ai rapportées plus haut, voici ce que dit le rapporteur de la commission :

« L'eau de Vichy exerce donc une double action sur les concrétions urinaires. D'une part, le bi-carbonate de soude contenu dans l'eau se combine avec l'acide urique des calculs, le fait passer à l'état d'urate de soude et en détermine ainsi la dissolution; d'autre part, le mucus que renferment les pierres est attaqué par les sels alcalins de l'eau minérale, et les éléments du calcul, privés du ciment qui produit leur agglutination, tombent en parcelles plus ou moins volumineuses. C'est en vertu de cette désgrégation que certaines concrétions urinaires insolubles ou très peu solubles dans les alcalis subissent une diminution de volume plus prompte et plus considérable que celle qui résulte de la dissolution des calculs d'acide urique.

» Bien que ces faits, signalés par M. Petit, aient déjà cours dans la science, qu'ils aient été indiqués par quelques chimistes de plus haut mérite, et en particulier par un de nos honorables collègues, M. Chevallier, dans un mémoire sur la dissolution de la gravelle et des calculs de la vessie, néanmoins votre commission, ne pouvant reproduire exactement les expériences annoncées, a cru de son devoir de chercher à reproduire ces expériences en se servant des eaux de Vichy transportées ; elle a en outre cherché à résoudre expérimentalement quelques questions nouvelles.

» Voici les résultats que nous avons obtenus :

» Nous avons fait immerger plusieurs calculs de nature différente dans des quantités déterminées d'eau minérale, tenue sans cesse à une chaleur de 35 à 45 degrés centigrades.

» Les calculs étaient fort différents, quant à leur nature, leur volume et leur texture. Ceux-ci, formés de phosphate calcaire et de phosphate ammoniaco-magnésien avec des traces d'acide urique, renfermaient peu de mucus. Leur cohésion était assez faible ; ceux-là, d'une couleur orangée ou *jaune chamois*, étaient plus ou moins gros, ovoïdes, formés de couches concentriques superposées, et leur composition donnait une grande quantité d'acide urique et d'urate ammoniacal, puis du mucus et un peu de phosphate ; enfin les autres étaient très durs, mamelonnés, en fragments provenant d'un calcul primitif volumineux, et l'analyse y faisait reconnaître beaucoup d'oxalate de chaux, du mucus, ainsi qu'une certaine proportion d'acide urique, puis des traces de phosphate.

» Ces calculs ont été soumis isolément à l'action d'un litre d'eau minérale pendant quinze jours, et le liquide, à cette époque, fut remplacé pendant quinze nouveaux jours par une nouvelle dose semblable que l'on répéta une troisième fois.

» Chaque calcul avait donc eu le contact de trois

litres d'eau minérale; séchés alors, ils furent pesés, et le liquide, tiré à clair, filtré, fut analysé à part.

» N° 1. Un calcul assez gros, arrondi, lisse, couleur *nankin*, formé d'acide urique, d'urate d'ammoniaque, d'une petite quantité de mucus et de phosphates terreux, pesait, sec, 4 grammes 65.

» Au bout de six semaines de contact, il fut essuyé, séché et pesé de nouveau. Il avait perdu 1 gramme 73, c'est-à-dire 37,2 pour 100.

» N° 2. Un calcul de la même nature, mais plus petit, pesant, sec, 0 gramme 67, perdit 0,39, c'est-à-dire 58,2 pour 100.

» N° 3. Un calcul volumineux, scié en deux parties égales, composé de couches concentriques superposées, ayant une *écorce* moins lisse que les précédents, une couleur plus orangée et présentant plus de cohésion, fut analysé; il donna : acide urique prédominant, urate ammoniacal, mucus et phosphates terreux.

» Son poids, sec, était de 24 grammes 3, et après six semaines, il perdit 2 grammes 8, c'est-à-dire 11,5 pour 100.

» N° 4. Un fragment de calcul scié par la moitié, assez friable, d'une couleur blanchâtre, formé de zones peu épaisses, donna à l'analyse pour composition, savoir : à peu près parties égales de phosphate calcaire et de phosphate ammoniaco-magnésien, un peu de mucus, d'acide urique ou d'urate, et, dans son noyau, de l'oxalate de chaux.

» Il pesait, sec, 4 grammes 55, et perdit 1 gram. 35, c'est-à-dire 29,6 pour 100.

» N° 5. Enfin, un fragment mamelonné, brunâtre, très dur, offrant quelques couches concentriques, était formé en grande partie d'oxalate de chaux, avec de l'acide urique et du mucus.

» Il pesait 0,75, perdit 0,13 d'acide urique, c'est-à-dire 17,3 pour 100.

» Il devint caverneux, lorsqu'on l'examina avec la loupe, mais perdit peu de sa cohésion.

» La dissolution plus ou moins complète de ces calculs avait donc eu lieu par l'action prolongée de l'eau de Vichy sur eux.

» Cette dissolution s'opère avec quelques phénomènes qu'il est bon de rapporter.

» Après quelques jours d'immersion dans l'eau minérale, les calculs, ceux principalement où dominent l'acide urique et l'urate d'ammoniaque, deviennent blanchâtres, opaques, à leur surface et dans les parties qui indiquent les couches concentriques (lorsqu'ils sont sciés). Bientôt après, cette surface se fendille, et il se détache une matière blanchâtre en petits feuillets qui se précipitent au fond du vase; cette matière recueillie est formée d'urate de soude; l'action étant continuée ainsi sur le calcul, de nouvelles croûtes se détachent et se précipitent ou se dissolvent en partie dans l'eau surnageante.

» Le calcul devient alors ordinairement friable et souvent très facile à briser. Quelquefois même, il se fendille naturellement, parce que l'eau minérale, en s'infiltrant entre les couches qui le composent, y gonfle en partie le mucus, puis en dissout une certaine quantité, et réagit aussi sur les principes de ce calcul, pour fournir de nouvelles combinaisons qui, par leur arrangement, tendent à en écarter les molécules.

» Ainsi, les résultats que nous avons obtenus confirment ce que l'on a dit touchant l'influence des eaux de Vichy. Aux raisons qui précèdent, il faut ajouter cette remarque qui n'avait point échappé à M. Petit, que, dans toutes les expériences qui ont été faites sur ce sujet, les calculs dont on s'est servi étaient desséchés ; quelques-uns étaient retirés de la vessie depuis plusieurs années ; le mucus qui entre dans leur composition était par conséquent moins attaquable par les alcalis, et la dissolution ou la disgrégation devait en être plus difficile et plus lente que quand le calcul est encore humide.

» Ces faits sont certainement d'une grande importance, mais il faut bien se garder de leur faire dire plus qu'ils ne disent réellement. De ce qu'un calcul s'est dissous dans de l'eau de Vichy, s'ensuit-il nécessairement qu'il se dissoudra également dans de l'urine devenue alcaline par le fait de l'usage de cette eau (1) ? Il faudrait, pour que l'expérience fût plus concluante, que l'on eût fait dissoudre un calcul dans cette urine rendue alcaline ; mais on sait combien ce liquide s'altère promptement, lorsqu'il est excrété. Ajoutons que la quantité d'urine que contient la vessie n'est point aussi considérable que celle de l'eau de Vichy employée par M. Petit dans ses expériences ; que l'urine n'est point incessamment renouvelée, circonstances qui influent notablement sur les résultats, puisque l'on a vu de l'eau

(1) Je crois que les calculs ont plus de chances de se dissoudre lorsqu'ils sont baignés, dans la vessie, dans de l'urine rendue alcaline, que lorsqu'ils sont plongés dans de l'eau de Vichy ; j'en ai donné les raisons, page 192, et notamment celle-ci, que l'urine contient naturellement divers sels en dissolution, ce qui augmente son action dissolvante sur ces corps étrangers.

pure, en courant continu, faire sensiblement diminuer certains calculs.

» Enfin, dans la plupart de ces expériences, ce ne sont pas des calculs entiers, mais des fragments qui ont été soumis à l'action de l'eau de Vichy, ce qui a dû favoriser leur destruction. Ce n'est donc point dans les faits de cet ordre que doit se trouver la solution de la question qui nous occupe. Voyons si les observations recueillies sur les malades nous permettront de la résoudre.

» Notre critique doit porter sur deux points : 1° l'état des concrétions urinaires rendues par les malades soumis à l'emploi des eaux de Vichy ; 2° les changements survenus dans la santé des personnes qui ont fait usage de ces eaux.

» Relativement au premier point, M. Petit nous a remis un assez grand nombre de fragments de calculs qui ont été expulsés spontanément des voies urinaires. Nous devons dire que tous ces fragments portent évidemment des traces d'altération. Leur surface est inégale, poreuse, semblable à celle des concrétions que l'on a fait séjourner dans l'eau de Vichy. Il est donc rationnel de conclure qu'ils ont éprouvé une certaine altération dans la vessie, et que la diminution de volume qu'ils ont subie a dû favoriser leur expulsion.

» Le deuxième point nous offre la partie vraiment importante du travail de M. Petit. Afin de mettre l'Académie à même de porter un jugement précis sur ce sujet, nous voudrions pouvoir présenter ici un exposé complet de tous les faits qui ont été recueillis par ce médecin ; mais cela nous entraînerait bien au delà des limites que comporte notre travail. Néanmoins, ces faits devant servir de base principale aux conclusions de notre rapport, nous allons essayer d'en offrir l'analyse, en les rangeant en plusieurs groupes, parmi lesquels nous prendrons quelques exemples propres à les faire connaître.

» Dans la première catégorie se trouvent les malades qui, de l'aveu même de M. Petit, étaient simplement affectés de gravelle; leur examen ne peut donc, en aucune façon, éclaircir la question qui nous occupe.

» La seconde catégorie renferme des personnes qui éprouvaient les symptômes rationnels de la pierre, et chez lesquels ces symptômes ont complétement disparu, après l'expulsion de détritus lithiques. Du reste, le cathétérisme n'a été pratiqué ni avant ni après le traitement; or, pour quiconque a observé un certain nombre de calculeux, il pourra rester des doutes, relativement à l'existence des calculs urinaires chez les malades que cette classe renferme, et l'on pourra objecter à M. Petit que ces personnes n'avaient autre chose que des graviers d'un volume un peu considérable. On sait, en effet, que les accidents que produisent ces corps étrangers sont plus en rapport avec la sensibilité des individus, l'état de maladie des voies urinaires, la contraction habituelle de la vessie, qu'avec le volume absolu du calcul.

» A la troisième classe appartiennent des malades chez lesquels le cathétérisme a été pratiqué avant le traitement, mais ne l'a pas été depuis.

» Enfin, dans la quatrième catégorie se trouvent les malades chez lesquels le cathétérisme a été pratiqué à plusieurs reprises avant et pendant la durée du traitement, classe la plus importante et dont les résultats sont de nature à faire juger définitivement la question. Malheureusement le nombre de ces malades est peu considérable, et plusieurs d'entre eux sont encore en traitement. »

Devant donner plus loin, avec d'autres, les observations qui ont servi de base à ce rapport, je me bornerai à reproduire ici les conclusions que la commission en a tirées.

« Quelle conclusion nous sera-t-il permis de tirer des observations qui précèdent? Nous devons d'abord faire remarquer qu'il n'y a pas une seule de ces observations qui démontre péremptoirement qu'un calcul d'un certain volume ait été entièrement détruit, sous l'influence des eaux de Vichy. En effet, cette démonstration ne sera acquise que lorsqu'un calcul dont le volume aura pu être approximativement jugé avant le traitement aura disparu, et que la sonde fera reconnaître que la vessie est parfaitement libre. Or il est évident qu'aucun des faits ci-dessus relatés ne remplit ces conditions.

» Mais s'il n'y a certitude de guérison, il y a du moins des preuves irrécusables de l'action des eaux de Vichy sur les calculs. Ces preuves sont acquises par l'altération même qu'ont subie les concrétions urinaires rendues par les personnes qui font usage des bi-carbonates alcalins ; par la diminution de volume qu'ont éprouvée plusieurs calculs, diminution signalée à l'aide du cathétérisme et par l'inspection directe ; par la présence de substances en dissolution, formées aux dépens des nouveaux principes, que contient l'urine, et des éléments du calcul avec lesquels ils se sont combinés. Ajouterai-je que la disparition complète des symptômes de la pierre chez quelques malades, permet de supposer que, chez eux, la destruction en a été entière, et qu'il ne manque à la démonstration qu'un cathétérisme explorateur !

» Cependant, avant de formuler nos conclusions définitives sur les faits qui précèdent, nous croyons devoir apprécier la valeur de quelques objections qui ont été adressées à ce mode de traitement : 1° Personne n'ignore que, par suite du séjour prolongé d'un calcul dans la vessie, il se développe des lésions de plus en plus graves des voies urinaires. Je n'essaierai point d'atténuer la force de cette objection. Cependant il se pourrait que, sous l'influence des eaux de Vichy, ces désordres dans les organes urinaires ne se développassent point ; il pourrait même se faire que les lésions déjà développées subissent une modification heureuse plus ou moins sensible. La théorie généralement admise n'est peut-être plus applicable aux faits que nous examinons maintenant ; car un nouvel élément introduit dans les données du problème peut en changer la solution. Or la modification avantageuse qui se manifeste dans la qualité des urines, quand on fait usage des préparations de bi-carbonate de soude, a frappé l'attention de la plupart des médecins. En général, on voit promptement diminuer et souvent disparaître entièrement les mucosités et le pus qui altéraient la nature de l'urine. Ce liquide devient limpide et cesse d'être fétide. Ajoutons que les malades chez lesquels on a trouvé un calcul même assez considérable n'ont point éprouvé ces accidents fâcheux que la théorie faisait redouter ; loin de là, ceux d'entre eux qui ressentaient les plus douloureux symptômes de la pierre, et dont les voies urinaires étaient en mauvais état au commencement du traitement, ont trouvé un soulagement marqué dans l'emploi des eaux de Vichy. De ce nombre est un malade actuellement à l'hôpital Beaujon, et sur lequel les membres de la commission ont pu constater une amélioration notable de la santé, depuis qu'il est en traitement.

» Les faits qui nous offrent des résultats opposés sont en petit nombre. MM. Ségalas et Leroy-d'Étiolles en ont cité chacun un exemple à l'Académie. M. Petit a tenté d'expliquer le mauvais résultat observé dans ces deux cas par un traitement insuffisant, et des lésions organiques antérieures de la vessie que ne pouvaient guérir les eaux de Vichy. Mais quand bien même on ne partagerait pas l'opinion de ce médecin, on ne doit pas moins admettre, comme proposition générale, que pendant l'administration des eaux de Vichy, la santé des calculeux s'améliore, et que les voies urinaires ne subissent pas d'altérations qui rendraient ultérieurement plus graves les opérations de la taille ou de la lithotritie.

» 2e *objection*. Loin de faire dissoudre les calculs, on peut craindre que, dans quelques circonstances, l'eau de Vichy ne provoque une précipitation des éléments de l'urine.

» Tels seraient, d'après MM. Civiale et Leroy-d'Étiolles :

» 1° Certains dépôts d'urate de soude (1);

(1) J'ai démontré ailleurs, et je crois que cela ne fait plus de doute aujourd'hui pour personne, que les calculs d'acide urique, lorsqu'ils sont baignés dans un liquide contenant de la soude en dissolution, sont plus ou moins pénétrés par ce liquide, et passent par couches successives à l'état d'urate de soude; que ces couches, ainsi

» 2° La précipitation, sur des noyaux d'acide urique, de phosphate de chaux et de phosphate ammoniaco-magnésien ;

» 3° La précipitation du carbonate de chaux sur des calculs d'oxalate de chaux.

» 4° La formation d'une gravelle de carbonate de chaux et d'urate de chaux ;

» C'est aux chimistes à apprécier la valeur théorique de ces objections. Nous ne croyons pas devoir aborder ici la discussion que ce point de science comporte. Nous nous bornerons à rappeler que chacun de ces arguments a été réfuté par M. Petit dans une lettre

transformées, se dissolvent ensuite ou se détachent du reste du calcul, sous forme de petites écailles ou d'une sorte d'efflorescence, et j'ai dit que c'était ainsi que se détruisaient ces mêmes calculs dans la vessie, lorsqu'on alcalisait l'urine au moyen de l'eau de Vichy, administrée en boisson ou en bains. Cependant M. le docteur Civiale, dans son *Traité de l'affection calculeuse*, a avancé que cette couche d'urate de soude provenait de la combinaison de l'acide urique libre de l'urine avec la soude qui se trouvait alors aussi dans ce liquide, et se déposait ensuite sur les calculs renfermés dans la vessie, ou même pouvait servir à former des calculs entiers.

Si les choses se passent comme le dit M. Civiale, comment se fait-il alors que les calculeux qui prennent les eaux de Vichy voient, au bout d'un certain temps, tous les symptômes de la pierre disparaître, en même temps qu'ils rendent des débris de calculs manifestement corrodés, et qu'on ait même constaté, dans quelques cas, pendant le traitement, une diminution graduelle de ces corps étrangers? Pourquoi les calculs d'acide urique, lorsqu'ils ont séjourné dans de l'eau de Vichy seule, présentent-ils également une couche d'urate de soude, tout en ayant perdu de leur poids et de leur volume, et d'autant plus, qu'ils y ont séjourné davantage ? Si M. Civiale n'admet pas que, dans ce cas, ce soit là matière même du calcul qui passe à l'état d'urate de soude, pour se dissoudre ensuite ou pour tomber en détritus, me dira-t-il d'où provient l'acide urique qui s'est combiné avec la soude ? D'ailleurs, s'il pouvait conserver encore des doutes à ce sujet, je l'engage à lire les expériences auxquelles s'est livré M. Henry, pour servir au rapport de la commission.

dont l'Académie a entendu la lecture (1), et que ceux de nos honorables collègues qui sont les meilleurs juges en pareille matière ont combattu les assertions de M. Leroy-d'Étiolles.

» Quant aux faits sur lesquels reposent plusieurs

(1) Cette lettre reproduisant textuellement tous les arguments de M. le docteur Leroy-d'Etiolles et mes réponses, je crois devoir la reproduire, afin que chacun puisse juger avec connaissance de cause.

MONSIEUR LE PRÉSIDENT,

J'espère que l'Académie m'excusera de l'occuper encore de la question de la dissolution des calculs urinaires par les eaux de Vichy. Elle comprendra qu'il est impossible que je me taise lorsque je vois surgir de tous côtés des objections contre un moyen dont l'efficacité et l'innocuité me sont parfaitement démontrées, et que je considère comme une des plus belles conquêtes de la médecine, surtout lorsque ces objections ne me paraissent reposer que sur des faits inexactement rapportés ou sur des erreurs manifestes.

Ainsi, dans votre dernière séance, M. le docteur Leroy-d'Etiolles vous a écrit pour vous signaler les dangers auxquels s'exposent, suivant lui, les calculeux qui se soumettent à l'action des boissons alcalines.

En voyant la tendre sollicitude de mon confrère pour les malades qui cherchent à se guérir de la pierre en buvant de l'eau de Vichy, je serais tenté de le prier de conserver un peu de sa pitié pour ceux de ses patients dans la vessie desquels il ne craint pas de faire jouer ses instruments ; mais je veux me borner ici à rassurer la conscience de mon confrère, quant à l'emploi des eaux de Vichy, et j'espère que j'y parviendrai facilement ; car je m'étonne qu'il ne se soit pas déjà aperçu que toutes ses craintes ne reposent que sur des erreurs, que tout ce qu'il redoute est impossible.

Pour ne rien oublier, je reproduirai tous ses arguments et j'y répondrai successivement.

Ainsi, il dit :

— « 1° Dans un grand nombre de circonstances, les graviers qui sont expulsés par les malades après un traitement alcalin ou pendant sa durée ne présentent aucune apparence de dissolution ni de commencement d'action. »

Réponse. — Si M. Leroy a vu ce qu'il avance, il aurait dû dire de quelle nature étaient les graviers rendus ; car, s'ils étaient d'acide

des objections qui précèdent, ils doivent être excessivement rares, et nous avons lieu de regretter que M. Leroy n'ait pas adressé à la commission les frag-

urique, par exemple, ils devaient nécessairement offrir des traces de l'action des alcalis, si toutefois l'urine avait été suffisamment alcalisée et pendant un certain nombre de jours; car c'est, dans ce cas, un effet inévitable.

— « 2° La substance blanche que l'on observe à la surface de certains calculs d'acide urique n'est pas seulement formée d'urate de soude, mais il se précipite de l'*urate de chaux* qui diminue la solubilité du premier sel. »

Réponse. — Je dirai à M. Leroy que l'expérience démontre qu'il ne se dépose pas d'urate de chaux dans l'urine des malades qui boivent de l'eau de Vichy; qu'il est au contraire parfaitement démontré, pour tous les chimistes et pour tous les médecins qui ont observé l'urine des malades soumis à l'action des eaux de Vichy, que cette urine devient d'autant plus claire qu'elle est mieux alcalisée, et que, dans cet état, les sels qu'elle contient ne se précipitent pas. On ne parvient à faire précipiter ces sels qu'en faisant bouillir l'urine. Or, comme l'urine ne peut pas bouillir dans la vessie, il est impossible qu'il s'y forme de précipité. J'ajouterai que, dans tous les cas, l'urate de chaux ne diminuerait pas la solubilité de l'urate de soude, attendu que le premier de ces sels est encore un peu plus soluble que le second.

— « 3° Dans certains cas, les carbonates alcalins favorisent et augmentent la déposition des phosphates triples sur les calculs d'acide urique, en sorte que l'on fait succéder une diathèse à une autre. »

Réponse.—C'est là une objection bien usée, qui a été renouvelée en 1824 par Proust, et combattue par M. d'Arcet (*Annales de chimie et de physique*, 1826), de manière à faire espérer qu'on ne la renouvellerait plus. Il suffit, en effet, d'observer les malades soumis à l'action des eaux de Vichy, pour se convaincre que cette objection n'a pas le moindre fondement; car, comme je l'ai dit plus haut, jamais leur urine n'est plus claire et ne dépose moins que quand elle est alcalisée par cette eau. D'un autre côté, lorsqu'on verse de l'eau de Vichy dans de l'urine acide, cette urine reste parfaitement claire, et il ne s'y forme pas de précipité. Et d'ailleurs, puisque l'expérience démontre que les calculs de phosphate ammoniaco-magnésien et même de phosphate de chaux que l'on plonge dans l'eau de Vichy ou dans de l'urine alcaline, s'y désagrégent par suite de l'action que les alcalis exercent sur la matière animale qui entre

ments si curieux qui attestent, dans les bi-carbonates alcalins, des propriétés entièrement opposées à celles qu'on leur reconnaît généralement.

dans leur composition, comment peut-on craindre qu'il ne se forme des calculs de cette espèce sous cette même influence ?

— « 4° Quelquefois les carbonates alcalins déterminent la précipitation d'un carbonate de chaux à la surface des calculs d'une certaine espèce, de ceux d'oxalate de chaux, par exemple, ainsi que je viens de le voir pour un gravier, de 9 lignes de long, expulsé par un marchand de bouteilles, rue de Provence, n° 23. Depuis deux mois, il prenait de l'eau de Vichy, et dans les anfractuosités du calcul était déposée une substance blanche faisant effervescence avec l'acide hydrochlorique. »

Réponse. — Il est à regretter que M. Leroy ne dise pas quel est le chimiste qui a constaté la présence du carbonate de chaux sur le calcul en question ; car l'existence du carbonate de chaux dans les calculs urinaires de l'homme est une chose assez extraordinaire pour mériter d'être mieux démontrée. Comme il me paraît probable qu'il y a là quelque erreur, je me permets de douter en attendant que le fait soit mieux prouvé ; et me serait-il démontré, qu'il resterait encore à établir que ce carbonate de chaux a été précipité par l'usage que le malade aurait fait d'eau de Vichy, surtout s'il en avait bu assez pour rendre son urine suffisamment alcaline ; car l'expérience suivante démontre que le carbonate de chaux ne se précipite pas dans ce cas. Lorsqu'on verse de l'eau de Vichy, qui contient toujours une certaine quantité de carbonate de chaux, dans de l'urine acide, cette urine reste parfaitement claire, et d'autant plus qu'on ajoute davantage d'eau de Vichy. Ce n'est toujours qu'après avoir fait bouillir ce mélange que l'on parvient à faire déposer le carbonate de chaux.

— « 5° Les carbonates alcalins peuvent donner lieu à la formation d'une gravelle de carbonate et d'urate de chaux, ainsi que le prouve le fait de M. G..., que connaissent et M. Gasc et M. Petit. Quatre fois la pierre, chez ce malade, s'est reformée depuis trois ans, et cela d'autant plus vite, qu'il prenait de l'eau de Vichy en plus grande abondance. Trois jours après son retour de Vichy, au mois de septembre, je lui ai retiré de la vessie plusieurs graviers, et l'analyse faite par MM. Guibourt et Borson a montré qu'ils étaient formés de *carbonate de chaux et d'urate de chaux.* »

Réponse. — J'avoue que la présence de graviers de carbonate de chaux et d'urate de chaux dans la vessie m'a paru si extraordinaire, que je n'ai pu résister au désir de voir M. Guibourt, pour lui de-

» *Conclusion générale*. Des faits, des expériences, des raisonnements exposés dans ce rapport, nous tirerons les conclusions suivantes :

» 1° Les concrétions urinaires sont attaquées par

mander s'il était bien vrai qu'il eût constaté la présence de ces deux substances dans les graviers que M. Leroy lui avait donnés à analyser. M. Guibourt m'a répondu que ce que M. le docteur Leroy avait avancé là n'était nullement exact, et qu'il réclamerait contre une semblable erreur dans la séance prochaine de l'Académie. Ce que M. Guibourt a trouvé dans ces graviers, c'est *du carbonate et du phosphate de chaux*; ce qui est la composition ordinaire des calculs qui se forment dans la prostate et jamais celle des calculs urinaires. Or vous saurez que le malade qui a rendu ces graviers, et que je connais parfaitement, a une maladie très grave de la prostate, et qu'il a même, vers le col de la vessie, une excroissance, une sorte de champignon, qui bouche si hermétiquement l'orifice de cet organe, qu'il ne parviendrait jamais à expulser une seule goutte d'urine, s'il n'introduisait, chaque fois qu'il a besoin d'uriner, une sonde dans la vessie, afin de soulever cette sorte de soupape. J'ajouterai que M. Leroy a même proposé plusieurs fois au malade de lui faire l'excision de cette excroissance au moyen d'un instrument de son invention. Il existe aussi, chez ce malade, un catarrhe vésical depuis quatre ans.

On voit, d'après cela, ce que l'on doit penser des prétendus calculs urinaires de ce malade.

L'oblitération du col de la vessie explique aussi pourquoi M. Leroy a été obligé d'extraire de cet organe les graviers en question, qui étaient si peu volumineux, que, chez tout autre malade qui aurait eu le canal libre, ils seraient sortis naturellement en urinant.

J'ajouterai les observations suivantes à tout ce que je viens de dire, afin de faire mieux sentir encore combien les craintes de mon confrère sont chimériques.

J'ai fait analyser, soit par M. Lassaigne, soit par d'autres chimistes, presque tous les débris de calculs rendus par les malades auxquels j'ai donné des soins à Vichy depuis six ans, et ces analyses n'ont jamais rien montré qui puisse faire partager les craintes de M. Leroy.

Je connais un grand nombre de malades qui viennent depuis longtemps prendre les eaux de Vichy, ou qui suivent chez eux, presque sans interruption, le régime alcalin, et jamais ces malades n'ont eu de calculs d'aucune espèce.

Les ouvriers qui travaillent dans les fabriques de soude où ils

l'urine, lorsque celle-ci est devenue alcaline par suite de l'usage des eaux thermales de Vichy prises en bains et en boisson.

» 2° Il n'est pas prouvé que des concrétions uri-

vivent dans une atmosphère constamment chargée de ce sel en poudre très fine, ont presque toujours leur urine à un état alcalin très prononcé, et jamais ils n'en ont éprouvé d'autres inconvénients que d'avoir *plus faim et plus tôt faim* que lorsqu'ils travaillent dans d'autres fabriques. Il en est même qui passent leur vie sous cette influence alcaline, et cependant il est sans exemple, chez eux, qu'il y ait ni des maladies de vessie, ni surtout des calculs urinaires d'aucune espèce; et ces observations résultent d'enquêtes faites avec soin par M. d'Arcet et par d'autres, et dans les fabriques de soude de Marseille et dans celles de Paris.

Quant au confrère auprès duquel M. Leroy dit être appelé à Vendôme, et qui est affecté de la pierre, je répondrai qu'il n'est jamais venu à Vichy, qu'il a pris seulement de l'eau transportée; mais que malheureusement il a l'estomac et la vessie si malades, si irritables, qu'il ne peut supporter cette eau qu'en trop petite quantité pour alcaliser convenablement son urine.

Agréez, Monsieur le Président, l'assurance de ma très haute considération.

CH. PETIT,
Docteur en médecine, inspecteur-adjoint des eaux de Vichy.

Paris, le 17 février 1839.

La lettre suivante adressée de même, quelques jours après, à M. le Président de l'Académie de médecine, a complété ma réponse à M. le docteur Leroy-d'Étiolles.

MONSIEUR LE PRÉSIDENT,

De nouveaux renseignements me mettent à même de pouvoir détruire de la manière la plus complète cette assertion avancée par M. le docteur Leroy-d'Étiolles, dans la lettre qu'il a adressée à l'Académie, le 11 de ce mois, que chez un calculeux qu'il a cité, M. G.., *la pierre s'était reformée quatre fois depuis trois ans, et cela d'autant plus vite qu'il prenait de l'eau de Vichy en plus grande abondance.*

M. Leroy était très mal informé lorsqu'il a avancé ce fait; car j'ai eu l'occasion de voir aujourd'hui même le malade en question,

naires d'un volume assez considérable pour constituer de véritables calculs aient été entièrement guéries par ces eaux.

» 3° Cette guérison n'est nullement impossible, elle offre même d'assez grandes probabilités.

» 4° La question ne peut être jugée que par l'expérimentation.

» 5° L'expérimentation ne paraît pas offrir de dangers.

» En conséquence, nous prions M. le ministre des travaux publics, de l'agriculture et du commerce, d'accéder à la demande de M. Petit.

» Lu et adopté en séance, le 9 avril 1839. »

Ont signé : MM. HUSSON, BRICHETEAU, O. HENRY, BLANDIN et BÉRARD, rapporteur.

M. O. Henry, comme membre de cette commission, et comme chef des travaux chimiques de l'Académie, fut chargé d'analyser tous les débris de calculs qui avaient été rendus par les malades que j'avais soumis à l'action des eaux de Vichy, et de répéter les expériences que nous avions faites,

et il m'a affirmé de la manière la plus positive qu'il n'avait jamais bu d'eau de Vichy, ni à Vichy ni chez lui, avant la fin du mois de juin dernier, époque à laquelle il est venu en boire à la source.

Ce malade a rendu, il est vrai, deux petits graviers quelque temps après son retour de Vichy, au mois de septembre dernier ; mais j'ai dit, dans ma lettre précédente à l'Académie, de quelle nature étaient ces graviers, et j'ai démontré qu'ils n'avaient pu se former ni dans les reins ni dans la vessie, mais qu'ils provenaient de la glande prostate.

Je n'ai pas besoin, monsieur le Président, de vous faire sentir toute l'importance de cette réclamation.

Agréez, etc.

Paris, le 21 février 1839.

M. Chevallier et moi, en soumettant divers calculs urinaires à l'action directe de ces eaux. Il y avait plusieurs questions à résoudre pour éclairer la commission. Voici le résumé de ses recherches, qui accompagnait le rapport à l'Académie.

§ V. Résumé d'essais tentés pour la solution des calculs vésicaux dans l'eau de Vichy naturelle, et dans le but de répondre à diverses questions qui s'y rattachent ; par M. Ossian Henry, chimiste, membre et chef des travaux chimiques de l'Académie de médecine, etc.

« PREMIÈRE QUESTION.— *Quelle est la proportion du mucus ou de ce qu'on nomme ainsi dans les calculs vésicaux? Y a-t-il du mucus dans tous les calculs ?*

» Je pense que tous les calculs vésicaux, et cela peut-être sans exception, si ce n'est ceux de *cystine* pure (oxyde cystique), renferment une certaine quantité de mucus ou du moins de la substance qui porte ce nom. Dans tous ceux que j'ai examinés, j'ai toujours rencontré cette matière, et c'est elle, comme on le sait, qui sert de lien aux éléments qui constituent les calculs de la vessie. La proportion en est très variable : tantôt elle est très considérable, ce qui rend les calculs plus denses ; tantôt elle est minime, et ils ont alors ordinairement peu de cohésion.

» La matière que nous continuerons à désigner sous le nom de *mucus* est en quantité très variable, nous le répétons, dans les calculs de la vessie, mais la plus ou moins grande proportion n'affecte pas les calculs de telle ou telle nature : ainsi on en trouve tantôt peu, tantôt beaucoup dans des calculs d'acide urique ou d'urate, ainsi que dans ceux de phosphate de chaux ; cependant les concrétions à base de phosphate ammoniaco-magnésien offrent ordinairement peu de mucus, et elles sont alors plus friables, tandis que dans celles d'oxalate calcique, il abonde presque toujours, ce qui rend celles-ci très dures et difficiles à briser.

» On conçoit aisément la présence du mucus dans les calculs de la vessie, puisque cette substance, qui existe *naturellement* dans l'urine normale, devient surtout abondante dans les cas où la membrane muqueuse de la vessie est le siége d'une inflammation, comme cela arrive lorsqu'un ou plusieurs calculs renfermés dans cet organe y déterminent sans cesse une plus ou moins grande irritation. C'est à cette cause qu'il faut attribuer la grande proportion de mucus qui accompagne presque toujours l'urine des personnes calculeuses, chez lesquelles on le voit se déposer sous forme de glaires ou d'une sorte de dépôt blanchâtre, floconneux, peu après l'émission de ce produit de sécrétion.

» Les caractères principaux du mucus sont d'être à peine solubles dans l'eau, mais de s'y gonfler en prenant un aspect glaireux ou floconneux, de se dessécher par une chaleur modérée, en formant un enduit jaunâtre qui, par l'eau, reprend son aspect primitif. Le mucus est décomposable par la chaleur comme les matières animales ; les acides étendus, à l'exception de l'acide lactique, ne le dissolvent qu'en très minime proportion ; les alcalis très étendus aussi agissent de même, mais ils le dissolvent quand ils sont concentrés ; les carbonates et bi-carbonates de soude ou de potasse en dissolution agissent sur lui, soit en le gonflant, s'ils sont très affaiblis d'eau, soit en le dissolvant, s'ils sont plus concentrés.

» Nous avons placé, dans de l'eau de Vichy naturelle, des proportions déterminées de différents mucus séchés à une douce chaleur. Le premier provenait de calculs vésicaux (1), le deuxième de l'urine normale (2), et le troisième était du mucus nasal clair, filant, recueilli dans un verre de montre et exposé à une température de 40 degrés environ. Après un contact de quelques jours dans l'eau de Vichy à 40 degrés, ces mucus s'étaient beaucoup gonflés. Nous avons filtré les liquides, et l'analyse nous en a fait connaître une certaine quantité dans le produit évaporé; la proportion en a été toutefois plus grande avec le *mucus vésical* et celui du *nez* dont la cohésion paraissait moindre. On s'est assuré de cette solution en traitant à saturation par l'acide acétique le résidu de l'évaporation, puis par l'alcool et l'eau pure. La partie insoluble était en flocons blanchâtres, décomposables au feu, et présentait

(1) Le mucus des calculs a été obtenu en traitant une assez grande quantité de poudre d'un calcul volumineux d'acide urique et de phosphate, d'abord par de la potasse très étendue d'eau, puis par de l'eau chargée d'acide hydrochlorique, à plusieurs reprises, et lavant à grande eau le dépôt floconneux d'un blanc sale obtenu. Ce dépôt, chauffé dans l'eau, exhalait une odeur de colle forte désagréable; recueilli après lavage et séché doucement dans une capsule, il s'est beaucoup racorni et a pris une couleur brunâtre (M. Henry).

(2) Le mucus de l'urine normale a été obtenu en opérant sur plusieurs litres d'urine fraîche dont on a neutralisé l'acidité presque tout à fait. Il s'est fait un abondant dépôt qui, recueilli, lavé, a été traité d'abord par une eau alcaline très légère, puis acidulée ensuite. Après un lavage convenable, le précipité floconneux, séché à 45 ou 50 degrés centigrades, était d'un blanc sale, pulvérulent et moins racorni que le précédent (M. Henry).

les principaux caractères assignés ci-dessus au mucus.

» Conclusion. — L'eau de Vichy, ou un liquide chargé de bi-carbonates alcalins, peut donc contribuer à la solution du mucus, et surtout changer son état physique en l'hydratant et le gonflant considérablement.

» Deuxième question. — *Y a-t-il plus d'acide carbonique dans l'urine des buveurs d'eau de Vichy?*

» Avant de répondre à cette question, j'ai voulu m'assurer s'il existe de l'acide carbonique dans l'urine normale, comme quelques chimistes l'ont avancé, et contrairement à l'opinion d'autres savants.

» Mais dans la crainte que la chaleur imprimée à l'urine ne fût l'origine de la production d'une certaine quantité de cet acide, par suite de la réaction de quelques principes, comme ceux de l'urée, si faciles à modifier, j'ai fait usage du procédé suivi par M. Magnus, pour isoler du sang cet acide. En conséquence, j'ai fait passer dans un poids de 1/2 litre d'urine normale récente un courant très longtemps soutenu de gaz hydrogène *pur*, et le gaz était reçu à l'extrémité de l'appareil dans une solution de chlorure de barium et d'ammoniaque. Après douze heures, nous n'avons eu aucune trace d'acide carbonique, tandis qu'un poids semblable d'urine additionné d'une petite quantité d'eau chargée d'acide carbonique ne tarda pas à fournir une notable proportion de ce gaz, après qu'elle eut subi le même traitement.

» Nous avons pris ensuite l'urine de trois malades,

calculeux ou non, soumis depuis plus de trois semaines à l'eau de Vichy, et nous l'avons exposée au courant de gaz hydrogène pur, comme précédemment.

» Aucun indice d'acide carbonique n'a paru après douze ou quinze heures. Les urines étaient d'ailleurs très alcalines, et ne renfermaient que du carbonate de soude, sans bi ou sesqui-carbonate. Ces urines, traitées par le sulfate de magnésie, donnèrent un précipité; mais filtrées ensuite et soumises à l'ébullition, il ne parut aucun dépôt blanc notable.

» Conclusion.—L'urine normale récente ne paraît donc pas renfermer d'acide carbonique, et dans celle rendue après l'administration prolongée de l'eau de Vichy, ce gaz n'y existe pas non plus en liberté; de plus même, le bi-carbonate de l'eau minérale ne s'y trouve qu'à l'état de carbonate neutre.

» Annotations. — J'ai examiné les urines de plusieurs individus affectés de calculs vésicaux, dont le diamètre avait été mesuré autant que possible, et dont quelques fragments avaient permis de connaître à peu près la nature. Les uns étaient à base d'acide urique ou d'urate, les autres formés de phosphates calcaire et ammoniaco-magnésien.

» 1° L'urine très acide, dans le premier cas, était chargée d'une assez grande quantité de *mucus* qui se réunissait en un paquet glaireux, et peut-être aussi d'*albumine*, puisque, après sa filtration, l'ébullition y déterminait un nouveau coagulum blanc. Elle tenait en solution des phosphates terreux, puis de l'acide urique qui se déposa en partie avec le mucus. Enfin, l'urée qu'elle renfermait était en proportion un peu moindre que dans l'état normal.

» 2° J'ai examiné ensuite l'urine d'un malade auquel on avait extrait, six mois auparavant, par la lithotritie, un calcul de phosphate ammoniaco-magnésien, et chez lequel un nouveau calcul s'était formé.

» Ce malade, âgé de quatre-vingt-deux ans, rendait une urine dont la couleur était à peine ambrée, et qui ne renfermait que des traces d'urée ; ce liquide acide tenait en solution du phosphate de chaux et du phosphate ammoniaco-magnésien, mais peu de mucus.

» Ces deux malades furent soumis pendant quelque temps à un traitement par l'eau minérale naturelle de Vichy, et leurs urines examinées alors présentèrent quelques changements.

» Ainsi, la première (n° 1) était devenue alcaline; elle ne renfermait plus que très peu de mucus ; elle contenait sensiblement du carbonate et de l'urate de soude et quelques phosphates alcalins, puis à peu près la même proportion d'urée.

» La seconde (n° 2), devenue aussi très alcaline, très putrescible, ne donna, comme dans le premier essai, que des traces d'urée, puis du carbonate de soude et des phosphates alcalins, ainsi qu'une légère quantité de carbonates terreux, déposés avec le mucus.

» Il paraîtrait donc vraisemblable qu'ici les calculs existant dans la vessie de ces malades avaient déjà éprouvé quelques modifications de la part de l'eau de Vichy, en formant avec le bi-carbonate de soude de nouvelles combinaisons.

» TROISIÈME QUESTION. — *Provoquer la disgrégation de quelques calculs, et voir si les graviers ressemblent à ceux des malades de M. Petit.*

» Les expériences entreprises à Vichy, par M. Petit, puis par mon honorable confrère, M. Chevallier, sur la dissolution des calculs dans l'eau minérale de ce pays, démontrent d'une manière non douteuse l'action dissolvante de cette eau sur la plupart des pierres qui se forment dans la vessie.

» Cette action est toujours assez variable quant à son intensité, et cela en raison de la nature et de la cohésion des calculs vésicaux. Elle provient, en tout état de choses, de la présence du bi-carbonate alcalin et peut-être aussi de celle des bi-carbonates terreux qui l'accompagnent.

» Les remèdes proposés comme lithontriptiques, sous les noms de remèdes de mademoiselle Stephens, de lessive de Saunders, de tisane de Mascagni, de potion et de solution lithontriptiques, etc., etc., ne doivent leur action dissolvante qu'à la présence des carbonates de soude et de potasse qui s'y trouvent ou qui s'y forment, ou bien à celle de la chaux et de la soude qui y deviennent libres, comme l'a fait voir M. Chevallier.

» Enfin, les effets non douteux de certaines eaux minérales sur les calculs de la vessie, et surtout ceux des bi-carbonates alcalins, sont le résultat de l'action qu'exercent principalement ces sels sur l'acide urique libre ou combiné (base de la plupart des calculs), et sur le mucus qui leur sert de lien.

» Pour apporter encore de nouvelles preuves à l'appui de l'action dissolvante ou disgrégeante de l'eau de Vichy, nous avons fait immerger plusieurs calculs de nature différente dans des quantités déterminées d'eau minérale, tenue sans cesse à une chaleur de 35 à 45 degrés centigrades.

» Les calculs étaient fort différents, quant à leur nature, leur volume et leur texture. Ceux-ci, formés de phosphate calcaire et de phosphate ammoniaco-magnésien avec des traces d'acide urique, renfermaient peu de mucus ; leur cohésion était assez faible ; ceux-là, d'une couleur orangée ou jaune chamois, étaient plus ou moins gros, ovoïdes, formés de couches concentriques superposées, et leur composition donnait une grande quantité d'acide urique et d'urate d'ammoniaque, puis du mucus et un peu de phosphate; enfin les autres étaient très durs, mamelonnés, en fragments provenant d'un calcul primitif volumineux, et l'analyse y faisait reconnaître beaucoup d'oxalate de chaux, du mucus, ainsi qu'une certaine proportion d'acide urique, puis des traces de phosphate.

» Ces calculs ont été soumis isolément à l'action d'un litre d'eau minérale de Vichy, pendant quinze jours, et le liquide, à cette époque, fut remplacé pendant quinze nouveaux jours par une nouvelle dose semblable que l'on répéta une troisième fois.

» Chaque calcul avait donc eu le contact de trois litres d'eau minérale. Séchés alors, ils furent pesés, et le liquide, tiré à clair et filtré, fut analysé à part.

» N° 1. Un calcul assez gros, arrondi, lisse, couleur *nankin,* formé d'acide urique, d'urate d'ammoniaque, d'une petite quantité de mucus et de phosphates terreux, pesait, sec, 4^{gr},65.

» Au bout de six semaines de contact, il fut essuyé, séché et pesé de nouveau. Il avait perdu 1gr,73, c'est-à-dire 37,2 pour 100.

» N° 2. Un calcul de la même nature, mais plus petit, pesant, sec, 0gr,67, perdit 0,39, c'est-à-dire 58,2 pour 100.

» N° 3. Un calcul volumineux, scié en deux parties égales, composé de couches concentriques superposées, ayant une *écorce* moins lisse que les précédents, une couleur plus orangée, et présentant plus de cohésion, fut analysé ; il donna : acide urique prédominant, urate ammoniacal, mucus et phosphate terreux.

» Son poids, sec, était de 24gr,3, et, après six semaines, il perdit 2gr,8, c'est-à-dire 11,5 pour 100.

» N° 4. Un fragment de calcul, scié par la moitié, assez friable, d'une couleur blanchâtre, formé de zones peu épaisses, donna à l'analyse pour composition, savoir : à peu près parties égales de phosphate calcaire et de phosphate ammoniaco-magnésien, un peu de mucus, d'acide urique ou d'urate, et, dans son noyau, de l'oxalate de chaux.

» Il pesait, sec, 4gr,55, et perdit 1gr,35, c'est-à-dire 29,6 pour 100.

» N° 5. Enfin, un fragment mamelonné, brunâtre, très dur, offrant quelques couches concentriques, était formé en grande partie d'oxalate de chaux, avec de l'acide urique et du mucus.

» Il pesait 0gr,75, et perdit 0gr,13 d'acide urique c'est-à-dire, 17,3 pour 100.

» Il devint caverneux, lorsqu'on l'examina avec la loupe, mais perdit peu de sa cohésion.

» La dissolution plus ou moins complète de ces

calculs avait donc eu lieu par l'action prolongée de l'eau de Vichy sur eux.

» Cette dissolution s'opère avec quelques phénomènes qu'il est bon de rapporter.

» Après quelques jours d'immersion dans l'eau minérale, les calculs, ceux principalement où domine l'acide urique et l'urate d'ammoniaque, deviennent blanchâtres, opaques à leur surface et dans les parties qui indiquent les couches concentriques (lorsqu'ils sont sciés). Bientôt après, cette surface se fendille et il se détache une matière blanchâtre en petits feuillets qui se précipitent au fond du vase; cette matière recueillie est formée d'urate de soude. L'action continuée ainsi sur le calcul, de nouvelles croûtes se détachent et se précipitent ou se dissolvent en partie dans l'eau surnageante.

» Le calcul devient alors ordinairement friable et souvent très facile à briser. Quelquefois même il se fendille naturellement, parce que l'eau minérale, en s'infiltrant entre les couches qui le composent, gonfle en partie le mucus, puis en dissout une certaine quantité et réagit aussi sur les principes de ce calcul pour former de nouvelles combinaisons qui, par leur arrangement, tendent à en écarter les molécules. Il se fait là une sorte de lithotritie naturelle.

» L'eau minérale de Vichy agit donc ici, non seulement parce qu'elle dissout une partie des principes du calcul, mais encore parce qu'elle amène la disgrégation de ses diverses parties et le dispose à être facilement divisé, soit naturellement, soit par les moyens mécaniques.

» Quant à l'eau de Vichy décantée, après son

contact avec les concrétions, elle renferme en solution, outre différents sels qui la minéralisent, des restes de bi-carbonate alcalin, puis de l'urate de soude ou des phosphates alcalins, ainsi que des traces non équivoques de mucus.

» Dans l'essai n° 4, où le calcul mis en expérience avec l'eau de Vichy était à base de phosphates calcaire et ammoniaco-magnésien, il y eut dans l'eau filtrée indice de phosphate alcalin, et dans le dépôt précipité au fond du vase on trouva, à côté de l'urate de soude, des carbonates de chaux et même de magnésie.

» QUATRIÈME QUESTION. — *Comparer les fragments de calculs aux graviers des individus ayant la gravelle.*

» Les fragments de calculs rendus naturellement par les malades calculeux soumis à l'eau de Vichy m'ont paru en général à angles plus aigus et d'une forme moins arrondie que ceux que forment les graviers.

» Cette disposition anguleuse des fragments dont nous parlons tend à faire présumer qu'ils proviennent d'un calcul disgrégé ou brisé par une cause quelconque, et qu'ils n'existaient pas tels primitivement dans la vessie.

» CINQUIÈME QUESTION. — *Que prouve la couche blanche d'urate de soude à la surface du calcul ovalaire de M. Ballivet? Est-ce une formation nouvelle? Est-ce une preuve de dissolution commencée?*

» Cette couche ou efflorescence, en partie dissipée par le frottement du calcul, était bien réellement due à de l'*urate de soude*. D'après les essais qui précèdent (troisième question), on ne saurait se refuser à penser qu'elle est le résultat d'un commencement de dissolution et d'action de l'eau de Vichy sur le calcul dont la couche extérieure était composée d'acide urique.

» SIXIÈME QUESTION. — *Les fragments rendus portent-ils des traces évidentes de dissolution?*

» J'ai examiné un assez grand nombre d'échantillons de calculs rendus naturellement à la suite de l'administration de l'eau de Vichy, tant en bains qu'en boissons, et remis par M. Petit; je puis dire que tous ont présenté des marques évidentes de dissolution, dont l'effet était visible, soit à l'œil nu, soit à la loupe.

» Ainsi :

» 1° Calcul de M. Longperrier.

» Ce calcul d'acide urique, en zones circulaires et de forme lenticulaire, a été attaqué à la surface, sur son écorce.

» 2° Calculs de M. Fray de Fournier.

» Il en existe trois de forme pyramidale, et composés d'acide urique et de phosphate. Examinés à la loupe, ils sont crevassés et couverts de gerçures par suite de l'action de l'eau de Vichy.

» 3° Calcul de M. Ballivet.

» Ce calcul, d'une couleur rouge orange intense, ovoïde, lisse à sa surface et formé d'acide urique, était recouvert d'une efflorescence blanche d'urate de soude produit par la réaction de l'eau alcaline sur la partie externe de cette concrétion.

» 4° Calcul de M. Cham....

» Il était jaunâtre, composé d'acide urique avec des traces d'ammoniaque. A l'œil nu, on le reconnaît criblé de pores et devenu spongieux, effet dû à l'action de l'eau de Vichy sur les principes qui le constituent.

» 5° Calcul de M. Chaumont.

» Ce calcul à base d'acide urique, avec des traces très minimes d'ammoniaque et de phosphate, est en cône, blanc, luisant, très poreux et attaqué profondément; sa couche extérieure est blanche et passée à l'état d'urate de soude.

» 6° Calcul de M. Larigandie.

» Les fragments, au nombre de six, rendus par ce malade, sont à base d'acide urique combiné à des traces d'ammoniaque et à une petite quantité de soude; ils sont très poreux, et il est facile de voir que l'eau minérale les a attaqués.

» 7° Calculs de M. Fournier.

» Au nombre de trois, rendus le 22 juillet, le 8 août et le 30 du même mois (1838).

» Le premier était formé d'acide urique et était en plusieurs fragments. Le deuxième était un petit fragment de bois, servant sans doute de noyau, et recouvert encore de quelques parties salines, quand on l'examine à la loupe. Enfin, le troisième est composé de deux fragments très celluleux et d'un blanc jaunâtre visiblement attaqués.

» 8° Calcul de M. Valérix.

» Il est à base d'acide urique et de phosphate, en forme de champignon et évidemment corrodé.

» 9° Les fragments nombreux en petits feuillets, formés d'urate de soude, rendus par M. Dubar avec les urines, proviennent de la réaction de l'eau de Vichy sur un calcul *urique* existant dans la vessie.

» J'ai vu, en outre, il y a plus d'un an, chez mon confrère M. Chevallier, des calculs vésicaux de diverses natures, très attaqués, devenus poreux, crevassés et spongieux, par suite de l'action de l'eau de Vichy sur eux.

RÉSUMÉ.

» En résumant les faits qui découlent de ces expériences, il résulte :

» 1° Que l'eau minérale naturelle de Vichy, ainsi probablement que toutes les eaux alcalines gazeuses, agit d'une manière non douteuse sur les calculs des voies urinaires ;

» 2° Que les effets de l'eau minérale sur ces calculs consistent, non seulement dans la dissolution sensible de plusieurs principes de ces concrétions, mais encore dans la désagrégation de leurs ingrédients : d'où résulte, d'une part, la diminution de volume de ces calculs, diminution qui peut amener leur expulsion naturelle hors de la vessie par les urines ; de l'autre, leur division, naturelle aussi, qui conduit aux mêmes résultats, ou enfin leur plus grande friabilité qui favorise singulièrement les efforts mécaniques de la lithotritie pour les réduire en poudre ;

» 3° Que les calculs mis directement en contact avec de l'eau de Vichy, et les fragments rendus naturellement par des calculeux soumis à une certaine médication par cette eau minérale, offrent des traces évidentes de l'action dissolvante ou disgrégeante de ce liquide, soit dans leur diminution en poids, ou dans les nouvelles formes qu'ils présentent. »

On voit que toutes les expériences chimiques que M. O. Henry fut conduit à faire pour éclairer la commission confirment complétement tout ce que j'avais écrit, avant que la question fût soumise à l'Académie, sur l'action que les alcalis exercent sur les calculs urinaires.

Après ce rapport, M. le ministre du commerce et des travaux publics s'entendit avec le conseil général d'administration des hôpitaux de Paris, et ce conseil nomma une commission composée de MM. Blandin et Bérard, chirurgiens des hôpitaux, et de M. Civiale, qui fut chargée d'examiner les malades calculeux qu'il y aurait lieu d'envoyer aux eaux de Vichy, conformément à la demande de l'Académie de médecine et aux instructions du ministre.

Bien que le conseil général eût décidé que quatre calculeux seraient mis à ma disposition, un seul, dont je donnerai l'observation plus loin, me fut envoyé, et ce ne fut pas la commission qui me le procura; il fut pris à l'hôpital Beaujon, dans le service de MM. Marjolin et Laugier, qui voulurent bien, sur ma demande, et avec le consentement du malade, le mettre à ma disposition. La commission, bien que ce fût sa mission, et qu'il y eût fréquemment des calculeux à opérer dans les hôpitaux, n'en trouva aucun à m'envoyer; et cependant, ne pouvant pas rester à Paris pour en chercher et les faire sonder par la commission, car il fallait qu'elle en explorât la vessie avant et après le traitement, pouvais-je mieux m'adresser qu'aux membres qui la composaient? N'étaient-ils pas placés, comme chirurgiens des hôpitaux, mieux que personne pour en trouver? N'en avaient-ils pas sous la main?

En considérant tous les obstacles que j'avais à

surmonter pour arriver seulement à faire rigoureusement quelques expériences pratiques, comme on devait les exiger dans un cas semblable, et comme elles devaient être faites, afin de ne laisser aucun doute dans l'esprit de personne, je compris combien il était quelquefois difficile de démontrer les choses qui sont, en apparence, les plus simples.

Cependant mon confrère, M. Leroy-d'Étiolles, qui n'était pas satisfait du rapport qui avait été fait à l'Académie de médecine, voulait en obtenir un autre, mais, bien entendu, il le désirait favorable. Il crut qu'il serait plus heureux en changeant de terrain, et, cette fois, il s'adressa à l'Académie des sciences. Une commission, composée de MM. Gay-Lussac et Pelouze, fut nommée, et M. Pelouze en fut le rapporteur.

Lorsque j'en fus instruit, comprenant combien, dans une question si nouvelle, si peu ou si mal étudiée jusque-là, sur laquelle d'ailleurs il était si difficile de se faire une opinion sans une longue expérience pratique; comprenant, dis-je, combien il était facile, même aux hommes les plus capables et les plus consciencieux, de se laisser égarer, je fus voir M. Pelouze, afin de mettre sous ses yeux tous les noyaux ou débris de calculs qui avaient été rendus par des malades soumis à l'action des eaux de Vichy, et que j'avais recueillis. Il me semblait, tant ces débris de calculs étaient remarquablement attaqués, corrodés par l'action de ces eaux, qu'il devait suffire, à un homme aussi habitué que lui à juger de l'action des agents chimiques, de les examiner avec un peu d'attention pour acquérir une conviction favorable à mes opinions sur la dissolution de ces calculs. Je le priai cependant de vouloir bien, avant de faire son rapport, nous réunir devant lui, M. Leroy-d'Étiolles et moi, afin que je pusse combattre les assertions de mon confrère, et lui démontrer, les pièces sous les yeux, l'exactitude des miennes. Je lui remis en même temps un assez grand nombre de calculs urinaires, le reste de la collection que j'avais eu beaucoup de peine à former, pour qu'il pût les envoyer à Vichy, ainsi qu'il m'en avait exprimé le désir, et répéter les expériences que j'avais faites moi-même, en faisant plonger ces calculs pendant un certain temps dans une de nos sources.

Quelque temps après, le 21 mars 1842, M. Pelouze fit son rapport, sans que j'eusse été appelé, comme je le lui avais demandé, à discuter la question devant lui, contradictoirement avec mon confrère.

Dans son rapport, M. Pelouze reconnaît qu'ayant soumis des calculs urinaires à l'action d'une des sources de Vichy (celle de *la Grande-Grille*), il a obtenu à peu près les mêmes résultats que moi, que M. Chevallier avait obtenus de son côté et que les avait obtenus, du sien, la commission qui avait fait, à l'Académie de médecine, le rapport que j'ai reproduit plus haut.

Il ne conteste pas l'efficacité des eaux de Vichy, et en général, des boissons alcalines, contre la gravelle; il veut bien même avouer que cette efficacité est généralement reconnue.

Il veut bien aussi ne pas nier complétement qu'il soit possible d'obtenir la dissolution ou la désagrégation de certains calculs urinaires; seulement, il croit que ce résultat ne peut être obtenu que dans des cas fort rares.

Il eût été en effet difficile de nier tout à fait la possibilité de semblables résultats; car, si les faits de dissolution qui ont été recueillis, soit par moi, soit par d'autres médecins, n'ont pas toujours été constatés rigoureusement, parce que les malades, une fois guéris ou au moins n'éprouvant plus aucun symptôme de la pierre, n'ont plus voulu consentir à se laisser sonder, il est cependant des cas dans lesquels l'exploration a été faite avant et après le traitement, et qui, par conséquent, démontrent de la manière la moins douteuse la possibilité de réussir au moins quelquefois. Toutefois, je n'ai jamais prétendu que l'on dût toujours réussir complétement; je sais, ainsi que le dit M. le rapporteur, car je l'ai dit moi-même avant lui, que lorsque les calculs sont très volumineux, et que surtout ils ont une grande dureté, une cohésion telle qu'ils ne peuvent être que difficilement pénétrés par les alcalis, et que, par conséquent, le mucus qui leur sert de lien et en quelque sorte de ciment ne peut être que faiblement attaqué; je sais, dis-je, qu'alors leur désagrégation est nécessairement très lente, et peut-être même, dans quelques cas, tout à fait impossible; d'où il résulte que, dans ces circonstances, bien qu'on soulage presque tous les malades, on en trouve peu qui aient assez de persévérance pour attendre leur guérison complète de la seule action des boissons alcalines. Quoi qu'il en soit, il n'en est pas moins démontré pour moi aujourd'hui que toutes les fois que les calculs ne seront pas très volumineux, ni d'une trop grande dureté, il y aura de très grandes probabilités de pouvoir les détruire complétement au moyen des boissons alcalines. Je n'entends pas parler ici, bien entendu, des calculs d'oxalate de chaux, qui, lorsqu'ils seront purs, résisteront probablement toujours à cette médication.

La seule objection sérieuse dans le rapport de M. Pelouze contre l'emploi des boissons alcalines, celle que reproduisait sans cesse M. Leroy-d'Étiolles, qu'il espérait surtout pouvoir faire prévaloir, objection d'ailleurs déjà soulevée par Proust et par Marcet, c'est que l'usage longtemps continué de ces boissons, et à doses élevées, peut, *en neutralisant les acides libres de l'urine, favoriser la formation de calculs de phosphate et de carbonate de chaux et de magnésie.*

Je reproduirai d'abord ici textuellement, d'après le rapport, le passage où sont indiquées les circonstances dans lesquelles M. Leroy dit avoir rencontré des calculs phosphatiques. « Ces cas, dit M. le rapporteur, se sont présentés, d'après l'auteur (M. Leroy), chez des personnes atteintes de catarrhe vésical, chez lesquelles l'urine était altérée et retenue dans la vessie par un obstacle à son cours. *Il ne les a pas remarqués dans d'autres circonstances,* et, suivant lui, la diathèse phosphatique qui se manifeste alors est une suite même de l'état inflammatoire de la vessie. »

Ainsi mon confrère, qui ne néglige jamais aucun argument, bon ou mauvais, pour soutenir son opinion, est obligé de reconnaître qu'il n'a pas rencontré un seul malade qui, hors des circonstances que je viens de rappeler, lui ait présenté des calculs phosphatiques. Mais ensuite, je l'avoue, je ne puis pas comprendre comment les cas dont on parle pourraient prouver que les boissons alcalines peuvent être pour quelque chose dans la formation, en pareilles circonstances, de calculs phosphatiques? Est-ce que M. Leroy-d'Étiolles n'aurait jamais rencontré de calculs phosphatiques que chez des malades ayant fait usage des eaux de Vichy? N'en rencontre-t-on pas tous les jours de cette nature chez des malades qui se trouvent dans les conditions indiquées, et sans qu'ils aient jamais fait usage d'aucune boisson alcaline? Ce qui m'étonne, c'est que M. le rapporteur, au mérite duquel je me plais d'ailleurs à rendre hommage, se soit contenté de pareils faits pour établir son opinion, et pour avancer qu'*il paraît bien certain que les boissons alcalines peuvent, dans quelques circonstances, déterminer des dépôts calculeux dans la vessie.*

Si l'on a rencontré des calculs phosphatiques chez quelques malades qui avaient fait usage de boissons alcalines, n'est-il pas plus que probable que ces calculs existaient déjà avant l'emploi de ces boissons; que l'on avait affaire à des sujets qui avaient, avec la pierre, quelque affection grave des voies urinaires, ou quelque obstacle à l'excrétion facile de l'urine, ce qui amène presque nécessairement, par suite du séjour de l'urine dans la vessie, un catarrhe purulent et l'état ammoniacal de l'urine. Ce qui vient à l'appui de cette opinion, c'est que M. Leroy-d'Étiolles avoue lui-même que ce n'est que dans de semblables circonstances qu'il a vu se développer des calculs phosphatiques.

Si M. Pelouze était médecin, je me permettrais de lui dire que c'est au moins bien légèrement qu'il a émis l'opinion que *les boissons alcalines peuvent, dans quelques circonstances*, — il ne dit pas lesquelles, — *déterminer des dépôts calculeux dans la vessie;* mais dans cette question, il n'est que chimiste; il a cru seulement pouvoir accepter les faits avec la couleur qui leur a été donnée, et il n'était pas obligé de savoir, si on ne le lui a pas dit, que des faits pareils se rencontrent journellement chez des malades qui ne font point usage de boissons alcalines. Il est vrai que M. Pelouze ajoute, comme s'il n'était pas bien pénétré de l'opinion qu'il émet: « Nous nous garderons bien de tirer, des observations que nous venons de rapporter, la conclusion que les eaux minérales alcalines doivent être rejetées de la thérapeutique, soit dans le traitement de la gravelle, soit dans celui de la pierre. » Je comprends en effet la prudence de M. Pelouze; car si tous les faits dont lui a parlé M. Leroy-d'Étiolles ressemblent à celui qu'on a été chercher dans Marcet, ils prouvent, suivant moi, tout justement le contraire de ce qu'on a voulu leur faire dire. Voici ce fait. Le malade dont parle cet auteur s'étant mis pendant un grand nombre d'années à l'usage des carbonates, son calcul, qui était formé d'acide urique, *s'usa peu à peu, sans toutefois se dissoudre* — je m'étonne que M. Pelouze n'ait pas vu de suite qu'il s'est fait là une désagrégation —; le malade rendait quelquefois des graviers phosphatiques, et, à sa mort, on trouva dans la vessie *une partie* du calcul d'acide urique, avec plusieurs petites concrétions de phosphates terreux.

Je n'ai pas besoin de faire remarquer que l'on a cité ce fait parce que le malade rendait quelquefois des graviers phosphatiques, et qu'à sa mort, on trouva dans la vessie, avec une partie d'un calcul d'acide urique, plusieurs petites concrétions phosphatiques, d'où l'on a cru pouvoir conclure que ces petites concrétions phosphatiques étaient le résultat de l'usage que le malade avait fait de boissons alcalines. On voit que c'est toujours la même manière de raisonner. Parce qu'on trouve quelques petites concrétions phosphatiques dans la vessie, ce sont toujours nécessairement les boissons alcalines qui en sont la cause ; on ne veut pas absolument se rappeler que l'on trouve journellement des calculs de cette nature chez des malades qui n'ont jamais bu une goutte de boissons alcalines. Tout cela me paraît bien peu logique, et il me semble qu'il est bien plus rationnel de penser que, dans ce cas, puisqu'on reconnaît que le calcul d'acide urique était usé, que le malade avait rendu des graviers de phosphates, et qu'on ne trouvait plus que de petites concrétions de cette nature dans la vessie ; il me semble, dis-je, qu'il est bien plus rationnel de penser que, dans ce cas, on a eu affaire à un calcul d'acide urique et de phosphate de chaux, ce qui se voit souvent, et que, par l'effet des alcalis, il y a eu en même temps dissolution et désagrégation de la partie du calcul qui était formée d'acide urique, et désagrégation de la partie qui était composée de phosphate de chaux.

Si la théorie a pu faire naître chez M. Pelouze une crainte semblable à celle qu'il exprime dans son rapport, et qui se trouve en opposition avec l'opinion de tous les autres chimistes qui ont examiné la question, n'aurait-il pas dû au moins, avant de faire son rapport, s'enquérir si cette crainte se trouvait justifiée par la pratique ? N'aurait-il pas dû faire la réflexion que, depuis des siècles, des malades, en très grand nombre, boivent de l'eau de Vichy, sans que jamais personne ait fait la remarque que cette eau leur donnait la pierre? Ne savait-il pas que M. le docteur Lucas qui, pendant trente-deux ans, a administré lui-même les eaux de Vichy à un très grand nombre de malades, avait souvent répété à M. d'Arcet, collègue de M. le rapporteur à l'Académie des sciences, et qui vivait encore à l'époque où il a fait son rapport, qu'il n'avait jamais observé de calculs d'aucune espèce chez les malades qui venaient habituellement à Vichy? Ne connaissait-il pas les observations faites par M. d'Arcet sur les ouvriers qui passent une grande partie de leur vie dans les fabriques de soude, ayant presque toujours l'urine alcaline, et qui prouvent que ces ouvriers se portent parfaitement et n'ont jamais la pierre? Comment d'ailleurs un chimiste aussi éminent que M. Pelouze, dont le mérite est si réel et si bien connu de tout le monde, a-t-il pu conclure aussi rapidement de quelques expériences de laboratoire, que les choses devaient nécessairement se passer de la même manière dans la vessie? Ignore-t-il que, dans un liquide où il y a tant d'éléments réunis, il est impossible à la chimie de calculer ce qui s'y passe? Ne sait-il pas, comme chimiste, que les sels phosphatiques que l'on redoute tant de voir se précipiter, ont d'autant plus de chances de rester en dissolution dans l'urine, que ce liquide contient déjà un plus grand nombre d'autres principes en dissolution? Ne sait-il pas enfin qu'il suffit d'un élément en plus ou en moins dans ce liquide, pour que tel autre élément y reste en dissolution ou en soit précipité? Je citerai, à l'appui de cette dernière assertion, un fait que M. Pelouze connaît sans doute aussi bien que moi. On sait que l'oxyde ferreux est précipité par les alcalis. Eh bien, qu'on ajoute une grande quantité de matières organiques non volatiles, et l'oxyde ferreux n'est plus précipité par les alcalis. Il en est de même pour l'oxyde ferrique.

Que les chimistes le sachent donc bien ! La vessie est encore une bouteille à l'encre dans laquelle ils n'ont pas tout vu. Il faudrait donc être prudent, quand on ne parle de ce qui s'y passe que d'après quelques expériences de laboratoire; car, en agissant autrement, on peut commettre des erreurs qui peuvent avoir de graves conséquences; et ne sait-on pas que, quand il arrive à un corps aussi grave que l'Académie des sciences d'en commettre, il faut bien longtemps ensuite pour réparer le mal qui a été fait? D'ailleurs, comment M. Pelouze n'a-t-il pas vu que, si les faits et les raisonnements présentés par M. Leroy-d'Etiolles n'étaient pas une pure illusion, on pourrait aller à coup sûr chercher des carrières dans les vessies de tous les ouvriers qui travaillent dans les fabriques de soude ; tandis qu'au contraire, il est constant qu'ils n'ont jamais ni la gravelle ni la pierre? En vérité, quand on voit l'Académie des sciences s'en laisser imposer jusqu'au point de venir déclarer à la face de l'univers que les eaux de Vichy peuvent donner la pierre, on se demande ce qu'on ne parviendra pas à faire croire désormais à un corps savant.

Mais aussi les personnes qui fréquentent les Académies savent comment, ordinairement, les choses s'y passent. Si un mémoire sur une question plus ou moins importante est lu devant une Académie, ou lui est tout simplement adressé, on l'envoie à une commission. Le plus souvent, à moins qu'il ne s'agisse d'une très grande question, dont, par exemple, la solution soit demandée par le gouvernement, un seul membre de cette commission s'en occupe plus ou moins sérieusement; c'est celui qui est chargé du rapport à faire, si toutefois il lui convient de le faire jamais, ou s'il ne l'oublie pas; les autres signent ce rapport de confiance, ou sont censés l'avoir signé; car il arrive quelquefois, cela s'est vu, que le rapporteur le lit en séance publique et donne les conclusions de la commission, sans que les autres membres de cette commission en aient eu communication, sans qu'ils en connaissent le premier mot. Il faut ajouter que si ce rapport ne traite pas d'une question très importante, aux yeux de l'Académie, ou très piquante, la lecture n'en est pas écoutée ou ne l'est que comme on écoute quand on est distrait ou que l'on cause de tout autre chose avec ses voisins. Quand encore il y a discussion sur le rapport, les membres qui ne l'avaient pas écouté ou qui l'avaient mal entendu, ainsi que tous ceux, en assez grand nombre, qui, par la nature de leurs études, ne sont pas très familiarisés avec la question traitée, peuvent arriver à la connaître, à baser leur jugement; mais lorsqu'il n'y a pas de discussion, comme cela arrive assez souvent à l'Académie des sciences, et que l'approbation des conclusions est mise aux voix, n'arrive-t-il pas, j'ose dire bien souvent, et j'en appelle à la conscience de MM. les académiciens, que quelques membres lèvent la main, c'est-à-dire approuvent les conclusions, sans avoir une conviction personnelle bien rigoureusement établie? Mais une académie est assez généralement disposée à se croire infaillible, et, par une conséquence toute naturelle, à penser que le rapporteur d'une commission qu'elle a nommée, doit l'être aussi, et ils votent de confiance, sur la foi du rapporteur. Le président, après la contre-épreuve, prononce alors les paroles sacramentelles suivantes : *Les conclusions du rapport sont adoptées*, et le bon public, qui lit, le lendemain, le compte rendu de la séance, et qui ne sait pas comment la chose se fait à l'Académie, croit avoir l'opinion bien mûrie, et devant faire loi, du premier corps savant du monde, ce que ce corps savant pourrait, en effet, parfaitement lui donner, s'il voulait s'en donner la peine. Quant au pauvre auteur du mémoire, à qui l'on veut bien permettre d'écouter, à condition de toujours se taire, quelles que soient les hérésies qui viennent quelquefois blesser ses oreilles ; il a bien le droit d'écrire, le lendemain, à l'Académie, pour lui dire qu'il croit qu'elle s'est trompée ; mais c'est déjà un peu tard, et d'ailleurs une académie ne peut pas se tromper, ou, si elle se trompe, elle ne peut pas se déjuger ; ce serait compromettre sa dignité.

Pour en revenir à la question qui nous occupe, je dirai que M. Pelouze n'a oublié qu'une seule chose dans son rapport, mais qui a bien une certaine importance, ça été, avant d'avancer *qu'il paraît bien certain* que les boissons alcalines peuvent, dans quelques circonstances, déterminer des dépôts calculeux dans la vessie, de nous dire *s'il est bien certain*, lui, qu'il y ait dans l'urine alcalisée, sécrétée alcaline, comme cela arrive quand on fait usage d'eau de Vichy, *des phosphates et des carbonates de chaux*, qui sont les sels qui, suivant lui, peuvent déterminer les dépôts calculeux dont il parle, et, dans le cas où ces sels existeraient réellement dans l'urine alcalisée, *s'il est bien certain* qu'ils se déposent sous l'influence des boissons alcalines. C'est ce que j'aurais désiré qu'il voulût bien nous apprendre dans son rapport, et j'ai été fort étonné, je l'avoue, qu'il ne se soit pas élevé une seule voix dans l'Académie pour le lui demander.

J'avais souvent essayé de l'urine alcalisée avec des réactifs, pour m'assurer du fait, et je croyais être bien certain de n'avoir pas vu de précipités de phosphate et de carbonate de chaux; mais je ne suis pas chimiste, et, après avoir entendu le rapport de M. Pelouze, j'ai craint de m'être trompé, de n'avoir pas bien fait mes expériences, et j'ai voulu de suite les recommencer, ou plutôt prier un habile chimiste de les faire sous mes yeux. J'avalai donc, en moins d'une heure, deux litres d'eau de Vichy, au risque, d'après ce que je venais d'entendre dire à M. Pelouze, de déterminer la formation d'une pierre dans ma vessie, et deux heures après, mon urine étant alcalisée, je me rendis chez M. Caventou, qui est assez bon chimiste, comme tout le monde sait, pour que M. Pelouze ne puisse pas le récuser. Après avoir bien constaté que mon urine était parfaitement claire, qu'elle était très alcaline et qu'il ne s'en précipitait rien, il y mit une dissolution de sous-carbonate de soude, et elle ne perdit rien de sa transparence; il y mit alors de l'oxalate d'ammoniaque, et elle resta toujours parfaitement claire; tandis que, lorsqu'il y ajouta une très minime quantité d'un sel de chaux, il y eut à l'instant un précipité très marqué.

Je viens encore de répéter la même expérience avec M. Chevallier, et nous avons obtenu les mêmes résultats. Cela ne prouve-t-il pas, comme l'a pensé un autre chimiste, M. Longchamp, qui, frappé, comme moi, de l'assertion que contenait le rapport de M. Pelouze, l'écrivit à l'Académie, aussitôt après avoir lu ce rapport; cela ne prouve-t-il pas que l'urine qui est sécrétée alcaline ne contient ni phosphate ni carbonate de chaux, et que, par conséquent, il est impossible que ces sels se déposent dans la vessie pour former des pierres?

Il est très vrai que l'urine entraîne quelquefois, chez les malades qui l'ont alcalisée en buvant de l'eau de Vichy, de même que chez ceux qui n'en boivent pas, des phosphates de chaux et de magnésie, et même, dans quelques cas, un peu de carbonate de chaux; mais si M. Pelouze s'était donné la peine d'approfondir davantage la question, s'il n'avait pas cru un peu trop légèrement ce que lui disait M. Leroy-d'Étiolles, ce qu'il tenait tant à prouver, s'il avait étudié ce qui se passe quelquefois dans une vessie malade, il se serait bientôt convaincu que ces sels ne proviennent pas de l'urine, lorsqu'elle est alcalisée, bien entendu; il aurait dû même suffire, pour cela, à un chimiste aussi distingué que lui, aussi habile à rechercher et à saisir les causes probables de la formation des corps, de lire avec attention les notes que lui a remises M. Leroy-d'Étiolles; car mon confrère lui-même, sans s'en douter, lui a parfaitement indiqué l'origine de ces sels, lorsqu'il lui a dit que les calculs phosphatiques qu'il a rencontrés *se sont présentés chez des personnes atteintes de catarrhe vésical*, chez lesquelles l'urine était altérée et retenue dans la vessie par un obstacle à son cours; *qu'il ne les a pas rencontrés dans d'autres circonstances*, ce que savent d'ailleurs tous les chirurgiens qui ont eu l'occasion d'observer un grand nombre de calculeux, et que, suivant lui, *la diathèse phosphatique qui se manifeste alors est une suite même de l'état inflammatoire de la vessie.*

Il était impossible d'indiquer plus clairement l'origine des sels phosphatiques et du carbonate de chaux que l'urine contient alors; mais il est vrai de dire que M. Leroy-d'Étiolles, en communiquant ainsi à M. Pelouze le résultat de son expérience pratique, ne se doutait pas qu'il fournissait un argument contre ce qu'il voulait prouver, qu'il se prenait dans ses propres filets, et que M. Pelouze n'a pas abusé de sa confidence.

En effet, comme l'a remarqué M. Leroy-d'Etiolles, avec tous les chirurgiens qui ont vu beaucoup de calculeux, on ne rencontre de calculs phosphatiques que chez les sujets qui ont une inflammation catarrhale plus ou moins ancienne de la vessie, ou quelque autre altération plus ou moins grave de cet organe ou de la prostate. Alors, soit par l'effet d'une disposition diathésique particulière, chez quelques malades, soit comme un simple résultat de l'inflammation arrivée à un certain degré d'ancienneté et de gravité, ou augmentée quelquefois par la présence d'un calcul, de quelque nature qu'il soit, la membrane interne de la vessie sécrète un mucus abondant, plus ou moins altéré, et qui est alors chargé de sels phosphatiques. C'est donc dans ce mucus que se trouvent les sels qui peuvent devenir les éléments des calculs phosphatiques. Ces sels sont ordinairement entraînés au dehors avec le mucus auquel ils sont mêlés, avec lequel ils ont été sécrétés; mais ils peuvent aussi se réunir dans la vessie, se concréter au moyen de ce même mucus qui leur sert alors d'une sorte de ciment, et former ainsi des calculs, ce qui arrive surtout lorsqu'il y a un obstacle au libre écoulement de l'urine, et qu'elle séjourne longtemps dans la vessie. Ces concrétions se forment aussi particulièrement avec une très grande facilité et très rapidement, lorsque les sels phosphatiques, associés, comme nous venons de le dire, à un mucus vicié, rencontrent dans la vessie un calcul déjà formé, quelque gros gravier, par exemple, descendu du rein, et qui n'a pas pu s'échapper par le canal de l'urètre, ou un corps étranger quelconque qui leur sert de noyau autour duquel, par une certaine force d'attraction, ils viennent se déposer.

Lorsqu'on trouve dans la composition de ces calculs un peu de carbonate de chaux, ce qui est rare, il est alors très probable que l'affection inflammatoire de la vessie s'est étendue à la prostate ou au moins à la partie de la muqueuse qui la recouvre; on sait du moins que les calculs prostatiques sont les seuls qui soient composés de *carbonate et de phosphate de chaux.*

J'ai eu quelquefois l'occasion de recueillir, chez des malades ayant de ces affections de la vessie et de la prostate, du mucus plus ou moins chargé de matières salines blanchâtres, qui se dépose au fond du vase, comme une sorte de lait de chaux; je viens d'en faire analyser par M. Chevallier, provenant de cinq malades différents, et ces dépôts se sont toujours trouvés composés de mucus avec des phosphates seulement, ou bien avec des phosphates et un peu de carbonate de chaux.

On connaît, comme je viens de le rappeler, la tendance qu'ont les sels que contient l'urine ou le mucus fourni par la vessie, à se déposer autour des noyaux qu'ils rencontrent dans la vessie; soit un calcul, un bout de sonde ou tout autre corps étranger ; si donc l'urine alcalisée contenait des phosphates et du carbonate de chaux, et, en admettant que ces sels puissent y exister, s'ils pouvaient se déposer, comme le craint M. Pelouze, on devrait toujours en trouver à la surface des calculs composés d'acide urique, lorsque les malades affectés de cette espèce de calcul font usage d'eau de Vichy; or, j'ai fait analyser par divers chimistes un grand nombre de débris ou de noyaux de calculs de cette espèce, rendus sous l'influence des eaux de Vichy, et présentant des traces non équivoques de l'action de ces eaux, et jamais jusqu'à présent on n'a rien trouvé de semblable. On voit bien alors à leur surface une petite couche blanche, une sorte d'efflorescence, mais elle a toujours été trouvée uniquement composée d'urate de soude, c'est-à-dire d'une combinaison qui se fait entre l'acide urique qui forme la couche la plus extérieure du calcul, et la soude que l'urine contient, dans ce cas, à l'état de sous-carbonate; car, comme je l'ai déjà dit, d'après le mode d'action que les eaux de Vichy exercent sur ces calculs, c'est moins par la dissolution de l'acide urique qu'ils se détruisent, qu'en passant d'abord, par couches successives, à l'état d'urate de soude. A cet état d'urate de soude, la substance calculeuse est déjà plus soluble qu'à celui d'acide urique, et si l'on ajoute à l'action dissolvante qui s'exerce alors plus activement, celle que les alcalis produisent sur la matière animale qui sert de lien à toutes les couches, à toutes les parcelles qui composent le calcul, on comprendra l'opération qui a lieu dans ce cas, et qui a en même temps pour résultat, de dissoudre ces calculs, et de les désagréger, en en détachant successivement des parcelles ou en les fragmentant en éclats ou débris plus gros.

Ce n'est donc que lorsque l'urine n'est pas alcalisée que des sels phosphatiques provenant de cette source, car elle en contient alors, peuvent former des calculs ou se déposer par couches sur des calculs déjà formés ; toutes les fois, au contraire, que les malades font usage d'eau de Vichy, et que l'urine est sécrétée alcaline, non seulement elle ne dépose ni phosphate ni carbonate de chaux, et, par conséquent, elle ne peut pas fournir d'éléments aux calculs de cette nature, mais elle exerce sur ces calculs une action qui tend à les désagréger, et conséquemment à les détruire.

Il y a plus même, c'est que toutes les fois que l'urine est alcalisée, elle devient un obstacle à ce qu'il se forme aucune espèce de calcul, parce qu'il ne suffit pas que l'urine contienne des sels susceptibles de former des concrétions dans la vessie, il faut encore, pour que ces sels se concrètent, qu'ils trouvent dans la vessie une substance propre à les réunir, à leur servir de lien ; or, l'urine, lorsqu'elle est alcalisée, a précisément acquis, par là, une propriété qui enlève au mucus la qualité plastique qu'il avait auparavant, et sans laquelle il ne peut servir à former le lien nécessaire à l'adhésion de ces éléments. Si donc, dans ce cas, des sels se précipitaient, ils seraient entraînés par l'urine et ne pourraient pas former de pierres dans la vessie.

Une autre preuve à l'appui de ce que je viens de

dire, c'est que, lorsqu'il arrive, comme on en voit quelquefois des exemples, que des calculs se fragmentant naturellement dans la vessie, sans que les malades aient fait usage de boissons alcalines, c'est précisément lorsque la vessie est malade, qu'elle ne se vide pas ou qu'elle ne se vide qu'incomplétement, que l'urine s'est altérée par un séjour trop prolongé dans cet organe, et qu'elle a pris le caractère ammoniacal. C'est précisément parce que les calculs se trouvent alors baignés dans un liquide alcalin que le mucus qu'ils contiennent se trouve attaqué, en partie dissous et en partie gonflé, boursouflé, exactement comme lorsque les malades font usage d'eau de Vichy, et qu'ils se fendillent et se divisent en fragments plus ou moins nombreux.

J'allongerais beaucoup trop ce chapitre, et fort inutilement, si je voulais reproduire toutes les objections que j'ai été obligé de réfuter dans la longue polémique que j'ai eu à soutenir contre quelques chirurgiens lithotriteurs, et notamment contre MM. Leroy-d'Étiolles et Civiale (1) ; je crois d'ailleurs avoir répondu ici assez péremptoirement à toutes les objections principales, essentielles, qui m'ont été faites et en avoir dit assez, en suivant les différentes phases des discussions que cette question de la dissolution des calculs urinaires a soulevées, pour ne laisser aucun doute dans l'esprit de ceux qui voudront l'étudier sérieusement, sur la possibilité de

(1) Voir surtout le Mémoire que j'ai publié en 1838, et ma *Réponse à quelques allégations contre la dissolution des calculs urinaires*, imprimée à la suite du Rapport de M. Patissier sur l'emploi des eaux de Vichy dans le traitement de la goutte, publié en 1840 (ouvrages cités).

cette dissolution. Il en est cependant quelques unes qui m'ont paru si extraordinaires que je ne puis résister au désir de les reproduire, ne serait-ce que pour montrer jusqu'où peut se laisser aller l'imagination d'un homme à bout d'arguments.

En cherchant à expliquer comment se détruisent les calculs d'acide urique, lorsqu'ils se trouvent baignés dans de l'urine rendue alcaline, au moyen des eaux de Vichy, j'avais dit qu'avant de se dissoudre, les couches dont ils se composent passaient successivement, en se combinant avec la soude qui se trouve alors dans l'urine, à l'état d'urate alcalin, d'où il résultait une couche blanche, très douce au toucher; mais M. Civiale ne voulut pas accepter cette explication, il ne put pas comprendre que la couleur blanche dont je viens de parler pût tenir à une action exercée par les eaux sur la croûte extérieure de ces calculs; « car, me répondit-il, on ne conçoit pas comment une masse brune ou rouge d'acide urique produirait un urate de potasse ou de soude blanc: que deviendrait, ajouta-t-il, la matière colorante, au milieu d'une substitution qui ne pourrait se faire que molécule à molécule? »

On comprend qu'un pareil argument ne méritait pas une réponse sérieuse; aussi me suis-je borné à demander au célèbre lithotriteur, à ce membre de l'Académie de médecine, auquel l'Académie des sciences, ce premier corps savant du monde, a aussi accordé le titre d'associé libre, à ce *savant*, enfin, *qui ne comprenait pas comment une masse rouge d'acide urique pouvait produire un urate de soude blanc*, s'il ignorait qu'avec de l'huile jaune on fait tous les jours du savon blanc; que l'encre et l'alcali donnent du jaune, et que, dans mille et mille combinaisons chimiques, le composé n'a pas la couleur des composants.

Le même académicien n'a-t-il pas voulu expliquer aussi les fragmentations spontanées, qui s'opèrent quelquefois dans la vessie, par l'*action que les contractions de cet organe exercent sur les calculs.*

On conviendra que c'est nous donner là une interprétation tant soit peu impertinente, car il faut que M. Civiale ait compté trouver, chez ses lecteurs, une foi bien robuste, pour s'imaginer qu'il parviendrait à leur faire croire à un pareil tour de force de la part de la vessie. Je ne sais rien de comparable à cette interprétation, si ce n'est toutefois l'histoire phénoménale qu'il nous avait déjà donnée, et que M. Leroy-d'Étiolles lui a si souvent rappelée, de deux *haricots,* l'un qu'il a trouvé *au centre d'une pierre vésicale, portant un germe frais et comme en pleine germination* (1); l'autre qu'il suppose avoir pu passer de l'estomac dans la vessie *en suivant le torrent de la circulation* (2).

M. Civiale ne nous dit pas tous les ravages que le *torrent* en question a dû produire chez son malade, et cependant combien ce malheureux n'a-t-il pas dû être *raviné* pour qu'un haricot ait pu être entraîné, *par le torrent de sa circulation,* depuis l'estomac jusque dans la vessie !

C'est là une histoire intéressante que nous donnera sans doute un jour cet académicien. En attendant, revenons à la question qui nous occupe.

Conduit d'abord par la théorie, j'ai été ensuite

(1) *Rapport de M. Percy à l'Académie des sciences*, 1824, p. 29.

(2) *Nouvelles considérations sur les rétentions*, par Civiale, p. 115, 1825.

promptement convaincu, par les faits que j'ai été à même d'observer, de l'action que les alcalis, pris en boisson ou absorbés par la peau, exercent sur les calculs renfermés dans les voies urinaires ; l'explication que j'ai donnée de cette action reposait à la fois sur la théorie que je m'étais faite, et sur les faits pratiques que j'avais recueillis, lorsque les expériences chimiques que j'ai rapportées et dont on ne peut contester la rigoureuse exactitude, sont venues confirmer de la manière la plus complète la théorie que j'avais donnée et expliquer les résultats pratiques que j'avais obtenus. Mais, si j'ai tenu à démontrer *la possibilité* de détruire, soit par dissolution, soit par désagrégation, des calculs renfermés dans la vessie, je ne veux pas laisser penser que je me suis fait illusion jusqu'au point de croire que l'on peut réussir, dans tous les cas, à détruire ces calculs, à se passer toujours de l'opération ; je sais parfaitement qu'il en est quelques uns, ceux, par exemple, d'oxalate de chaux et même ceux de phosphate de chaux, sur lesquels les alcalis ne peuvent exercer qu'une très faible action, et que, dans ces cas, l'opération est et sera même probablement toujours le seul moyen d'en débarrasser les malades ; je sais même que, dans les cas de calculs d'acide urique et de phosphate ammoniaco-magnésien, qui sont ceux sur lesquels les boissons alcalines peuvent exercer le plus d'action, on ne réussira pas toujours, et il y a plusieurs raisons pour cela. Lorsqu'ils sont très volumineux, à moins qu'ils ne soient pas très durs, très compactes, qu'ils ne soient facilement pénétrés par l'urine alcalisée, de manière à pouvoir exercer une action un peu puissante sur la matière animale qui sert de lien à la substance calculeuse, on trouvera difficilement des malades qui voudront consacrer à ce traitement, sans se décourager et se laisser entraîner par tous les conseils dont ils sont ordinairement assaillis pour les déterminer à se faire opérer, tout le temps qui serait nécessaire pour détruire entièrement, dans ces conditions, un calcul d'un très gros volume. Parmi ces calculs, il en est, et plutôt encore parmi ceux d'acide urique que parmi ceux de phosphate ammoniaco-magnésien, qui ont une telle densité, dont la surface extérieure est si compacte et, par conséquent, si peu pénétrable par le liquide alcalin, dont l'action pourtant ne peut s'exercer qu'à la condition d'en pénétrer graduellement toutes les couches, qu'il est facile de comprendre qu'il faudrait un temps extrêmement long pour arriver à un résultat complet; et puis, il faut le dire, il n'est pas toujours facile d'être parfaitement fixé sur la nature d'un calcul renfermé dans la vessie; avec quelques raisons de croire que l'on a affaire à un calcul d'acide urique pur ou de phosphate ammoniaco-magnésien pur, ce calcul peut cependant se trouver formé de couches différentes, dont les unes peuvent être faciles à attaquer et à détruire, tandis que les autres peuvent être de nature à résister ; c'est ce qui arriverait s'il se trouvait constitué, par exemple, comme l'était un de ceux qui ont servi à mes expériences, celui indiqué au tableau sous le n° 8, et qui avait, au centre, un noyau d'acide urique; autour de ce noyau, une couche concentrique, très épaisse, d'oxalate de chaux pur; autour de cette couche, une autre, moins épaisse, d'acide urique et enfin une écorce de phosphate de chaux, d'un peu de phosphate ammoniaco-magnésien et d'oxalate de chaux.

La susceptibilité de certains malades, la difficulté pour eux de supporter assez longtemps la quantité d'eau minérale nécessaire pour entretenir l'alcalisation de l'urine, et à un degré suffisant pour agir sur les calculs, est aussi quelquefois un obstacle au traitement. Ces cas de difficile tolérance des boissons alcalines sont extrêmement rares, mais enfin on en rencontre quelquefois, et j'ai même rencontré quelques malades qui n'ont jamais pu supporter ces boissons, à quelque dose que ce fût, un, entre autres, chez lequel l'eau naturelle de Vichy elle-même, qui n'est cependant pas ordinairement purgative, agissait comme un purgatif si énergique, réduite même à la dose d'un demi-verre par jour, qu'il fallut renoncer entièrement à son usage; mais ce sont là, je le répète, de ces cas exceptionnels d'intolérance excessivement rares, comme on en rencontre d'ailleurs dans l'application de tous les remèdes.

Une autre condition dans laquelle il est difficile, et souvent impossible d'entretenir l'alcalisation, condition que j'ai déjà signalée, et notamment dans un mémoire que j'ai publié en 1843 (1), c'est lorsqu'il existe ou que, par une cause quelconque, il se manifeste pendant le cours du traitement une certaine surexcitation, de la fièvre ou quelque inflammation aiguë.

Quoi qu'il en soit, et à part ces cas exceptionnels, dont les conditions peuvent d'ailleurs changer par un traitement préliminaire, et qui ne présentent pas toujours, par conséquent, des empêchements absolus, j'ai la conviction, par tout ce que j'ai vu et parfaitement observé, que toutes les fois que l'on a

(1) *Des eaux minérales alcalines de Vichy.*

à combattre des calculs d'acide urique ou de phosphate ammoniaco-magnésien, qui sont les plus communs, il y a possibilité d'arriver, avec de la persévérance dans le traitement, à en débarrasser entièrement les malades, même lorsque ces calculs sont volumineux, s'ils n'ont pas une cohésion par trop grande, et, à plus forte raison, s'ils sont d'un petit volume. Bien que je regrette les débris de calculs que j'avais recueillis provenant de malades en traitement, et que j'ai remis à M. Pelouze avant qu'il ne fît son rapport à l'Académie, puisqu'il ne les a pas examinés avec assez d'attention pour y voir tout ce qu'ils présentaient de remarquable, sous le rapport de l'action que les eaux de Vichy avaient exercée sur eux, il m'en reste encore assez pour pouvoir démontrer cette action aux plus incrédules. Et, dans tous les cas, comme ce traitement, sagement dirigé, ne peut avoir aucun inconvénient, qu'il ne peut, au contraire, qu'améliorer l'état de la vessie, qui est souvent malade dans ce cas, et, par conséquent, mieux disposer les malades pour une opération, si elle est enfin jugée nécessaire, quelle raison peut-il y avoir pour ne pas en faire au moins l'essai? Si l'on ne réussissait pas toujours à détruire la pierre, ne pourrait-on pas quelquefois, comme j'en ai des exemples, améliorer assez l'état du malade, faire assez complétement cesser tous les symptômes douloureux de la pierre, pour éviter, surtout s'il était déjà d'un certain âge ou d'une santé plus ou moins altérée, les chances d'une opération? Je rappellerai, à cette occasion, que M. d'Arcet, qui était bon juge de l'action des eaux de Vichy, répétait souvent : Si j'avais la pierre, j'irais à Vichy.

Je parlerai à peine du traitement de la gravelle, surtout de celle d'acide urique, car on n'a pas osé contester l'efficacité des eaux de Vichy, et en général des boissons alcalines, contre cette affection, ce premier degré de l'affection calculeuse; tout le monde sait que les boissons alcalines sont le moyen le plus rationnel et le meilleur qu'on puisse lui opposer, à l'action duquel elle ne résiste pas, et qui doit être employé, non seulement pour faire disparaître les graviers, lorsque les malades en rendent, ou lorsqu'ils provoquent des coliques néphrétiques, mais ensuite comme moyen préservatif de son retour, et aussi, par conséquent, du retour de la pierre, lorsqu'on en a débarrassé la vessie.

Je dirai seulement ici que, bien que les calculs d'oxalates de chaux, non seulement à cause de l'insolubilité de ce sel dans les alcalis, mais même par la dureté ordinaire de leur cohésion, résistent à l'action des boissons alcalines, ou n'offrent que très peu de chances de désagrégation, cependant je crois avoir acquis la conviction par les quelques cas que j'ai eu l'occasion d'observer, que la gravelle de cette nature cède facilement à l'action des eaux de Vichy, c'est-à-dire que, les graviers formés étant expulsés, l'usage des eaux m'a paru, dans ce cas, en arrêter la formation et en empêcher le retour, tout aussi bien et aussi sûrement que dans le cas de gravelle d'acide urique.

Quant aux calculs de *cystine* ou *oxyde cystique*, je n'ai aucune idée arrêtée sur l'action que les boissons alcalines peuvent exercer, soit pour en empêcher la formation, soit pour les détruire dans la vessie. Je n'en ai observé, comme je l'ai dit, qu'un seul cas; les trois fragments que le malade a rendus successivement pendant qu'il faisait usage des eaux, la première année qu'il est venu à Vichy, feraient supposer, si l'on pouvait en juger par un seul fait, que ces calculs peuvent être désagrégés. Je dois pourtant ajouter que, sauf les côtés de ces fragments par lesquels il était évident qu'ils avaient été réunis dans la vessie, il n'y avait sur aucun point du reste de leur surface de traces auxquelles on pût reconnaître, comme sur d'autres calculs, une action destructive exercée par les eaux. Peut-être faudrait-il, pour attaquer les calculs de cystine, qu'ils fussent plongés dans un liquide alcalin plus concentré que ne peut le devenir l'urine des malades soumis à l'usage des boissons alcalines.

Quant aux moyens préservatifs de cette espèce de calculs, comme l'analyse chimique fait voir qu'ils contiennent une grande proportion d'azote, 34 parties sur 100, d'après M. Lassaigne, on doit croire que le régime végétal convient dans cette affection. Déjà M. Magendie a employé ce régime avec succès sur un malade qui rendait des graviers de cette espèce. Le sujet de l'observation était un jeune étudiant en médecine. Ce savant physiologiste, considérant que l'oxyde cystique est soluble à la fois dans les acides et dans les alcalis, pensa qu'en rendant l'urine alcaline, au moyen d'un bi-carbonate alcalin il parviendrait à dissoudre la gravelle dont ce jeune homme était affecté, ou au moins à en empêcher la reproduction, et il lui conseilla ce moyen conjointement avec le régime végétal. Le malade entretint son urine alcaline pendant trois mois, et il s'en trouva parfaitement.

Voici maintenant quelques faits pratiques de dissolution ou de désagrégation de calculs d'acide urique ou phosphatiques, plus ou moins volumineux. Ces faits seraient plus probants, plus concluants, je le sais, si les malades avaient pu toujours être sondés avant et après le traitement, afin de pouvoir bien constater la présence de la pierre dans la vessie et ensuite les résultats obtenus ; cela peut se faire et se fait dans un hôpital, parce que les malades sont obligés de s'y soumettre à tout ce que le chirurgien, chargé du service, juge nécessaire de faire, soit pour arriver à leur guérison, soit pour constater ensuite que cette guérison est effectivement obtenue et bien complète ; mais il n'en est pas de même avec des malades libres. Quand ils comprennent l'importance qu'il y a à s'assurer, avant le traitement, s'ils ont effectivement ou s'ils n'ont pas la pierre, ils consentent bien quelquefois à se laisser sonder ; mais quand ils vont mieux, et surtout s'ils ne souffrent plus, il est ordinairement très difficile de les décider à se laisser introduire une sonde dans la vessie, et j'avoue que, dans ma pensée, l'introduction d'une sonde n'étant pas toujours une chose tout à fait innocente, comme le savent tous ceux qui, dans ce cas, ont exploré beaucoup de malades, je n'insiste pas toujours. Je donne donc ces faits pour ce qu'ils sont, tels que je les ai recueillis ou qu'ils m'ont été communiqués, et je laisse à chacun le soin de les apprécier suivant sa raison et son jugement.

Parmi les observations de guérisons que l'on doit au fameux remède de mademoiselle Stephens, qui n'était autre chose, comme on sait, qu'un remède alcalin, il en est surtout une qui me paraît digne d'être citée, tant à cause du soin avec lequel elle a été recueillie, que parce que l'auteur, qui est en même temps le sujet de l'observation, a pris toutes les précautions possibles pour que son authenticité ne puisse pas être contestée. Elle est de Jacques Kirkpatrick, docteur en théologie et en médecine, qui rapporte l'état de souffrance dans lequel il était lorsqu'il entendit parler du remède en question, et l'effet de ce remède, observé jour par jour, depuis qu'il en eut commencé l'usage, jusqu'à sa parfaite guérison. Il résulte de cette observation qu'il rendit par l'urètre mille trente-six écailles de pierres, provenant probablement de cinq pierres qui s'étaient désagrégées dans la vessie, et dont les noyaux furent évacués à différents intervalles. Outre ces écailles, l'urine charriait très souvent une grande quantité de sable ou d'une matière épaisse et blanchâtre qui se déposait au fond du vase, et qui se durcissait par l'évaporation en une substance pierreuse; ce qui fait croire avec raison que ce sédiment n'était autre chose que la substance de la pierre plus désagrégée que les écailles dont nous avons rapporté l'énumération. Kirkpatrick, pour mieux prouver la vérité des faits rapportés dans cette observation, crut devoir la faire suivre de l'attestation de neuf membres du Parlement, d'un pareil nombre de théologiens, de huit médecins et de onze bourgeois (1).

Nathanaël Hulme, membre du collége royal de médecine de Londres, et médecin de la maison des Chartreux, rapporte l'observation d'un vieillard de soixante-treize ans, qu'il avait guéri de la pierre par l'usage intérieur du sous-carbonate de potasse. Ce qu'il y a de remarquable, c'est que ce médecin croyait, comme nous allons le voir, que, dans ce cas, l'acide carbonique était le seul dissolvant. Le

(1) *Journal des savants*, 1743.

malade en question souffrait tellement et avait essayé tant de remèdes sans succès, qu'il désirait l'opération, la regardant comme sa dernière ressource. « M'étant rappelé, dit Hulme, la faculté dont jouit l'air fixe (*acide carbonique*) de dissoudre la pierre, je me déterminai à éprouver ce que produirait dans le corps humain un remède imprégné de cet air fixe : pour cet effet, le malade prit, quatre fois par jour, quinze grains de sel alcali fixe de tartre (*sous-carbonate de potasse*), dissous dans trois onces d'eau ordinaire. Peu de jours après, je fus heureusement surpris d'apercevoir dans l'urine du malade plusieurs fragments de calculs et un corps muqueux blanchâtre semblable à une eau saturée de craie. Les faisceaux pierreux qui hérissaient cette matière blanchâtre, annonçaient assez son origine, et la faisaient reconnaître pour un calcul réduit à un état de ramollissement et de division. De jour en jour, le malade rendait une plus grande quantité de pierres et de corps crétacés ; de sorte que le calcul dont il était tourmenté semblait s'être dissous et avoir entièrement coulé avec les urines. Ce malade rendit ainsi, dans l'espace d'un mois, une quantité considérable de fragments pierreux de toute grandeur. Les uns n'avaient que l'épaisseur d'une lame très mince, d'autres formaient un volume plus considérable ; ce qu'ils avaient de commun était un côté convexe et lisse, et le côté opposé concave et raboteux ; d'où il est aisé de conclure qu'ils étaient les débris d'une grosse pierre. Au bout d'environ un mois de ce traitement, le malade était radicalement guéri (1). »

(1) *Observations sur la physique, sur l'histoire naturelle et sur les arts*, t. X, p. 16, 1777.

M. Robiquet, ayant appris de M. d'Arcet que l'usage des eaux de Vichy rend l'urine alcaline, d'acide qu'elle était auparavant, ce qu'il attribuait à la grande quantité de bi-carbonate de soude qu'elles contiennent, conçut l'espérance de pouvoir dissoudre les calculs d'acide urique par la solution aqueuse de ce sel. Le docteur Favrot, auquel il parla de cette idée, lui fournit bientôt l'occasion d'en faire l'épreuve sur un ancien négociant. Cet homme, âgé de soixante-quatorze ans, portait depuis plusieurs mois un calcul vésical, dont la présence, constatée par M. Marjolin, causait des douleurs tellement vives, qu'il était décidé à se soumettre à l'opération de la taille. M. Robiquet lui persuada d'essayer auparavant l'usage du bi-carbonate de soude, et, de concert avec le docteur Favrot, il lui prescrivit de boire chaque matin deux litres de solution de bi-carbonate de soude, à 5 grammes par litre. Au bout de peu de jours, le malade éprouva un mieux très sensible; les urines, devenues plus abondantes, déterminaient moins d'irritation à la vessie, et leur émission était rarement précédée de douleurs. Au bout d'un mois, se regardant comme complétement guéri, il voulut tout abandonner, et ce ne fut qu'avec assez de peine que M. Robiquet put le décider à continuer de boire au moins un litre de solution par jour (1). Trois mois après le commen-

(1) Cette observation de M. Robiquet me fournit l'occasion de faire remarquer que tous les malades éprouvent, dans ce cas, un soulagement extrêmement prompt, et que, si on n'en était prévenu, on pourrait les croire guéris, tandis que leurs calculs commencent seulement à être attaqués. Cela provient de ce qu'il se forme à la surface du calcul, par l'action du bi-carbonate de soude sur l'acide

cement de son traitement, le malade ressentit des douleurs assez vives dans l'urètre; il en sortit un peu de sang, et il rendit, en urinant, un petit calcul de la forme et de la grosseur d'une lentille. M. Robiquet reconnut que ce calcul était entièrement formé d'acide urique; les couches successives et toujours croissantes, qu'on distinguait bien nettement depuis le point le plus culminant jusque vers les bords, annonçaient que c'était le noyau d'une pierre plus volumineuse qui avait été usée et dissoute. M. Marjolin ne voulut pas sonder le malade après ce traitement, pour constater que la vessie était entièrement débarrassée, observant qu'il devenait inutile de le tourmenter, puisqu'il ne souffrait plus; il lui dit qu'il n'avait rien de mieux à faire que de continuer, pendant quelque temps encore, le traitement auquel on l'avait soumis (1). A l'occasion de cette observation de M. Robiquet, M. Boullay cita, à l'Académie de médecine, celle d'un individu calculeux qui avait éprouvé un grand soulagement par l'emploi exclusif d'eau alcaline gazeuse; et le docteur Bourdois dit avoir guéri, par l'eau de chaux seule, une dame qui souffrait de la gravelle depuis trente ans.

Un nouveau fait de dissolution d'un calcul urinaire par le bi-carbonate de soude, est rapporté par M. Loiseau, pharmacien (2). Il dit avoir obtenu un

urique, un urate alcalin qui est un sel soyeux, très doux au toucher, assez comparable, sous ce rapport, à de la craie de Briançon; d'où il résulte que la vessie est beaucoup moins irritée et que les douleurs du malade deviennent très supportables.

(1) *Séance de l'Académie de médecine* du 31 janvier 1826; et *Journal de pharmacie*, mars 1836, p. 124.

(2) *Journal de chimie médicale*. Paris, 1826, p. 593.

succès complet sur une jeune fille de vingt-cinq ans, qui, sondée par plusieurs de nos habiles chirurgiens, et l'existence de la pierre bien reconnue, fit usage de la solution de bi-carbonate de soude pendant trois mois et demi. Après ce traitement, elle fut entièrement débarrassée d'un calcul qui obstruait parfois l'urètre.

Voici quelques uns des faits que j'ai recueillis moi-même à Vichy.

— M. de M..., ancien magistrat, âgé de cinquante-deux ans, demeurant à Buzançois, département de l'Indre, s'aperçut pour la première fois, en 1826, qu'il rendait des graviers qui parurent être d'acide urique. Quelque temps après, il éprouva tous les symptômes de la pierre. Enfin, en 1829, il fut obligé de se soumettre à la lithotritie, qui lui fut pratiquée par M. le docteur Civiale. Cinq à six calculs furent broyés, et l'opération fut suivie, m'a-t-il dit, de divers accidents graves qui mirent sa vie en danger. Il se rétablit cependant, et jouit pendant quelque temps d'une bonne santé. La gravelle ayant reparu plus tard, il se trouva bien de l'usage qui lui fut conseillé par M. le docteur Bretonneau, du bicarbonate de soude. Néanmoins, rendant encore quelques graviers au commencement de 1835, et sentant surtout depuis quelque temps la présence d'un corps étranger dans la vessie, qui occasionnait quelques douleurs et qui venait souvent opposer un obstacle momentané à la sortie de l'urine, il se décida à venir à Vichy, où il arriva le 30 mai.

Il commença par boire à la fontaine de l'Hôpital, et fit ensuite usage de celle des Célestins. Cinq à six verres et un bain par jour suffirent pour donner à l'urine un degré d'alcalinité convenable, et dès le 8 juin, c'est-à-dire, après dix jours seulement de traitement, il rendit trois débris ou noyaux de pierre très petits, mais qui, à en juger par les différentes couches qu'on aperçoit très distinctement sur les faces qu'ils présentent, avaient évidemment appartenu à des calculs plus volumineux. A dater de ce moment, M. de M... non seulement ne rendit plus de graviers, mais encore n'éprouva plus aucune sensation qui pût lui faire craindre de n'être pas entièrement débarrassé. Cependant je crus devoir lui faire continuer encore son traitement jusqu'au 26 du même mois.

Depuis cette époque, M. de M... a vu quelquefois reparaître quelques graviers, mais toujours il les a combattus avec succès à l'aide du régime et du bicarbonate de soude, et il ne s'est pas formé de nouveaux calculs.

— M. H. de L..., âgé de cinquante et un ans, demeurant à Meaux (Seine-et-Marne), souffrait de la vessie depuis déjà deux ans, lorsqu'il vint me consulter à Paris, le 9 mai 1836, pour savoir si les eaux de Vichy pouvaient lui être utiles. Les questions que je lui adressai me donnèrent bientôt la presque certitude qu'il avait une pierre dans la vessie. Dans cette supposition, et le calcul me paraissant devoir être formé d'acide urique, je lui dis que j'avais la conviction qu'il pourrait guérir à Vichy, et, par conséquent, éviter l'opération; mais j'ajoutai qu'avant de s'y rendre, je désirais qu'il se fît sonder par un autre que par moi, par un chirurgien capable et bien connu, afin que, s'il avait, comme je le supposais, un calcul dans la vessie, sa présence pût être constatée d'une manière bien authentique. Il me promit de le faire.

Quelque temps après, étant alors à Vichy, je reçus une lettre de M. de L... qui m'apprenait que, d'après le conseil que je lui avais donné, il avait consulté un des praticiens les plus distingués de la capitale, mais que, ne pouvant pas, dans le moment, le sonder lui-même, il l'avait adressé à M. Leroy-d'Étiolles, en lui disant qu'il ne croyait pas que les eaux de Vichy eussent assez de puissance pour détruire un calcul ; qu'elles seraient excellentes s'il n'avait que la gravelle, mais que, s'il avait la pierre, il fallait préalablement la faire broyer et aller ensuite à Vichy.

M. Leroy-d'Étiolles sonda le malade, et il reconnut la présence d'un calcul qu'il crut être adhérent près du col de la vessie. Du reste, il dit que ce calcul lui paraissait peu volumineux, facile à déplacer et à broyer; mais, quant aux eaux de Vichy, il pensa également qu'elles seraient insuffisantes, et qu'il n'y avait, dans ce cas, d'autre ressource que l'opération. « Je revins à Meaux le même jour, m'écrivait M. de L..., ces messieurs m'ayant dit qu'il n'y avait aucun inconvénient, bien résolu de vous demander votre avis, monsieur, avant d'avoir recours à la lithotritie. Je ne fus pas mal le lendemain ; mais le surlendemain, les douleurs que j'éprouvais, par suite de l'exploration, devinrent beaucoup plus intenses, et furent accompagnées d'accès de fièvre qui ont duré pendant quatre jours, et m'ont laissé d'une faiblesse extrême. Me trouvant aujourd'hui beaucoup mieux, j'en profite bien vite pour vous prier, monsieur, de me dire ce que vous pensez de ma position.

Croyez-vous qu'il me suffira d'aller à Vichy? ou faut-il me faire opérer auparavant? »

J'étais tellement convaincu de l'efficacité des eaux dans un cas semblable, que je n'hésitai pas à l'engager de nouveau, et avec plus d'instance encore, à venir à Vichy, lui faisant remarquer que, puisqu'une simple exploration de la vessie lui avait donné la fièvre, on devait naturellement craindre que l'opération ne déterminât des accidents plus graves.

M. de L... prit, en effet, cette résolution. Il fit le voyage de Meaux à Vichy dans une voiture très douce et à petites journées; car depuis qu'il avait été sondé, il souffrait beaucoup plus qu'auparavant. La marche était plus pénible; ses douleurs lui semblaient surtout beaucoup plus vives, lorsqu'il éprouvait les secousses d'une voiture, et il arrivait alors souvent qu'il rendait une urine sanguinolente. Il paraît aussi que le calcul était réellement adhérent, ainsi qu'avait cru le reconnaître M. Leroy-d'Étiolles, et qu'en explorant la vessie, il l'avait, sinon complétement, au moins en partie déplacé, car, depuis ce moment, il arrivait fréquemment, lorsque le malade urinait, qu'il venait s'appliquer devant le col de la vessie, et interrompait alors momentanément le jet d'urine.

Arrivé le 19 juin à Vichy, M. de L... prit dès le lendemain un bain d'eau minérale et but 7 à 8 verres à la fontaine des Célestins. Comme il parut supporter très bien cette eau, le jour suivant il en but jusqu'à 15 verres. Son urine, qui était très acide auparavant, devint alors fortement et constamment alcaline. Enfin, au bout de très peu de jours, n'en éprouvant pas la plus légère incommodité, il but régulièrement de 22 à 24 verres d'eau par jour, indépendamment d'un bain qu'il prenait aussi chaque matin. Bientôt il s'aperçut qu'il souffrait de moins en moins. Le 30, il me disait qu'il ne ressentait plus aucune douleur en marchant, qu'en voiture même elles étaient extrêmement faibles, et qu'il ne s'apercevait plus guère de la présence de la pierre que parce qu'elle venait de temps en temps intercepter le jet d'urine. Enfin, le 7 juillet, après dix-sept jours seulement de l'usage des eaux, M. de L... vint m'annoncer, avec une grande satisfaction, qu'il venait de rendre le noyau de sa pierre. Étant au bain, il lui prit une envie d'uriner qu'il ne put satisfaire : le canal était obstrué et il y éprouvait de vives douleurs. Cependant, après quelques efforts, il finit par expulser ce noyau qu'il s'empressa de m'apporter. Pour m'assurer s'il ne restait plus rien dans la vessie, je lui conseillai de faire le lendemain une longue course à âne, et il fit en effet cinq à six lieues presque toujours au trot ou au galop. Cette course ne lui causa pas la moindre douleur. A dater de ce moment aussi, l'expulsion de l'urine devint parfaitement libre. Enfin il me parut si bien guéri que, le 14 juillet, je lui permis de partir.

Depuis cette époque, M. de L... boit de temps en en temps, soit un peu d'eau de Vichy naturelle, soit de l'eau ordinaire dans laquelle il met dissoudre une certaine quantité de bi-carbonate de soude, et sa santé est restée parfaitc.

Le noyau qu'il rendit, et que j'ai fait dessiner dans le mémoire que j'ai publié en 1837 (1), me

(1) *Ouvrage cité*, pl. 1re, fig. 2 et 2 *bis*.

parut offrir la preuve la plus irrécusable que l'on puisse donner de l'action des eaux de Vichy. En effet, comme le calcul conservait encore quelques points d'adhérence avec la vessie, ce que l'aspect du noyau paraissait du moins faire croire, il en est résulté qu'il a été beaucoup plus attaqué d'un côté que de l'autre, et que, par conséquent, les couches dont il se composait ont été mises à nu, si bien qu'on peut facilement les compter sur le noyau rendu. Ce qui prouve encore d'une manière incontestable l'action de l'eau, c'est que, précisément du côté où la dissolution est le plus avancée, on remarque trois petits points saillants qui montrent que là le calcul a résisté davantage à la dissolution.

Je fis voir ce noyau à M. Leroy-d'Étiolles qui, en en examinant avec moi les couches entamées et mises à nu, ne put s'empêcher de reconnaître là une action exercée par les eaux dont le malade avait fait usage.

— M. F... de F..., âgé de soixante-quatre ans, d'un embonpoint considérable, demeurant à Moulins (département de l'Allier), éprouva pour la première fois des coliques néphrétiques au mois de juin 1826 : elles durèrent quinze jours, et il finit par rendre deux graviers d'acide urique, qui avaient chacun la grosseur d'un grain de chènevis. Au mois de mai 1831, nouvelles coliques qui durèrent pendant un mois et nouvelle expulsion de deux graviers semblables aux deux premiers. Il rendit encore un petit gravier au mois de décembre 1832, après avoir souffert, cette fois, pendant une nuit seulement; mais à dater du mois d'août 1834, il commença à ressentir des douleurs à la vessie. Souvent, depuis, il rendit encore de petits graviers, et il en facilitait autant que possible la sortie au moyen de boissons diurétiques, mais sans que les douleurs qu'il ressentait à la vessie en fussent diminuées : elles étaient même si vives par moments qu'il ne pouvait presque plus alors se livrer à l'exercice de la marche. Depuis quelque temps aussi, il se plaignait fréquemment d'éprouver de la chaleur, de la douleur même le long de la verge et particulièrement à l'extrémité. Cet état de souffrance ne le quitta plus et ne fit, au contraire, que s'accroître jusqu'au milieu de l'été de 1836, époque où il prit la détermination de se rendre à Vichy.

Il arriva le 9 juillet, et il vint me voir aussitôt. Il avait tellement souffert des secousses de la voiture, pour venir de Moulins, que son urine en était devenue sanguinolente. J'aurais voulu le sonder, afin de m'assurer s'il existait, comme cela me paraissait probable, un calcul dans la vessie, et quel pouvait être à peu près son volume; mais il me fut impossible de l'y décider, tant cette opération lui inspirait de crainte. Je fus forcé de consentir à lui faire prendre les eaux, avec la seule probabilité de l'existence de la pierre.

Pendant les premiers jours du traitement, et sans doute à cause des douleurs de la vessie, que le voyage avait beaucoup augmentées, il se développa un gonflement œdémateux aux jambes, aux cuisses et au bas-ventre. Toutes ces parties devinrent tellement tendues, que je conseillai au malade de garder le lit et de cesser tout à fait les bains, mais sans discontinuer l'usage de l'eau en boisson, qu'il était arrivé graduellement à prendre à la dose de 15 à 20 verres par jour. Après quelques jours de repos, le gonflement œdémateux commença à diminuer et se dissipa bientôt entièrement. Le 22, c'est-à-dire au bout de dix-sept jours de ce traitement, ce malade rendit, après trois heures de souffrances, un calcul de forme anguleuse. Le 24, un second calcul s'engagea dans le canal, mais il ne put le rendre qu'après avoir vivement souffert pendant neuf heures et demie. Enfin ce même jour, six heures plus tard, mais cette fois sans souffrir, il expulsa un troisième calcul, aussi gros que les autres, mais de forme plus aplatie. Ces trois noyaux ou débris de calculs diffèrent de celui rendu par M. de L..., en ce qu'ils ne sont pas, comme lui, formés de couches concentriques, mais par une sorte d'agglomération de petits graviers étroitement unis. Usés par l'action de l'eau, on dirait qu'ils ont été polis; et la réunion des graviers dont ils se composent, leur donne une apparence marbrée.

Le lendemain, je conseillai au malade de monter dans une voiture très dure, et de faire une longue promenade. Il fit ainsi cinq à six lieues, sur une route fort mauvaise, sans éprouver le plus léger ressentiment des douleurs dont il se plaignait depuis deux ans.

Ce malade quitta Vichy le 8 août. Depuis, il m'a donné plusieurs fois de ses nouvelles; je l'ai même revu à Vichy, m'assurant que depuis qu'il avait rendu les débris de calculs dont je viens de parler, il n'éprouvait plus aucun ressentiment de ses anciennes douleurs.

— M. B..., âgé de quarante ans, demeurant à Liernais, près Saulieu (Côte-d'Or), était extrêmement goutteux et graveleux depuis douze ans, lorsqu'il vint à Vichy, le 5 juin 1836. — Je ne m'occuperai ici de l'action des eaux sur ce malade que parce que sa vessie renfermait un calcul depuis plusieurs mois, son observation fort intéressante, sous le rapport de la goutte, devant trouver sa place ailleurs. — Il avait eu fréquemment des coliques néphrétiques et il rendait beaucoup de graviers, dont quelques uns très gros. Sept mois auparavant, à la suite d'une de ces coliques qui fut très violente, il sentit tomber dans sa vessie un gravier qu'il jugea être d'un gros volume, et qui n'avait pu depuis trouver passage à travers le canal de l'urètre Ce gravier avait sans doute continué à augmenter de grosseur pendant les sept mois qu'il y était resté. Il le sentait parfaitement depuis cette époque, surtout parce qu'il venait souvent se placer devant l'orifice du canal de l'urètre et interrompre le jet d'urine. Mais depuis quelque temps aussi, les secousses du cheval ou de la voiture causaient des douleurs vives dans la vessie, des envies fréquentes d'uriner, des picotements à l'extrémité de la verge ; et l'urine devenait alors quelquefois d'un rouge noirâtre.

Le cinquième jour de l'usage des eaux de Vichy, le 11 juin, à deux heures après-midi, M. B... me fit appeler. Son calcul s'était engagé le matin dans le canal de l'urètre. Il avait pu cheminer, avec beaucoup d'efforts de la part du malade, jusqu'à la fosse naviculaire où il était arrêté, sans pouvoir avancer davantage, et où il formait une tumeur considérable. Le malade souffrait beaucoup, et le canal était si hermétiquement bouché, qu'il ne pouvait passer une goutte d'urine. Je pressai fortement ce corps étranger d'arrière en avant, et alors je pouvais en apercevoir l'extrémité par le méat urinaire qui me semblait d'une étroitesse extrême relativement au volume du calcul. Enfin, après quelques efforts, l'ouverture du canal finit par se dilater, mais non sans une légère déchirure, et le calcul jaillit à une assez grande distance, suivi d'un très gros jet d'urine.

Ce calcul était, à sa sortie, couvert d'une couche blanche, formée d'urate de soude. Il avait la forme et le volume d'une grosse fève, et, bien séché, il pesait 1 gramme et 6 centigrammes. Comme il a été expulsé après un traitement de très peu de jours, il n'offrait pas de traces de dissolution aussi évidentes, aussi profondes que les autres calculs qui ont été l'objet des observations précédentes; cependant on voyait qu'il commençait à être altéré, ainsi que M. O. Henry l'a reconnu lui-même, lorsque je le lui ai remis, à l'occasion du rapport à l'Académie de médecine, dont j'ai donné plus haut le résumé; et il est probable qu'il avait perdu de son volume, lorsqu'il s'est engagé dans le canal de l'urètre, que ce n'est même qu'à cette condition qu'il a pu s'y engager. La couche blanche qui le recouvrait à sa sortie en est d'ailleurs une preuve, car elle ne peut être que le résultat d'un commencement de dissolution ou de l'action de l'eau de Vichy sur le calcul, dont la couche extérieure était composée d'acide urique. Ces calculs commencent toujours, en effet, comme je l'ai dit, par se combiner avec la soude que l'urine contient dans ce cas; et ce n'est qu'ensuite, lorsqu'ils sont à cet état d'urate de soude, qu'ils se dissolvent en même temps qu'ils se désagrégent, si l'urine est suffisamment alcalisée.

— M. Cham..., âgé de cinquante-huit ans, demeurant à Melun (Seine-et-Marne), arriva à Vichy, le 15 juillet 1837, avec tous les symptômes de la pierre. Il s'était aperçu, en 1829, pour la première fois, qu'il rendait des graviers de couleur rouge, et ces graviers avaient beaucoup augmenté en nombre et en volume pendant les années suivantes. Mais depuis trois ans surtout, avant de venir à Vichy, tous les symptômes de la pierre s'étaient manifestés chez ce malade, et en même temps une hématurie qui cependant ne paraissait pas être uniquement l'effet de la présence d'un calcul dans la vessie; car, quoique le malade urinât souvent du sang à la suite de la marche ou d'un exercice pris en voiture, l'hémorrhagie se renouvelait en outre, et indépendamment de tout exercice, à peu près périodiquement tous les mois, et il rendait alors non seulement de l'urine sanguinolente, mais encore avec des caillots allongés, me disait-il, comme des sangsues. Outre cette coloration fréquente de l'urine par du sang, on y remarquait aussi habituellement un nuage muqueux qui se déposait au fond du vase.

M. Cham... n'avait pas été sondé, ce que j'ai beaucoup regretté; mais les douleurs qu'il éprouvait depuis si longtemps à la vessie et le long du canal de l'urètre, à la suite de la marche ou des secousses d'une voiture, même très douce, et les interruptions dans le jet d'urine qu'il remarquait de temps en temps, me laissaient peu de doutes sur la présence d'un calcul, et l'on verra par le résultat que je ne m'étais pas trompé.

Je lui fis commencer le traitement par six verres d'eau en boisson et un bain par jour. La quantité d'eau en boisson fut graduellement augmentée jusqu'à douze à quinze verres par jour, tant à jeun qu'aux repas. Le 20 juillet, dans une promenade en voiture qu'il fit au château de Randan, à trois lieues de Vichy, il urina un peu de sang rouge et liquide. Le même accident lui arriva encore au commencement d'août, pour avoir été en voiture à Cusset, à une demi-lieue de Vichy. Néanmoins, le traitement était continué avec activité, lorsque, le 12 août, c'est-à-dire, le vingt-huitième jour de l'usage des eaux, étant au bain et voulant uriner, il sentit un corps étranger s'engager dans le canal. C'était le noyau de sa pierre qu'il rendit après quelques efforts et avec d'assez vives douleurs. Ce noyau, d'un gris jaunâtre, de forme aplatie, ovalaire, ressemblait assez bien à une lentille; il était seulement beaucoup plus gros. On apercevait sur un de ses côtés un noyau central d'une couleur rouge plus foncée et d'une texture plus dense que le reste qui présentait un aspect un peu poreux. Enfin, en examinant ce noyau avec un peu d'attention, il était impossible de ne pas reconnaître qu'il avait été soumis à une action dissolvante (1).

Après l'expulsion de ce noyau, tous les symptômes que le malade éprouvait auparavant, disparurent. Immédiatement après, il marcha et supporta la voiture sans souffrir et il urina librement. Le 14 août, il quitta Vichy. Je le revis au mois de mars 1838, et il me dit qu'il continuait à être très content de sa santé, que deux ou trois fois seulement, depuis son retour de Vichy, il s'était aperçu que son urine était légèrement teinte de sang, mais que cela était

(1) D'après l'analyse qui en fut faite par M. Lassaigne, il était composé d'acide urique combiné à des traces d'ammoniaque.

toujours arrivé à la suite de contrariétés ou d'une émotion vive, et non par l'effet d'une secousse physique quelconque.

Ainsi, ce malade n'avait pas été sondé, il est vrai, mais il accusait depuis plusieurs années tous les symptômes rationnels de la pierre. Il a été soumis à l'alcalisation, et le vingt-huitième jour du traitement il a rendu un noyau dont l'aspect annonce évidemment qu'il a appartenu à un calcul plus volumineux. Depuis, tous les symptômes de la pierre ont disparu, et le malade s'est bien porté. Or, maintenant je le demande à tout médecin de bonne foi, ce malade n'avait-il pas une pierre dans la vessie, et n'en a-t-il pas été guéri par l'action des eaux de Vichy?

— M. Chau..., âgé de cinquante-quatre ans, demeurant au Theil, canton du Montet-aux-Moines (Allier), vint à Vichy le 8 août 1837. Depuis longtemps il rendait de petits graviers d'acide urique, et six mois avant son arrivée à Vichy, il avait eu une colique néphrétique très violente dont le point de départ était dans le rein droit. Cette colique avait été suivie d'une autre, trois mois après. A dater de l'époque où il avait eu sa première colique, il commença à éprouver, surtout à cheval et en voiture, des douleurs dans la vessie, des envies fréquentes d'uriner, de la chaleur, de la cuisson le long de la verge, particulièrement à l'extrémité, et il se plaignait aussi d'une sensation de picotement vers le fondement. Le jet d'urine était souvent interrompu. Je sondai ce malade à son arrivée, et l'extrémité de la sonde rencontra de suite un corps dur dont le choc ne pouvait laisser aucun doute sur la présence d'un calcul.

Je prescrivis de suite 8 à 10 verres d'eau et un bain par jour, et la dose d'eau en boisson fut ensuite graduellement augmentée jusqu'à 20 verres environ par jour. Le malade ne tarda pas à se trouver soulagé. Après une vingtaine de jours de traitement, il éprouvait déjà si peu de douleurs, si peu de gêne, même à la suite de fortes secousses, qu'il se croyait guéri. Néanmoins, comme il n'avait senti passer ni noyau, ni aucun débris de calcul, je doutais qu'il fût entièrement débarrassé, et je l'engageai, par conséquent, à continuer le traitement. Il resta à Vichy jusqu'au 6 septembre, époque où ses affaires l'obligèrent à partir, et déjà il avait senti deux fois comme un corps étranger qui avait voulu s'engager dans le canal de l'urètre au moment où il urinait; mais après quelques douleurs assez vives, ce corps retombait dans la vessie. Il me promit de continuer chez lui, et avec la même activité qu'à Vichy, l'usage des boissons alcalines, et il le fit avec exactitude. Presque chaque fois qu'il voulait uriner, le noyau de sa pierre s'engageait dans le canal, et y déterminait des douleurs si vives qu'il était obligé de se faire sonder ou de se sonder lui-même, afin de le repousser dans la vessie. Enfin, le 23 septembre, le quarante-sixième jour du traitement, environ deux heures après avoir dîné comme à l'ordinaire, il éprouva subitement une douleur vive dans le canal de l'urètre, une sorte de déchirement. Il voulut uriner : deux ou trois gouttes de sang sortirent ; puis, les efforts qu'il fit chassèrent le corps étranger avec une telle force, qu'en s'échappant du canal, il alla frapper contre la muraille.

Ce noyau de calcul, d'un blanc jaunâtre, d'une

forme conique et de la grosseur d'une aveline, offre, sur une grande partie de sa surface, de petites cellules qui paraissent évidemment un effet de traitement. M. Lassaigne, qui en a fait l'analyse, l'a trouvé composé d'acide urique combiné à des traces d'ammoniaque et à une petite quantité de soude à sa surface.

M. Chau... fut de suite très sensiblement soulagé, et ensuite il n'a plus rendu ni noyau ni aucun débris de pierre. Il m'écrivait, le 17 mars 1838, que sa santé était excellente, et qu'il se sentait plus fort et plus vigoureux qu'il n'aurait jamais osé l'espérer. Il me disait cependant que les voitures dures le faisaient encore souffrir ; mais, ajoutait-il, à un degré supportable, et jamais sans un voyage un peu long. Il croyait aussi qu'un corps étranger venait encore, mais, disait-il, infiniment moins qu'autrefois, s'opposer au jet d'urine.

Ces derniers symptômes, écrivais-je en 1848 (1), pourraient faire croire qu'il existe un second calcul dans la vessie. Ce qui devrait cependant en éloigner la pensée, c'est que le noyau rendu ne présente aucune facette.

Pour acquérir plus de certitude à cet égard, j'avais écrit au malade pour l'engager à se faire sonder par un chirurgien distingué des environs que je lui désignais; mais il se trouvait trop bien, me répondit-il, pour en sentir la nécessité, et il ne le fit pas.

Ce malade revint à Vichy en 1838, le 6 juin, éprouvant encore les symptômes qui m'avaient fait penser, l'année précédente, qu'il pouvait avoir un

(1) *Mémoire cité*, p. 25.

second calcul dans la vessie. Il ne put pas rester à Vichy le temps que j'aurais désiré qu'il consacrât à son traitement. Il y revint l'année suivante, le 19 juin, et je m'assurai avec la sonde qu'en effet, comme je l'avais soupçonné, il y avait un calcul dans la vessie, qui ne me parut pas d'ailleurs avoir un très gros volume. Après trente-sept jours de l'usage des eaux, le 26 juillet, le calcul s'engagea dans le canal de l'urètre, et mit le malade dans l'impossibilité absolue d'uriner pendant plus de deux heures, en même temps qu'il le faisait alors cruellement souffrir. Enfin, le calcul retomba dans la vessie, les vives douleurs qu'il éprouvait cessèrent alors immédiatement, et il put uriner. J'aurais voulu qu'il continuât quelque temps encore l'usage des eaux, afin de pouvoir diminuer davantage encore le volume du calcul, et lui permettre de s'introduire plus facilement dans le canal et de le traverser; mais des occupations le rappelaient chez lui, et il fut obligé de quitter Vichy le lendemain.

Depuis cette époque le malade n'a fait usage de boissons alcalines qu'à de rares intervalles, il a tout à fait négligé son traitement, et le calcul a dû nécessairement augmenter de volume. Je ne lui ai donné de nouveaux soins à Vichy que neuf ans après, au mois de mai 1848. Il éprouvait alors au plus haut degré tous les symptômes rationnels de la pierre, il avait en même temps un catarrhe vésical, avec des symptômes encore si aigus et si douloureux, qu'il fut impossible de songer à lui faire prendre les eaux, et que, pendant plus de trois semaines il fut uniquement soumis aux antiphlogistiques et aux bains émollients. Il put ensuite boire un peu d'eau minérale, et tous les symptômes aigus qu'il éprouvait du côté de la vessie, et qui avaient été certainement provoqués par la présence du calcul, surtout pendant le trajet qu'il avait fait en voiture pour se rendre à Vichy, se calmèrent graduellement, et il put ensuite marcher assez facilement, et sans souffrir. Mais pour obtenir une guérison, avec le volume que le calcul avait dû acquérir, depuis si longtemps qu'il existait dans la vessie, et que le malade avait négligé le traitement que j'aurais voulu qu'il suivît avec persévérance, il aurait fallu un temps très long, une volonté et une persévérance que le malade n'avait pas. Il quitta Vichy, et quelque temps après il fut taillé.

Cette observation, bien que le malade ait été taillé onze ans après être venu à Vichy pour la première fois, n'en est pas moins une preuve de l'action des boissons alcalines. En effet, la première année que le malade vint à Vichy, le quarante-sixième jour de son traitement, il put rendre un noyau de calcul qui présentait les traces les plus manifestes de l'action des eaux. Elle prouve aussi que j'avais parfaitement interprété les symptômes qui, bien que beaucoup moins intenses, subsistaient encore après l'expulsion de ce premier noyau, puisque j'imprimais au commencement de 1838 que ces symptômes me laissaient la crainte qu'il n'y eût un second calcul dans la vessie, et qu'en effet, j'en ai constaté la présence en 1839 ; et n'est-il pas probable, quand on voit que, pendant la cure qu'il fit à Vichy cette dernière année, le calcul put, le trente-septième jour du traitement, s'engager dans le col de la vessie et fermer si hermétiquement le canal de l'urètre pendant plus de deux heures, que le malade ne put pendant tout ce temps expulser une seule goutte d'urine, malgré les efforts que sollicitaient les douleurs qu'il éprouvait alors; n'est-il pas probable que, si le malade avait pu continuer à cette époque un peu plus longtemps l'action des eaux, l'on aurait réussi à le débarrasser entièrement? Pendant les neuf ans qui ont suivi, le malade n'a fait que rarement usage de boissons alcalines qui cependant, m'a-t-il dit, le soulageaient toujours, et cela n'était pas suffisant, je ne veux pas dire pour amener sa guérison, mais même seulement pour empêcher le calcul d'augmenter de volume; car il est facile de comprendre que dès que l'urine cesse d'être alcaline, l'acide urique reparaissant dans ce liquide, comme cela doit être, il se dépose de nouveau, comme cela doit être encore, autour du noyau qu'il trouve dans la vessie, et que, par conséquent, le calcul doit augmenter de volume.

— M. L..., âgé de soixante-deux ans, demeurant à Usson, près d'Issoire (Puy-de-Dôme), arriva à Vichy le 5 août 1837. Il avait eu, il y avait dix ans, de violentes coliques néphrétiques, à la suite desquelles il avait rendu des graviers en assez grande quantité. Depuis environ deux ans, il n'en rendait plus, mais depuis cette époque il ne pouvait plus monter à cheval ou aller en voiture sans éprouver des douleurs à la vessie, le long de la verge et vers l'anus, et sans uriner alors quelquefois un peu de sang. Le jet d'urine était fréquemment interrompu. Tous ces symptômes augmentaient chaque jour et étaient devenus insupportables. M. L... se fit alors sonder par M. le docteur Montéloy, son neveu, médecin à Sauxillanges, qui acquit la certitude qu'il existait dans la vessie un calcul de moyenne grosseur. C'est après que le malade en fut convaincu, que, redoutant une opération, il prit le parti de venir à Vichy.

Il souffrit cruellement pendant la route, quoique voyageant dans une voiture bien suspendue. A chaque instant il était obligé de descendre pour uriner, et son urine était alors fréquemment colorée par du sang.

Je mis aussitôt ce malade à un traitement fort actif qu'il supporta parfaitement; aussi son urine, qui était acide auparavant, devint-elle promptement très alcaline. Le 14, M. le docteur Civiale, qui passait à Vichy, en se rendant en Auvergne, m'ayant dit qu'avant son départ de Paris, le fils de M. L... lui avait parlé de l'inquiétude que lui donnait l'état de son père, je le conduisis auprès du malade. Ce chirurgien, qui ne croit pas à la possibilité de guérir la pierre autrement que par une opération, lui en parla tout de suite comme du seul moyen capable de le débarrasser, et lui dit que, s'il voulait se rendre à Paris, il pourrait la lui pratiquer dans une douzaine de jours, époque à laquelle il comptait y être lui-même. Cette proposition, faite ainsi *à mon nez et à ma barbe*, et sans plus de précautions oratoires, à un malade confié à mes soins et auquel je croyais, en mon âme et conscience, pouvoir éviter l'opération qu'on lui offrait comme le seul moyen de guérison, me parut, je l'avoue, fort étrange; cependant, plein de ma conviction, et presque certain d'atteindre au succès que je poursuivais, je crus devoir me borner à répondre à mon confrère que j'espérais pouvoir lui éviter la peine de pratiquer l'opération qu'il venait de proposer, et le malade, prenant lui-même la parole, lui dit que depuis neuf ans qu'il se plaignait, d'abord de la gravelle, et ensuite de la pierre, il n'avait jamais moins souffert que depuis qu'il était à Vichy, qu'il allait chaque jour de mieux en mieux, qu'il reprenait de l'appétit, de la gaieté, et qu'il désirait continuer le traitement qu'il avait si heureusement commencé. Le 20, ce malade vint m'annoncer qu'il croyait avoir rendu des parcelles, des débris de calcul, mais qu'il sentait encore un corps étranger qui venait de temps en temps interrompre momentanément le jet d'urine. Je l'engageai à recueillir, en urinant sur un linge, tous les débris qu'il rendrait dorénavant; mais ne pouvant guère user de cette précaution que chez lui, il arriva qu'il en perdit beaucoup en urinant, soit au bain, soit dans ses promenades. Cependant, le 28, il m'en apporta plusieurs parcelles dont quelques unes étaient assez volumineuses. Tous ces débris étaient d'une couleur blanche et d'une consistance très molle à leur sortie de la vessie; mais ils reprenaient la dureté ordinaire d'une pierre vésicale en se desséchant. Ils étaient composés, d'après l'analyse qui en fut faite par M. Lassaigne, d'acide urique combiné à des traces d'ammoniaque et à une petite quantité de soude. Plusieurs présentaient un côté lisse, celui évidemment qui faisait partie de la surface extérieure de la pierre, tandis que l'autre côté offrait tout à fait l'aspect d'une partie brisée et séparée d'un morceau plus gros. Ils ressemblaient enfin assez bien à de petites esquilles. Après en avoir rendu ainsi une assez grande quantité, il se trouva beaucoup mieux, et il me dit qu'il pouvait sauter d'une grande élévation sur le sol, sans éprouver de douleurs, tandis qu'auparavant il pouvait à peine marcher sans souffrir. Le 2 septembre, ayant fait une longue course en voiture, sans éprouver de douleurs, ils se crut guéri et voulut partir quelques jours après, ce que je vis avec peine, parce que je n'étais pas persuadé qu'il fût entièrement débarrassé.

Le jour de son départ de Vichy, il alla coucher à Clermont, et il fit ce trajet sans souffrir. Cependant le jour suivant, en achevant son voyage, il ressentit quelques légères douleurs, et le lendemain de son arrivée il rendit encore un débris de calcul qu'il m'a envoyé. Il m'écrivait, le 31 octobre, qu'il ne ressentait plus de douleurs à la vessie que lorsqu'il montait à cheval ou qu'il éprouvait de fortes secousses dans une voiture; encore ces douleurs étaient-elles très peu sensibles, et se dissipaient-elles aussitôt qu'il cessait ces exercices.

Le 28 mars 1838, son médecin, M. le docteur Montéloy, m'écrivait : « Je viens, monsieur, vous faire part de l'état de M. L... Sa santé est maintenant on ne peut plus satisfaisante : il n'éprouve plus aucune difficulté pour uriner; il supporte facilement l'exercice du cheval et de la voiture; son appétit est excellent, et il a repris son embonpoint ordinaire; enfin je ne l'ai jamais vu aussi bien portant. Depuis longtemps il ne rend plus de débris de calcul; je ne l'ai pas sondé de nouveau, parce qu'il répugne à cette opération; mais je puis vous certifier que lorsque je l'ai sondé, l'année dernière, il y avait un calcul dans la vessie, ainsi que j'eus l'honneur de vous l'écrire, à l'époque de son voyage à Vichy. »

Je regrette que ce malade n'ait pas été sondé après son traitement. Quoi qu'il en soit, il est constant qu'il avait depuis plusieurs années tous les symptômes rationnels et bien caractérisés de la pierre; que la présence de cette pierre dans la vessie a d'ailleurs été constatée par la sonde avant le traitement; que le malade a été d'abord immédiatement soulagé par l'usage des eaux de Vichy; qu'ensuite il a rendu successivement, sous l'influence du traitement, un grand nombre de fragments d'un calcul urinaire; que, depuis, tous les symptômes qu'il éprouvait ont disparu; et qu'enfin, ainsi que me l'écrivait son médecin, il ne s'était jamais mieux porté qu'après son traitement.

Or, je le demande encore ici à tout homme de bonne foi, ce malade n'avait-il pas la pierre, et ne peut-on pas dire maintenant qu'il a été guéri par le traitement qui a été employé?

C'est un cas, comme on voit, dans lequel le calcul a été détruit, en partie par dissolution, et en partie par désagrégation.

Je pourrais donner ici un nombre beaucoup plus considérable d'observations recueillies par moi; mais ayant toujours eu à observer des malades à peu près dans ces mêmes conditions, c'est-à-dire sans avoir pu obtenir qu'ils fussent toujours sondés et avant et après le traitement, elles n'ajouteraient rien à celles qui précèdent; et si j'ai pris celles-ci de préférence parmi celles que j'ai déjà publiées, c'est parce que, après avoir été recueillies avec le plus grand soin, les débris de calculs qui ont été rendus par les malades ont été, pour le besoin de la polémique à laquelle ces faits ont donné lieu, examinés, analysés et appréciés par divers chimistes parfaitement compétents dans une question de cette nature, et que, par conséquent, ces observations m'ont paru avoir toute l'authenticité possible. J'ajouterai seulement, en réponse à ceux qui pourraient m'objecter que tous les calculs dont les noyaux ou débris ont été ainsi rendus par ces malades étaient d'un petit volume, que j'ignore quelle était au juste leur grosseur, et que je veux bien admettre qu'elle n'était pas très considérable, quoique cependant chez plusieurs de ces malades les douleurs de la vessie existassent déjà depuis plusieurs années; mais que le point essentiel, c'est qu'il suffisait d'examiner les noyaux ou débris rendus pour se convaincre qu'ils avaient appartenu à des calculs plus gros, et que ce n'est qu'après avoir diminué de volume dans la vessie qu'ils ont pu trouver passage à travers le canal de l'urètre. Peu importe donc que ces calculs aient été plus ou moins gros; car il est certain que la durée du traitement devra toujours être proportionnée au volume du calcul. Il ne peut y avoir là qu'une question de temps, et, à ce sujet, j'ajouterai encore que l'action dissolvante de l'urine renfermée dans la vessie est plus puissante que ne le serait celle de l'eau de Vichy naturelle elle-même, parce que la propriété dissolvante que l'urine acquiert par l'alcalisation se trouve encore augmentée par la présence des divers sels qu'elle contient naturellement en dissolution.

L'observation suivante est celle du seul malade qui, ainsi que je l'ai dit page 239, m'ait été envoyé à Vichy par suite de la décision de l'Académie de médecine prise conformément à ma demande, et qui, avant son départ et à son retour, fut examiné par la commission nommée par le conseil général d'administration des hôpitaux.

— Ce malade sortait de l'hôpital Beaujon où j'avais déjà commencé à lui faire boire de l'eau de Vichy transportée. Lorsque je priai MM. Marjolin et Laugier, dans le service desquels il était, de me permettre de le soumettre à l'action de cette eau, sa santé était tellement altérée, par suite d'un catarrhe vésical purulent dont il était affecté, que sa vie leur paraissait en danger, et que M. Marjolin m'engageait à en chercher un autre dans de meilleures conditions; mais comme je n'en connaissais pas dont je pusse disposer, je fus forcé de prendre celui-là.

Voici d'abord une note sur une partie du séjour du malade à l'hôpital Beaujon, telle qu'elle a été rédigée par M. Quatrevaux, interne de la salle où il était couché, et remise à la commission de l'Académie, le 20 mars 1839, après avoir été soumise à l'approbation de M. Laugier, chirurgien de l'hôpital.

« Jacob (Denis-Balthazar), âgé de cinquante-trois ans, employé à la Légion d'honneur, entra à l'hôpital Beaujon le 28 août 1838, affecté d'un calcul vésical qui, depuis plusieurs années, lui faisait éprouver de vives douleurs.

» Quinze jours après son entrée à l'hôpital, le malade fut soumis à la lithotritie. Dans les premières tentatives qui furent faites, le calcul fut saisi plusieurs fois et entamé par l'instrument lithotriteur. Dès le jour même de l'opération, des fragments assez nombreux furent chassés de la vessie avec les urines; mais les symptômes d'une cystite aiguë fort intense s'étant manifestés, on se borna, dans les jours qui suivirent, à combattre par les antiphlogistiques cette dernière affection.

» Le 20 octobre, le malade accusait encore une grande faiblesse, de l'inappétence, une douleur fixe et assez intense dans la région hypogastrique; l'excrétion de l'urine était fréquente et douloureuse, et l'urine déposait au fond du vase une grande quantité de matière purulente et glaireuse. Du 20 octobre au 5 décembre, le traitement consista exclusivement dans l'usage d'eau de Vichy, prise à la dose d'une bouteille et demie à deux bouteilles par jour. Dans cet intervalle, soixante bouteilles furent employées.

» Dès les premiers jours de l'emploi de l'eau de Vichy, on vit renaître l'appétit et les forces; l'urine devint moins trouble, et le 5 décembre l'amélioration était telle, que le malade crut pouvoir quitter l'hôpital. Il sortit sans que l'on se fût assuré par le cathétérisme de l'état dans lequel se trouvait le calcul.

» Le traitement ayant été suspendu, les symptômes primitifs de la maladie n'ont pas tardé à reparaître, et le 8 mars le malade se présenta de nouveau à l'hôpital Beaujon. A son entrée, l'introduction de la sonde dans la vessie fit facilement distinguer la présence du calcul; mais M. Laugier crut reconnaître que son volume était moindre qu'à l'époque où il fut soumis à l'examen des membres de la commission nommée par l'Académie de médecine — cet examen avait eu lieu le 28 octobre précédent —, et que, par son contact avec l'instrument, il paraissait offrir moins de dureté qu'à cette époque. »

Quoique rentré à l'hôpital le 8 mars, ce ne fut que le 18 qu'il me fut possible de lui procurer de l'eau de Vichy. Le 20, MM. Husson, Bérard et O. Henry vinrent le voir, et constatèrent le changement favorable qui s'était opéré dans sa santé générale; ils reconnurent aussi que l'urine n'était plus purulente, et qu'elle était même beaucoup moins épaisse et glaireuse que lorsqu'ils avaient vu le malade la première fois, mais que cependant il y avait toujours un nuage muqueux assez prononcé. Le malade continua à boire de l'eau de Vichy à l'hôpital jusqu'au 18 juin, époque à laquelle il fut sondé par la commission nommée par le conseil d'administration des hôpitaux, pour être ensuite envoyé à Vichy. Sur neuf fois que le calcul fut saisi, au moyen d'un lithomètre, le plus grand diamètre trouvé fut de 17 lignes 1/2, et le plus petit de 7 lignes.

Ce malade arriva à Vichy le 1er juillet. Son urine n'était déjà plus comparable à ce qu'elle était lorsqu'il avait commencé à boire de l'eau de Vichy. Cependant elle déposait encore une grande quantité de mucosités; elle a seulement varié sous ce rapport pendant qu'il a été soumis à l'action des eaux de Vichy, et sans que néanmoins sa santé générale ait paru un seul instant dérangée. Quelquefois le vase qui contenait celle de la nuit était aux deux tiers rempli de mucosités filantes et très épaisses; d'autres fois, cette urine était beaucoup plus claire, et ne déposait que modérément au fond du vase. Cette affection catarrhale n'était évidemment entretenue, dans ce cas, que par la présence du calcul ; car lorsque la vessie ne renferme pas de corps étrangers, les affections catarrhales chroniques de cet organe disparaissent ordinairement assez promptement sous l'influence des eaux de Vichy.

Je ne tardai pas à apprendre que ce malade suivait très mal mes prescriptions. En effet, il n'est peut-être pas un seul malade, parmi tous ceux en grand nombre qui buvaient à la même source que lui, qui ne se soit cru obligé de me prévenir qu'il ne suivait pas son traitement, qu'il paraissait à peine à la fontaine, qu'il y buvait un ou deux verres d'eau et qu'on ne le revoyait plus de la journée. Les déclarations de la personne qui est chargée de donner à boire à cette source, et que j'avais priée de me rendre compte de la quantité d'eau qu'il buvait, étaient parfaitement d'accord avec celles des malades ; elle me disait même que quelquefois on ne le voyait pas à la source de toute la journée. Comme il fallait nécessairement lui laisser sa liberté, n'aurait-ce été que pour qu'il pût aller boire à la fontaine, il en profitait souvent pour aller passer une partie de sa journée à Cusset ou ailleurs, et pendant ce temps, non seulement il ne buvait pas d'eau de Vichy, mais, d'après ce qu'il m'a dit lui-même, il prenait quelquefois des boissons peu en rapport avec le régime que je lui avais prescrit ; et ce que je dis là, je l'ai écrit, à l'époque où cela se passait, à M. A. Bérard, membre de la commission. Cependant à la fin du séjour du malade à Vichy, pouvant le surveiller de plus près, et avec beaucoup d'instances et de prières de ma part, je crois qu'il observa mieux son traitement ; mais, en général, ce traitement a été fait avec beaucoup de négligence, et, par conséquent, très imparfaitement.

Comme nous l'avons déjà vu, la santé générale du malade s'était déjà très améliorée avant son départ pour Vichy, et cela, du jour où il avait commencé à boire de l'eau de Vichy ; mais les douleurs de la pierre, quoique diminuées aussi d'une manière très marquée, étaient encore parfois assez vives. Dans les premiers temps, par exemple, de son séjour à Vichy, il était encore obligé, comme à Paris, avant son départ, de marcher très lentement ; mais bientôt il me fit remarquer, ainsi qu'à tous ceux qui le questionnaient chaque jour, qu'il se baissait avec facilité pour ramasser quelque chose à terre, et qu'il pouvait marcher très vite et même courir, sans éprouver de douleurs, toutes choses qu'il ne pouvait pas faire auparavant sans souffrir.

Quelques jours après son arrivée, lorsqu'il fut reposé de son voyage, je le sondai avec une sonde ordinaire, et il me sembla reconnaître que son calcul n'était pas unique dans la vessie. Je fis part de cette remarque au malade, mais sans oser affirmer ; seulement je ne voyais rien là que de très possible, puisque le calcul avait été brisé en partie dans une séance de lithotritie. Six semaines après, m'étant procuré un très petit lithomètre, je m'en servis pour connaître le volume du calcul, et pour m'assurer en même temps si réellement il y en avait plusieurs dans la vessie. Le calcul, saisi une première fois, me donna 13 lignes et 1/2 de diamètre, une seconde fois, 7 lignes et 1/2, et, en le tenant dans l'instrument, il me semblait que j'en heurtais un autre. Le malade me disant, à la fin de son séjour, sentir une grande amélioration dans son état, je voulus, guidé par un simple motif de curiosité, m'assurer une autre fois du volume que la pierre avait alors, et pour cela je me servis du même lithomètre que j'avais déjà employé. Je saisis deux fois le calcul, et toujours avec les plus grandes précautions, afin de ne pas l'écraser et de manière à ne pas fatiguer le malade : la première fois, je trouvai 6 lignes et 1/2, et la seconde, 8 lignes et 1/2 ; mais toujours, en tenant un calcul, j'en sentais un autre qui recevait le choc de mon instrument. Cette exploration me laissait beaucoup d'incertitude ; j'avais bien saisi un calcul qui n'avait plus les mêmes diamètres que ceux qu'on avait trouvés au départ du malade de Paris ; mais j'avais cru en reconnaître deux, et je ne savais si celui que je venais de saisir était le plus ou le moins gros, ou si je ne les avais pas saisis alternativement. Je ne voulus cependant pas fatiguer le malade par une plus longue exploration, et j'en restai là, une autre exploration devant être faite, dans tous les cas, à son arrivée à Paris. Il a été en effet sondé le 30 septembre, par la même commission qui l'avait déjà sondé avant son départ, et sur dix fois que l'instrument a saisi un calcul, le plus grand diamètre a été de 14 lignes, et le plus petit de 8 lignes et 1/2. Pendant cet examen, M. Civiale a cru sentir, comme moi, une seconde pierre dans la vessie.

Voilà les faits tels qu'ils se sont passés pendant les premiers essais tentés sur ce malade ; et voici maintenant quelques remarques à ce sujet.

Je n'avais pas vu dans ce cas ce que j'avais ordinairement observé chez les calculeux qui jusque-là s'étaient soumis à l'action des eaux de Vichy. Chez ceux-ci, après un certain temps de l'usage des eaux, des écailles ou d'autres débris plus ou moins gros de calculs ont été expulsés de la vessie, tandis que chez celui dont nous nous occupons, je n'ai rien observé de semblable, et enfin le résultat n'a pas été ce qu'il est ordinairement; mais je crois qu'il est facile d'en donner la raison.

Ce résultat a tenu sans doute à ce que, ainsi que je l'ai dit plus haut, le traitement n'a pas été suivi comme il aurait dû l'être; mais il a tenu surtout, je crois, à ce que ce malade avait encore, quoiqu'à un degré plus faible qu'auparavant, un catarrhe vésical qui n'avait pu se dissiper entièrement, entretenu qu'il était par la présence de la pierre. Cette pierre s'est donc trouvée baignée dans une urine plus ou moins muqueuse, et sans doute presque toujours même enveloppée, dans le bas-fond de la vessie, de mucosités plus abondantes et plus épaisses qui doivent naturellement s'y amasser. Placé dans cette condition, je crois qu'un calcul doit être difficilement attaqué, je pense qu'il est alors plus ou moins défendu contre l'action des alcalis; et cette opinion n'est pas seulement la mienne, mais aussi celle de plusieurs chimistes distingués que j'ai consultés à ce sujet. Les alcalis, en effet, ont bien la propriété de gonfler le mucus et de le dissoudre en partie, mais que peuvent-ils lorsque ce mucus se renouvelle sans cesse? Je crois donc que, pour tout médecin impartial et qui voudra approfondir la question, ce sera là une cause qui, dans un cas pareil, rendra la dissolution plus difficile, et c'est, suivant moi, ce qui m'explique pourquoi ce malade n'a rendu pendant son traitement aucun débris de sa pierre.

Je crois que, pour obtenir un succès complet, lorsque les calculeux se trouvent dans cette condition, ce serait le cas d'avoir recours aux irrigations dans la vessie avec une eau plus ou moins chargée de bi-carbonate de soude, au moyen d'une sonde à double courant. Par ce moyen, qui serait employé indépendamment des boissons alcalines, non seulement on débarrasserait, momentanément du moins, la vessie de ses mucosités, et l'on mettrait le calcul en contact immédiat avec un dissolvant qui se renouvellerait pendant toute la durée de l'irrigation; mais on guérirait beaucoup plus sûrement et beaucoup plus promptement l'affection catarrhale elle-même, et, par conséquent, on augmenterait de beaucoup les chances de guérison du calcul.

Quant aux mesures qui ont été prises avant et après le traitement que j'ai fait subir au malade envoyé à Vichy, je crois que, dans ce cas particulier, elles ne peuvent nous faire apprécier le résultat du traitement que d'une manière très imparfaite, et voici pourquoi. Je n'avais pas sondé moi-même le malade avant son arrivée à Vichy; mais là, dès ma première exploration, il m'a semblé qu'il avait plus d'un calcul, ou plutôt que son calcul était divisé en plusieurs morceaux; chaque fois que je l'ai sondé depuis, j'ai toujours cru sentir plusieurs calculs, et M. Civiale lui-même en a jugé comme moi au retour du malade. Il y en avait donc vraisemblablement au moins deux, et si l'un était gros et l'autre petit, ce qui est probable, d'après les diamètres si différents qui ont été trouvés, soit au départ du malade, soit à son retour, soit à Vichy même, comment savoir si, dans une exploration, on n'a pas saisi plus souvent le petit calcul, et dans une autre, un plus grand nombre de fois le gros ? Pour pouvoir établir un jugement, d'après des mesures prises avant et après l'usage des eaux, il faudrait avoir affaire à un calcul unique ; et, sous ce rapport, il est à regretter que, chez notre malade, le calcul ait été divisé avant le traitement par le brise-pierre.

Pendant son séjour à Paris, après cette première cure faite à Vichy, ce malade se sentant très soulagé, souffrant très peu de la présence de son calcul, et ne sachant pas d'ailleurs s'il serait renvoyé à Vichy à la saison suivante, n'a fait usage de boissons alcalines qu'avec une grande négligence, à de longs intervalles et à de faibles doses. Pendant l'hiver, M. Laugier, qui l'avait eu dans son service, à l'hôpital Beaujon, ayant désiré s'assurer par lui-même du volume que le calcul conservait encore, l'examina avec l'instrument lithotriteur ; mais, comme je conservais l'espérance qu'on me le renverrait à Vichy au printemps, pour continuer sa cure, je voulus qu'il se bornât à le saisir, sans exercer de pression sur lui.

Le 10 juin suivant (1840), MM. A. Bérard, Blandin et Civiale, membres de la commission nommée par le conseil général des hôpitaux, se réunirent pour explorer la vessie du malade et mesurer le volume de sa pierre. A la première épreuve, dit le procès-verbal qui me fut envoyé, il a été reconnu que le calcul a présenté un diamètre de 13 lignes ; à la seconde, 15 lignes ; à la troisième, 14 ; à la quatrième, 14 ; à la cinquième, 13 ; à la sixième, 13.

Le malade m'arriva à Vichy le 21 du même mois, et le 23 il commença son traitement.

Indépendamment de l'eau en boisson dont il fit usage avec plus de zèle, de régularité et à une dose plus élevée que l'année précédente, et des bains qu'il prit aussi cette année avec exactitude, je voulus, dans le but surtout de lutter contre l'affection catarrhale qui existait encore et que je considère comme un obstacle à l'action des alcalis sur la pierre qui s'en trouve alors enveloppée; je voulus, dis-je, soumettre le malade à des irrigations d'eau minérale dans la vessie, au moyen d'une sonde à double courant — je me servis d'une sonde en gomme élastique—.

Ce moyen me parut propre à débarrasser la vessie du mucus qui, dans ce cas, séjourne toujours plus ou moins dans le bas-fond de la vessie et forme une sorte d'enveloppe à la pierre, et à mettre ainsi en même temps ce corps étranger en contact plus immédiat avec le liquide dissolvant. Le malade fit donc deux et quelquefois trois irrigations par jour, d'une demi-heure à une heure de durée chacune. Quant à l'eau en boisson, la dose en fut au moins de douze à quinze verres par jour, et souvent elle fut portée jusqu'à vingt-cinq verres. Ce traitement fut parfaitement supporté et continué sans interruption.

Vers le 10 août, le malade commença à rendre quelques débris plus ou moins gros de sa pierre. Pressé d'uriner souvent et obligé, par conséquent, de satisfaire à tout moment ce besoin hors de chez lui, beaucoup de débris qu'il sentait très distinctement passer furent perdus. Cependant il en recueillit un assez grand nombre encore, que je réunis et que j'adressai, sous cachet, à M. Blondel, administrateur des hôpitaux, afin de les remettre à la commission et d'en faire faire l'analyse.

Depuis huit jours, le malade ne rendait plus aucun débris de calcul, en même temps qu'il m'assurait qu'il n'éprouvait plus aucun des symptômes de la présence de la pierre dans la vessie, lorsqu'il quitta Vichy, le 17 septembre, pour retourner à Paris.

Le 6 octobre suivant, la commission se réunit une première fois pour explorer la vessie du malade. Après une longue recherche, on ne put constater la présence d'aucun calcul; cependant M. Civiale ayant conservé quelques doutes, il fut décidé qu'on procéderait à une autre exploration. Cette dernière exploration eut lieu le 28 novembre suivant, en ma présence, et, ainsi que le dit le procès-verbal, qui fut signé par MM. Civiale, Bérard, Blandin et par moi, *à la première épreuve, qui fut la seule, il ne fut reconnu la présence d'aucun calcul.*

Comme on avait prétendu, dans la polémique que j'avais eu à soutenir, que les eaux de Vichy, prises à hautes doses et pendant longtemps, pouvaient avoir des inconvénients, qu'elles pouvaient altérer la santé et même donner des maladies de vessie, je profitai de ce que ce malade était sous les yeux des membres de la commission, qui tous avaient pu juger de l'état fâcheux dans lequel je l'avais pris à l'hôpital Beaujon, pour leur faire remarquer que non seulement le catarrhe vésical avait complétement disparu avec le calcul, mais qu'il avait repris tout son embonpoint, que ses chairs étaient fermes, qu'il avait l'aspect de la meilleure santé, et qu'en effet il se portait parfaitement.

« Sur la demande de M. le docteur Petit, ajoute le

procès-verbal, tendant à faire analyser les fragments de pierre rendus par le sieur Jacob pendant son séjour à Vichy, ces fragments ont été remis à M. le docteur Bérard, qui s'est chargé de les déposer entre les mains de M. O. Henry pour ladite analyse. »

Voici maintenant cette analyse telle qu'elle a été remise au conseil général des hôpitaux :

« Ces fragments ou débris, en assez grand nombre, mais très petits pour la plupart, étaient d'un *brun noirâtre* ou presque blancs. Les premiers, très petits, vus à la loupe, offraient un aspect poreux ; les seconds, de la largeur de la moitié de l'ongle du petit doigt, avaient une couleur blanchâtre à l'extérieur. Ils paraissaient provenir d'une couche externe par leur convexité, et à leur partie interne on voyait encore quelques débris d'une *couche noirâtre ou grise* plus dure et de la même nature que les premiers fragments décrits tout à l'heure. Ces débris blancs étaient très friables, un peu poreux et composés d'une réunion de petits cristaux aiguillés, agglomérés, quand on les examinait à l'aide du microscope.

» J'ai soumis à l'analyse, isolément : 1° les fragments noirs ou bruns, 2° les autres de couleur blanche. Les premiers, assez durs à écraser, mis à brûler sur une feuille de platine, brûlaient en répandant une odeur animalisée d'abord, puis peu prononcée, et laissant un résidu blanc de chaux, après une forte calcination, comme cela arrive aux calculs d'oxalate de chaux. Une partie, réduite en poudre non calcinée, fut mise en ébullition avec une solution d'acétate de plomb. Le dépôt blanc qui s'était formé, recueilli et lavé, fut traité par le sulfure de sodium :

de là précipité noir et liquide incolore qui, acidulé très légèrement, concentré et filtré, précipitait sensiblement par le muriate de chaux. C'était donc réellement de l'oxalate de chaux qui, uni à un peu de mucus, constituait la substance des fragments noirâtres examinés.

» Les autres débris blanchâtres furent très faciles à réduire en poudre, si ce n'est toutefois la portion interne foncée, reconnue pour être de l'oxalate calcique. La poudre blanche, mise à bouillir dans l'eau distillée, et filtrée rapidement donnait un liquide légèrement alcalin, qui, évaporé avec précaution, fournit d'abondants cristaux soyeux blancs. Ces cristaux étaient presque entièrement formés d'*urate de soude*, et après leur calcination sur une feuille de platine, on en retira quelques traces de phosphate de soude et de chlorure de sodium. Cet *urate*, accompagné de légers indices de carbonate alcalin, formait à peu près le tiers du poids de la poudre analysée.

» Ce que l'on avait laissé intact était blanc, donnait par l'analyse quelques traces presque *insignifiantes* de carbonate calcaire, un peu de matière animale, et était presque exclusivement composé de phosphate de chaux, avec une petite quantité de phosphate ammoniaco-magnésien. Enfin, la portion grisâtre non dissoute par l'eau et l'acide chlorhydrique très dilué, présentait les caractères de l'oxalate calcique.

» Les débris de calcul qui m'ont été remis étaient donc formés surtout :

» 1° D'*urate de soude*, un tiers environ, avec traces de carbonate, *phosphate sodique*, et chlorure de sodium, paraissant constituer *la croûte ou couche externe* du calcul.

» 2° De *phosphate calcaire*, deux tiers environ, avec traces de *phosphate ammoniaco-magnésien* et carbonate de chaux à peine, puis *matière animale*, etc., constituant aussi la même croûte et l'enveloppant.

» 3° D'un noyau d'*oxalate de chaux* et de *mucus*.

» La nature de ces débris ne permet pas de douter de l'action de l'eau de Vichy sur le calcul primitif à base d'*acide urique* et de *phosphate*, enveloppant un noyau d'oxalate de chaux — calculs fort communs d'ailleurs —. En effet, l'existence de l'*urate de soude* et du *phosphate* de la même base appuie cette opinion que des expériences directes antérieures sur des calculs uriques soumis à l'eau de Vichy avaient déjà démontrée.

» L'action de cette eau ou de ses principes minéralisateurs tend, comme nous l'avons déjà vu, à dissoudre non seulement une partie de l'acide urique à l'état d'urate alcalin, mais encore à rendre le calcul plus friable, tant par la disgrégation qui s'opère que par la nature du composé nouveau qui se produit. C'est pour cela que les autres éléments du calcul, *phosphate* et *oxalate*, quoique à peine attaqués par le sel alcalin de l'eau minérale, n'en deviennent pas moins plus faciles à broyer, et alors plus susceptibles d'être expulsés de la vessie par les urines ou par des injections appropriées.

» D'après l'ensemble des faits que présente l'analyse des débris du calcul de M. Jacob, nous croyons pouvoir y trouver une nouvelle preuve de l'action salutaire que présentent, dans beaucoup de cas de ce genre, les eaux alcalines, et particulièrement celles de Vichy, comme moyen soit de dissoudre en partie les calculs et d'en diminuer le volume, soit de faciliter leur disgrégation, et de favoriser beaucoup alors leur broiement.»

Signé O. Henry.

D'après la nature, maintenant connue, du calcul auquel j'avais affaire, il est facile de comprendre pourquoi, dès la première année qu'il est venu à Vichy, il ne rendait pas, comme les autres calculeux que j'avais observés avant lui, ainsi que j'en ai exprimé ma surprise dans une note que j'ai publiée au commencement de 1840 (1), de débris de son calcul; pourquoi il a fallu si longtemps pour attaque les parties d'acide urique qui entraient dans la composition de ce calcul, mélangées et enveloppées même qu'elles étaient par une croûte formée de phosphate de chaux et d'un peu de phosphate ammoniaco-magnésien, et arriver enfin à désagréger ces sels insolubles, et mettre à nû le noyau d'oxalate de chaux, qui a pu ensuite être expulsé.

Quoi qu'il en soit, on voit par cette observation que lorsque j'ai commencé à soumettre le malade au traitement alcalin, le 20 octobre 1838, il était dans l'état le plus grave; qu'il avait, indépendamment de la pierre, un catarrhe purulent des plus intenses, avec une fièvre continuelle; qu'il était réduit à un tel état de faiblesse, qu'il lui était impossible de quitter le lit, ce qui a été constaté, non seulement par les chirurgiens de l'hôpital, mais aussi par la commission nommée par l'Académie; et

(1) *Réponse à quelques allégations*, etc.

que son état s'est amélioré dès le moment qu'il a été mis à l'usage de l'eau de Vichy, à tel point que, dès le 5 décembre, ayant repris une grande partie de ses forces, souffrant beaucoup moins de sa pierre, et son catarrhe vésical s'étant considérablement amélioré, il a cru pouvoir quitter l'hôpital; qu'ayant repris son traitement le 18 mars 1839, l'amélioration a continué à faire graduellement des progrès; qu'il avait repris déjà l'apparence d'une bonne santé à la fin de juin, et qu'il put alors faire le voyage de Vichy sans trop souffrir de sa pierre; que depuis sa santé s'est encore fortifiée; que, pendant la saison qu'il a passée à Vichy, en 1840, ayant fait rigoureusement son traitement depuis le 23 juin jusqu'au milieu de septembre, son calcul a pu être alors profondément attaqué par l'action que les eaux ont exercée sur l'acide urique et sur le mucus qui entraient dans sa composition; d'où il est enfin résulté que les sels phosphatiques insolubles de ce calcul ont été désagrégés et expulsés par débris ou petits fragments portant des traces incontestables de l'action des eaux.

Je sais que l'on pourra dire que ce calcul n'aurait peut-être pas été aussi facilement attaqué et désagrégé, qu'il aurait pu résister même tout à fait à l'action des eaux, si, avant le traitement par les boissons alcalines, il n'avait pas été entamé par la tentative de lithotritie qui fut faite à l'hôpital Beaujon, et préparé par là à subir plus facilement la fragmentation que l'action des eaux a amenée. Il y a certainement quelque chose de vrai dans cette objection; cependant cette observation n'en resterait pas moins encore très remarquable, et, dans tous les cas, je la donne pour la valeur qu'elle peut avoir.

Les trois observations suivantes m'ont été transmises par des confrères qui ont eux-mêmes, dans ce cas et loin de Vichy, employé les boissons alcalines.

La première de ces observations m'a été fournie par mon ami, le docteur Marx, ancien élève particulier de Dupuytren. La voici telle qu'elle a été rédigée par le malade lui-même.

— « Vers la fin de l'année 1837, P..., âgé de plus de cinquante-six ans, s'aperçut d'un dérangement tout incommode dans la vessie.

» Après une marche de peu de durée même, pourvu qu'elle fût précipitée, il ressentait de l'irritation dans le canal, un pressant besoin d'uriner, et son urine paraissait chargée de sang. Lorsqu'il avait satisfait le premier besoin, l'irritation devenait plus forte, le besoin d'uriner de plus en plus fréquent, et enfin presque incessant. Un repos de quelques instants rétablissait le calme dans les organes, et l'urine reprenait peu à peu sa couleur naturelle.

» Bientôt, sans aucune excitation par la marche, le besoin d'uriner se faisait sentir trois ou quatre fois dans une heure; la nuit même, l'excitation ne cessait pas, et le malade était dérangé souvent jusqu'à six fois.

» Vers le milieu de l'année 1838, il consulta son médecin, M. le docteur Guerbois, qui, après l'avoir visité, constata l'existence d'un calcul dans la vessie, et qui, après l'observation, pendant près d'un mois, d'un régime doux, de tisane et de bains, en devait faire l'extraction. La mort presque subite du docteur ne le permit pas.

» Le malade s'adressa alors à M. le docteur Marx, qui reconnut le calcul et conseilla les eaux de Vichy. Ce traitement, peu exactement suivi pendant un voyage de quatre mois, ne changea rien à l'état du malade; mais enfin l'ayant suivi avec beaucoup de rigidité pendant le mois de mai, le 2 juin il rendit, sans beaucoup d'efforts et presque sans douleur, un très petit calcul lenticulaire, de forme ovale, n'ayant pas plus de 8 millimètres à son plus grand diamètre et 6 millimètres au plus petit.

» Depuis ce moment, l'irritation, le besoin fréquent d'uriner et le sang dans l'urine ont totalement cessé. »

Ce malade a été sondé depuis par M. Marx, qui n'a plus rien trouvé dans la vessie, et son calcul, qui est entre les mains de mon confrère, et qui est composé d'acide urique, présente les marques les plus incontestables de l'action des eaux; ses couches concentriques sont à découvert de deux côtés et manifestement usées.

La seconde observation est relative à un calcul phosphatique, et a été recueillie en 1829 à l'Hôtel-Dieu, dans le service de M. Breschet, par M. le docteur Nonat, qui l'a communiquée en 1838 à la Société de médecine de Paris. Cette observation est restée, il est vrai, incomplète, le malade ayant voulu quitter l'hôpital avant que le traitement fût achevé; mais, tout incomplète qu'elle est, elle démontre cependant de la manière la plus évidente que les calculs phosphatiques eux-mêmes peuvent être détruits par les alcalis, par suite de l'action qu'ils exercent sur la matière animale qui leur sert de lien, et d'où résultent leur désagrégation et ensuite leur expulsion de la vessie, sous forme de débris. Voici ce fait tel que M. Nonat me l'a rappelé en peu de mots et par écrit.

— « Un homme de quarante-cinq ans fut admis à l'Hôtel-Dieu en 1829, dans le service de M. Breschet. Il portait un calcul dans la vessie. La présence du calcul fut constatée à l'aide du cathétérisme, par M. Breschet. Le malade fut soumis à l'action des boissons alcalines, quelques jours après son entrée. Au bout d'une semaine, il rendit en urinant une concrétion blanchâtre, qui nous parut s'être détachée d'un corps sphéroïde. Cette concrétion avait une ligne d'épaisseur, elle était concave sur l'une de ses faces, et convexe sur l'autre. Elle avait peu de cohésion, et s'écrasait facilement sous les doigts.

» M. Breschet m'ayant prié d'en faire l'analyse, je m'assurai que cette concrétion était en grande partie formée de phosphate calcaire et d'une petite quantité de matière animale, dans les mailles de laquelle le sel calcaire était emprisonné.

» Les boissons alcalines furent continuées pendant plusieurs semaines. Le malade continua de rendre de temps en temps des concrétions semblables à la première, puis il voulut partir de l'hôpital.

» Il m'a semblé que, dans ce cas, les boissons alcalines ont provoqué la séparation de plusieurs couches excentriques du calcul vésical, en agissant, non sur les sels calcaires qui sont insolubles dans les alcalis, mais sur la matière animale qui leur sert de lien. J'ai rappelé, à cette occasion, les expériences de M. Thenard, qui viennent à l'appui de cette explication.

» Je dois vous dire, en terminant, que le malade

n'avait point rendu par les urines de concrétions calcaires avant de prendre des boissons alcalines. »

Le fait suivant m'a été communiqué par un honorable confrère de Rouen, M. le docteur Deschamps. Voici l'extrait de la lettre qu'il m'a écrite à ce sujet :

— « M. Desroziers, avoué près le tribunal civil de Rouen, âgé de trente-deux ans, d'un tempérament sanguin, né d'un père qui est mort à la suite d'un catarrhe vésical, éprouvait depuis huit mois une douleur aiguë dans la région hypogastrique et le long du canal de l'urètre, jusqu'à l'extrémité du gland, lorsqu'il me fit appeler le 19 mai 1840. Cette douleur augmentait par la marche ou une promenade en voiture. Il rendait depuis quelques jours de l'urine sanguinolente, dont l'excrétion se trouvait souvent interrompue : quelquefois, pour arriver à pouvoir uriner, le malade était obligé de se courber en avant, appuyé sur ses deux coudes. Le gland était allongé par les tiraillements fréquents qu'il avait éprouvés. Je pensai tout de suite qu'il avait un calcul dans la vessie ; pour m'en assurer, j'eus recours au cathéter, qui ne me laissa plus de doutes sur l'affection calculeuse. J'avouai au malade sa position, et lui proposai le broiement comme le seul moyen capable de le débarrasser. Ses occupations ne lui permettant pas d'y avoir recours avant le mois de septembre — époque des vacances du tribunal —, je l'engageai, en attendant, à essayer le moyen que vous aviez remis en vogue depuis quelques années — les boissons alcalines —, en lui donnant l'assurance que si, par ce moyen, nous n'obtenions pas la dissolution de son calcul, nous n'augmenterions pas son volume, et que, par conséquent, nous ne rendrions l'opération, ni plus difficile, ni plus dangereuse. Tout en doutant du résultat, il se décida à suivre cet avis. Dès le lendemain, 20 mai, je lui fis prendre le matin, à jeun, au milieu de la journée et le soir, un verre d'eau contenant, par litre, 4 grammes de bi-carbonate de soude. Je lui fis boire aux repas de la même eau, teinte de vin. Trois fois par semaine, il prit un bain alcalin. Je l'engageai à s'abstenir de viandes, d'aliments épicés et d'acides. Le 28 mai, l'urine, au lieu d'être foncée et sanguinolente, comme quelques jours auparavant, était devenue très claire. J'y plongeai un morceau de papier de tournesol rougi par un acide, et je vis avec plaisir qu'elle était devenue alcaline, puisque le papier reprit sa couleur bleue. J'augmentai la dose du bi-carbonate et la portai à 6 grammes par litre. Jusqu'au 25 juin, le malade rendit de l'urine très claire, les douleurs diminuèrent; il vaquait à ses occupations avec plus de facilité, et la marche était moins pénible. Le 26, il me fit appeler pour me faire voir son urine qu'il rendait tous les jours, d'après mon conseil, dans un vase en verre. J'y trouvai ce jour-là, et en présence d'un de mes confrères, M. Espinasse, un dépôt très abondant d'une matière semblable à de l'argile; je la décantai et je remis le dépôt à un pharmacien, en le priant de l'analyser. Soit négligence, soit mauvaise volonté, l'analyse ne fut pas faite; le pharmacien rejeta sur un de ses élèves cette négligence : le dépôt, à mon grand regret, avait été jeté. Les 27, 28, 29 et 30, l'urine fut claire, et son excrétion facile. Le 1er juillet, l'excrétion fut interrompue plusieurs fois dans la journée; le 2, elle devint impossible, malgré les efforts du malade que je trouvai très inquiet de ce symptôme qu'il n'avait pas encore éprouvé jusqu'alors. Je sentis à travers les parois du canal un noyau qui s'était engagé dans son intérieur ; j'introduisis, pour le dilater, une sonde qui bientôt, secondée par les efforts que faisait le malade pour uriner, permit au calcul de sortir. »

M. Deschamps a bien voulu m'envoyer ce petit calcul que je conserve comme un des exemples les plus remarquables de l'action des boissons alcalines. Comme M. Deschamps me le dit lui-même dans sa lettre, il offre à l'œil les altérations les plus évidentes, les caractères les plus marqués d'une action dissolvante et désagrégeante. Il est devenu extrêmement poreux, et toutes ses faces présentent des traces d'une véritable destruction.

Ce n'est que deux ans après la guérison obtenue que M. Deschamps m'a envoyé cette observation, avec le noyau rendu. « Après deux ans de guérison radicale, m'a-t-il écrit alors, constatée par le cathéter, mon malade jouit d'une santé excellente, n'a rendu ni sang, ni dépôt, ni graviers, ne ressent aucune douleur dans la vessie ni dans le canal, vaque à ses affaires, voyage en voiture, sans éprouver le moindre malaise. Reconnaissant envers les eaux alcalines, qui seules l'ont guéri, il veut, malgré tout ce que je lui dis pour le rassurer, faire sa boisson habituelle d'eau avec le bi-carbonate de soude, et continuer le régime que je lui ai prescrit, il y a deux ans; et, dans l'intérêt de ceux qui, comme lui, seraient affectés de la pierre, il m'a autorisé à citer son nom et à faire connaître son observation. »

Je n'ajouterai rien à cette observation que j'ai

trouvée pleine d'intérêt, et qui a d'autant plus de valeur que, dans ce cas, le calcul a été reconnu par la sonde avant le traitement, et que la guérison du malade a été parfaitement constatée après.

CHAPITRE VI.

AFFECTION GOUTTEUSE.

§ Ier. Historique de l'application des eaux de Vichy au traitement de la goutte.

Dans un mémoire que j'ai publié en 1835 (1), j'ai appelé pour la première fois l'attention de mes confrères sur les résultats que j'avais déjà obtenus de l'application des eaux de Vichy, et en général, de la médication alcaline au traitement de la goutte, résultats qui, bien qu'en très petit nombre encore, me donnaient l'espoir d'avoir trouvé, dans cette médication, un puissant moyen de soulagement pour les goutteux.

J'apportais d'autant plus de soin et d'intérêt à l'étude de cette nouvelle application des eaux de Vichy, que les goutteux étaient alors en quelque sorte abandonnés par la médecine. Quelques uns, après avoir essayé inutilement une multitude de remèdes, successivement préconisés, en étaient venus à cette opinion, partagée d'ailleurs par un grand

(1) *Quelques considérations sur la nature de la goutte et sur son traitement par les eaux thermales de Vichy.*

nombre de médecins, qu'il n'y avait rien à faire contre la goutte, que c'était une maladie intraitable de sa nature, et qu'au lieu de se tourmenter de remèdes inutiles, il était préférable de se résigner à souffrir et de tout attendre de *la force médicatrice de la nature,* se consolant avec Sydenham, en pensant que la plupart des rois, des princes, des philosophes et beaucoup de grands hommes, ont vécu et sont morts avec la goutte. D'autres, au contraire, et en très grand nombre, souffrant avec moins de résignation, n'acceptant pas avec la même docilité cette philosophie qui ne leur offrait pour consolation que *la patience et la flanelle,* cherchaient leur guérison dans les remèdes empiriques, et étaient devenus la proie du charlatanisme.

Encouragé par les premiers résultats que j'avais obtenus, j'ai continué à observer, j'ai recueilli de nouveaux faits qui sont venus ajouter à ma confiance dans cette médication, et je les ai publiés successivement dans divers autres mémoires.

Je ne dirai pas l'opposition passionnée que j'ai rencontrée dès mes premiers essais, tout ce qui a été fait pour jeter l'inquiétude dans l'esprit des goutteux qui, sur mes premières publications, avaient cru pouvoir venir chercher à Vichy quelque soulagement à leurs souffrances : il est des détails que je veux oublier ou au moins passer sous silence. Je rappellerai seulement qu'en 1839, les goutteux, alors présents en assez grand nombre à Vichy, préoccupés et quelques uns même fort effrayés par les prédictions sinistres que ne cessait de leur faire mon confrère, l'inspecteur titulaire de l'établissement, sur les suites du traitement auquel je les soumettais, résolurent d'écrire au ministre pour demander que l'Académie de médecine fût appelée à se prononcer sur cette médication.

Ce fut avec une bien vive satisfaction que je vis l'Académie donner suite à cette demande d'enquête; l'opinion que je m'étais formée et que je défendais n'avait qu'à y gagner; car, dans ces premiers essais, je n'avais rien négligé pour m'assurer de l'exactitude des résultats que j'avais annoncés, et, dans les publications que j'en avais faites, j'étais d'ailleurs toujours resté au-dessous de la vérité.

L'Académie nomma une commission qui fut choisie parmi ses membres les plus distingués et les plus honorables — MM. Guéneau de Mussy, de Lens et Patissier—. Cette commission m'ayant témoigné son embarras pour apprécier les faits que j'avais annoncés et faire un rapport sans avoir eu les malades sous les yeux, je pensai que ce qu'il y avait de mieux à faire était de la mettre en rapport avec les malades eux-mêmes, en lui fournissant le moyen de leur écrire directement. Je lui remis donc les noms et les adresses de tous ceux dont j'avais publié les observations à des époques où j'étais loin de m'attendre qu'il serait jamais fait une enquête sur les résultats que j'annonçais; je lui remis en même temps, et également avec les noms et les adresses des malades, toutes les observations que je n'avais pas encore publiées, et le secrétaire de l'Académie écrivit à tous ces malades, soit directement, soit en s'adressant aux membres correspondants de l'Académie, lorsqu'il y en avait dans le pays qu'ils habitaient, en leur transmettant un certain nombre de questions que la commission avait rédigées, et auxquelles ils furent invités à répondre. Quant aux goutteux qui habitaient Paris, la commission fut mise directement en rapport avec eux, et elle réunit ainsi tous les documents que j'avais à ma disposition, et qui pouvaient servir à l'éclairer et à asseoir son jugement.

Mon confrère, M. le docteur Prunelle, fut également invité à envoyer à la commission les observations qu'il pouvait avoir recueillies. Trois lettres pressantes lui furent écrites à ce sujet, dit le rapport, et toutes restèrent sans réponse.

Je terminerai là ce court historique, et avant d'exposer les faits qui servent maintenant de base à ma conviction, je crois devoir rappeler les considérations qui m'ont conduit à penser que les eaux de Vichy pourraient être un moyen de combattre la goutte, et examiner quelques questions qui se rattachent à cette médication.

§ II. De la nature de la goutte.

Pour arriver à une bonne indication thérapeutique, il ne suffit pas de connaître le siége, la forme, la marche et la durée d'une maladie; il faudrait pouvoir en connaître la nature, remonter à sa cause première, en pénétrer l'essence. Malheureusement, il n'est pas donné à notre intelligence de pénétrer tous les secrets de la nature, et, dans nos investigations, nous arrivons trop souvent à un terme fatal, à une barrière devant laquelle nous sommes obligés de reconnaître et d'avouer notre ignorance. Cependant doit-on se laisser entièrement décourager par ces limites imposées à notre intelligence, et ne devons-nous pas au moins, par nos études et par tous les moyens que nous fournit la science, chercher à reculer ces limites autant que possible?

Déjà, dans ces derniers temps surtout, la physiologie et la chimie organique, heureusement associées dans leurs recherches, n'ont-elles pas jeté de telles lumières dans cette voie, qu'il est permis d'entrevoir dès à présent, au moins pour le traitement de certaines affections, la possibilité d'arriver à des indications beaucoup plus rationnelles que celles qui jusqu'à présent ont servi à nous guider?

En attendant que ces sciences, en continuant à se prêter un mutuel appui, viennent jeter sur le traitement de la goutte une plus grande lumière, nous n'avons d'autres moyens, pour tâcher de sortir de l'ornière des traitements empiriques, souvent si funestes aux malades, que d'étudier les faits physiologiques, et de nous diriger d'après leur interprétation. C'est la marche que j'ai dû adopter et que j'ai suivie.

A l'époque où j'ai commencé à m'occuper de cette question, une certaine école, qui exerçait encore alors une assez grande influence, n'avait voulu voir dans la goutte qu'une inflammation, et d'autres moyens de la combattre que des antiphlogistiques.

Il est vrai que cette affection se montre souvent sous la forme inflammatoire; mais est-ce une raison de croire qu'elle consiste essentiellement dans l'inflammation? Est-il possible de ne pas admettre dans l'inflammation goutteuse un principe particulier auquel sont subordonnés tous ses phénomènes extérieurs? Comment expliquerait-on autrement les différences si bien caractérisées, qui la distinguent des autres inflammations qui ont quelquefois leur siége dans les mêmes tissus qu'elle affecte de prédilection? Si l'on compare, par exemple, une inflammation articulaire, ayant pour cause une violence extérieure, à l'inflammation goutteuse proprement dite, on remarque que la première a toujours une marche régulière, qu'elle présente une période d'accroissement, d'état et de déclin, tandis qu'on n'observe rien de semblable dans la goutte, dont la durée peut varier depuis quelques minutes jusqu'à des mois entiers. L'inflammation de cause étrangère à la goutte commence et se termine toujours dans la même articulation; la goutte, au contraire, est extrêmement mobile : on la voit sauter d'un organe à un autre avec la plus grande promptitude, pour disparaître encore et rester quelque temps ensuite sans manifester sa présence. Si l'on ajoute aux caractères qui sont particuliers à la goutte, que cette affection est souvent héréditaire, qu'une fois qu'elle s'est emparée d'un malade, elle ne l'abandonne plus que momentanément, qu'elle se renouvelle par attaques, à des intervalles plus ou moins rapprochés, le plus souvent sans cause apparente, et, en général, avec une violence qui va toujours croissant, il devient évident qu'il n'y a aucune analogie à établir entre elle et une inflammation ordinaire. On est forcé de reconnaître que cette affection tient à une diathèse particulière, à une cause qui lui est propre, et que l'inflammation, pour être souvent un des caractères sous lesquels elle se montre, ne la constitue pas essentiellement. Telle avait toujours été d'ailleurs l'opinion des médecins qui s'étaient occupés de cette affection, et c'est ainsi, par exemple, que Helmontius a dit: *Non quod dolet, non quod ardet, non quod tumet, podagra est, sed sunt hujus producta.*

Ce qui m'a surtout donné l'idée d'essayer les eaux de Vichy contre la goutte, c'est l'analogie qui m'a semblé exister entre elle et la gravelle rouge; c'est la facilité et la promptitude avec lesquelles je voyais constamment disparaître cette dernière affection et tout sédiment rouge, sous l'influence de ces eaux, et dès que l'urine cessait d'être acide pour prendre le caractère alcalin.

Presque tous les auteurs ont été frappés de la coexistence fréquente de ces deux affections. « Les goutteux, sans exception, dit Scudamore (1), à une époque quelconque, sont attaqués par la gravelle, ou bien ils rendent dans leur urine un sédiment briqueté. J'ai vu souvent des malades se dire douloureusement atteints par la gravelle avant que la goutte se manifestât, et au point même de redouter la pierre; mais ensuite ils ne remarquaient plus qu'un sédiment épais et d'une couleur foncée. Quelques individus éprouvent la gravelle dans l'intervalle des paroxysmes, mais un très petit nombre en est affecté quand la goutte est présente. » Le même auteur observe que l'urine des goutteux conserve invariablement son caractère acide (2), et il ajoute que le dépôt d'un sédiment foncé ou couleur de brique, à la suite du refroidissement de l'urine, accompagne si constamment tous les symptômes

(1) *Treatise on the nature and cure of gout and gravel*, etc. London, 1823.

(2) Il est probable que Scudamore n'a voulu parler que de l'urine *récente* des goutteux, car on sait que l'urine fortement animalisée, comme l'est ordinairement celle de ces malades, devient bientôt alcaline et putride.

actifs de la goutte, que sa connexion avec ces mêmes symptômes est fortement gravée dans l'esprit des malades qui donnent alors à cette urine le nom de *goutteuse*. Sydenham a aussi fait la remarque que la goutte engendre des calculs rénaux chez plusieurs sujets, et assure que les malades sont quelquefois en peine de savoir ce qui les fait le plus souffrir, de la goutte ou de la pierre. Morgagni observe également que les calculs rénaux accompagnent souvent la goutte. Il rapporte (1) le cas d'un goutteux qui avait en même temps une néphrite calculeuse, et qui mourut apoplectique. A l'ouverture du cadavre, on trouva les reins beaucoup plus gros que dans l'état naturel, particulièrement le droit, qui avait presque le volume de la tête d'un homme, et qui renfermait onze grosses pierres ; le rein gauche n'en contenait qu'une petite : elles étaient toutes à rameaux, et ressemblaient par leur couleur et leurs branches à du corail noir.

Ces rapports entre la goutte et la gravelle, qui ont été remarqués par la plupart des auteurs qui se sont occupés de ces deux affections, se retrouvent encore dans la similitude de leurs causes. C'est ainsi que la goutte et la gravelle se manifestent souvent et également, comme on sait, sous l'influence d'une disposition héréditaire, et il est difficile de ne pas croire que cette disposition ne soit de même nature dans l'un et l'autre cas, puisque l'on voit tous les jours des parents goutteux donner naissance à des enfants graveleux, et alternativement des parents graveleux donner le jour à des enfants qui deviennent goutteux. On voit même très communé-

(1) *Epistola* LVIII.

ment les mêmes individus être affectés simultanément, ou à des époques différentes, de la goutte et de la gravelle.

Une autre remarque qui a été faite de tout temps, et qui vient encore à l'appui de la similitude que je crois exister entre ces deux affections, c'est que la goutte, comme la gravelle, est ordinairement l'apanage des gens riches, des grands mangeurs, en général de tous les hommes qui font habituellement usage d'une nourriture fortement animalisée, et chez lesquels, par conséquent, dans le renouvellement continuel de la matière qui accompagne et caractérise la vie, il doit nécessairement se former une grande quantité d'acide urique, de même qu'il se forme alors aussi en excès d'autres acides, notamment des acides sulfurique et phosphorique.

L'analogie entre la goutte et la gravelle rouge devient plus frappante encore, lorsqu'on examine la composition des concrétions que la goutte laisse si souvent autour des articulations et même dans d'autres parties du corps. L'analyse chimique n'a-t-elle pas en effet démontré que ces produits sont toujours presque entièrement formés d'urate de soude; qu'elles ont, par conséquent, comme la gravelle rouge, l'acide urique pour base? Cette composition des concrétions arthritiques a été soupçonnée par Forbes dès 1793. Cependant Fourcroy et Guyton-Morveau les crurent produites par du phosphate de chaux; mais Wollaston prouva en 1797 qu'elles contiennent de l'urate de soude et une matière animale. Ces résultats obtenus par Wollaston ont été depuis confirmés par Vauquelin et par tous les chimistes modernes qui se sont occupés de cette analyse; seulement leurs recherches, plus minutieuses, y ont démontré aussi l'existence d'un peu d'urate de potasse, d'urate de chaux, de chlorure de sodium, et de quelques autres principes.

L'urate de soude ne se rencontre pas seulement dans les concrétions dont nous venons de parler. J'ai recueilli à la surface de la peau, chez quelques goutteux, de cette sécrétion gluante, assez épaisse et comme saupoudrée d'une matière blanche, qu'on observe très souvent à la suite des accès de goutte, et j'ai prié M. O. Henry, chef des travaux chimiques de l'Académie de médecine, de vouloir bien soumettre cette sécrétion à l'analyse chimique. Je lui en ai d'abord remis une petite quantité que j'avais ramassée, à la suite d'un fort accès de goutte, sur la main d'un malade, âgé de cinquante-six ans, d'une forte constitution, d'un tempérament sanguin, et qui était goutteux depuis l'âge de vingt-quatre ans. Il est résulté de cette analyse (1) que cette matière était composée : 1° de beaucoup d'albumine — les 4/5es environ —; 2° d'acide lactique et d'acide phosphorique *sans doute;* 3° de chlorure de sodium et de phosphate de chaux; 4° d'*urate de soude*, traces sensibles.

Depuis, j'ai de nouveau prié M. Henry d'analyser de cette même matière recueillie sur deux autres goutteux, à la suite d'accès de goutte. Chez l'un, elle avait été recueillie sur la poitrine, et chez l'autre, sur le dos du pied. Cette analyse a encore fourni à peu près les mêmes résultats, et toujours démontré, dans cette sécrétion, l'existence de l'*urate de soude*.

(1) *Journal de pharmacie*, etc. Paris, 1841, t. XXVII, p. 622.

Je ne doute pas que l'on ne trouvât cette même substance dans toutes les sécrétions des goutteux, si on l'y cherchait avec soin; pour le moment, je me borne à constater le fait, quant à la sécrétion de la peau.

N'est-il pas permis de conclure de toutes ces observations et de tous ces faits, que la goutte et la gravelle d'acide urique sont liées à la même cause, quoique ayant leur siége dans des organes différents? Et ne semble-t-il pas suffisamment démontré que cette cause consiste en ce que le sang contient un excès d'acide urique, ou des éléments qui servent à le former?

Cette opinion sur la cause prochaine de la goutte a déjà été émise par Forbes (1) et par Parkinson (2). C'était aussi l'opinion de notre célèbre chimiste Fourcroy C'est même sur cette théorie, et sur la remarque faite par Wollaston, que chez les goutteux il y a toujours une surabondance d'acide urique, que sir Everard Home et Brande ont conseillé l'emploi de la magnésie, tant dans la goutte que dans la gravelle. «Si l'on ajoute, dit M. le docteur Patissier, dans son rapport à l'Académie, que les sueurs des goutteux sont d'une acidité très prononcée; que leurs urines, au moment de leur émission, sont également très acides; qu'elles déposent ordinairement un sédiment briqueté évidemment composé d'acide urique; que, d'après Chelius (3), l'acide urique augmente dans les urines des goutteux de 69 à 112 millièmes, ce qui fait presque le double; que le colchique donné aux goutteux surcharge d'acide urique leurs urines,

(1) *Treatise on gravel and gout.* London, 1787.

(2) *On the nature and cure of gout.* London, 1805.

(3) *Annales cliniques de Heidelberg*, t. III, p. 345.

comme on l'a chimiquement constaté (1) ; que d'après M. Donné (2) l'abus des substances animales, du café, du thé, et même du tabac à fumer détermine infailliblement la formation d'une grande quantité d'acide urique cristallisé en paillettes jaunes rhomboïdales par le refroidissement, on ne sera pas éloigné de croire, avec M. Charles Petit, que la cause prochaine de la diathèse goutteuse réside dans la présence d'un excès d'acide urique dans les liquides de l'organisme. »

Ainsi donc, n'est-il pas évident que chez les goutteux, soit par suite d'une prédisposition particulière, soit comme conséquence de leur régime habituel, il y a une production surabondante d'acide urique ? Cet acide qui, comme l'acide carbonique et l'urée, est un des principaux produits de la transformation des matières animales qui s'opère insensiblement dans nos organes par suite de l'action de l'oxygène sur l'économie, est destiné à être éliminé par la sécrétion urinaire, et probablement aussi, mais d'une manière moins sensible, par les autres sécrétions ; et si cette élimination, par suite d'un refroidissement ou par une cause quelconque, n'a plus lieu ou devient insuffisante, il doit nécessairement en résulter un trouble dans l'économie. En effet, quand on observe avec attention ce qui se passe lorsqu'une attaque de goutte se déclare, il est difficile de ne pas reconnaître qu'il en est ainsi ; il est seulement à remarquer qu'alors l'acide urique, mêlé au sang, va surtout, par une prédilection toute particulière,

(1) *Dictionnaire universel de matière médicale*, par MM. Mérat et de Lens. Paris, 1830, t. II, p. 360.

(2) *Comptes rendus de l'Académie des sciences*, 1839, t. VIII, p. 805. — *Cours de microscopie*. Paris, 1844, p. 240.

exercer sa fâcheuse action sur les articulations, et en général sur toutes les parties fibreuses. C'est là qu'il devient la cause de tous les symptômes qui caractérisent les accès de goutte. Il semble alors que, comme pour d'autres principes morbides, par suite d'une sorte d'incubation, de fermentation, ce principe actif de la goutte s'accroît; qu'il prend une prédominance, une activité qu'il n'avait pas d'abord, qui se maintient et augmente même chaque jour pendant un temps plus ou moins long, et qui lui permet d'aller, porté par la circulation, et souvent avec une rapidité incroyable, susciter de la douleur dans toutes les autres articulations, et y développer, tantôt successivement, tantôt presque en même temps, une nouvelle fermentation, avec la répétition de tous les symptômes déjà observés dans celle où l'attaque a débuté.

Ce qui doit porter à croire que c'est bien au défaut d'élimination de l'excès d'acide urique formé qu'il faut attribuer les attaques de goutte, c'est que cette affection est surtout commune dans les pays froids et humides, là où la transpiration cutanée se fait ordinairement très mal, tandis qu'on l'observe rarement dans les climats chauds, et qu'on la voit aussi se manifester plus souvent chez les goutteux qui, par une inaction habituelle, ne favorisent pas suffisamment la sécrétion de la peau, que chez ceux qui peuvent prendre de l'exercice. Ce qui prouve en même temps que c'est bien l'acide urique qui est le principe actif de cette affection, c'est que c'est à la suite du travail inflammatoire et souvent si douloureux qui en caractérise les accès, qu'il reste souvent autour des articulations, et même quelquefois sur divers autres points du corps, un produit d'abord liquide et qui disparaît quelquefois naturellement peu de temps après les crises, mais qui, d'autres fois, n'est pas complétement résorbé et se durcit graduellement pour former ce qu'on appelle des concrétions goutteuses, et que ces concrétions, comme je l'ai rappelé plus haut, sont presque entièrement formées d'urate de soude. Ce résultat des accès de goutte prouve qu'il s'est produit dans la partie malade une action chimique, qu'il s'y est fait une combinaison de l'acide urique, que nous avons dit apporté là par la circulation, avec la soude que le sang contient naturellement, et qu'il rencontre aussi particulièrement, et en assez grande proportion, dans la synovie qui lubrifie les articulations et les gaînes tendineuses.

Une autre preuve encore que c'est un principe acide qui est la cause déterminante de la goutte, et que, lorsque ce principe n'est pas éliminé par la sécrétion urinaire, il se porte sur divers organes et particulièrement sur les articulations, c'est que pendant la sorte d'incubation qui précède les accès, on voit souvent des goutteux se plaindre d'éprouver une ardeur brûlante à l'estomac, allant quelquefois jusqu'à des éructations acides et comme corrosives, que ce symptôme ne cesse que lorsque la goutte se fixe sur quelque articulation, et que, pendant cette incubation et même pendant la durée des accès, l'urine perd de son acidité. Cette remarque a été faite par Berthollet (1), et il a observé en même temps que l'acidité de l'urine reparaissait vers la fin des accès. Trampel a fait à peu près les

(1) *Journal de médecine.* Paris, 1786, t. LXVII, p. 469.

mêmes essais que Berthollet, et il assure avoir observé que l'urine ne teint point en rouge le papier bleu de tournesol, dans la période où se prépare le travail de l'attaque de goutte, ni même durant cette attaque, avant qu'il ne se fasse des évacuations critiques, et que l'urine ne dépose un sédiment ; et Hufeland lui-même, ayant répété ces expériences, dit avoir obtenu de semblables résultats. J'ai moi-même souvent expérimenté l'urine des goutteux, et, si je n'ai pas observé, comme Trampel et Hufeland, que cette urine devînt alcaline ou à l'état neutre pendant l'incubation et dans le cours des attaques de goutte, il m'a du moins semblé qu'elle perdait alors beaucoup de son acidité.

Tout prouve donc, je le répète, qu'il y a chez les goutteux une surabondance d'acide urique, et que, lorsque la sécrétion urinaire devient insuffisante pour éliminer cet acide, ou que, par une cause quelconque, il se trouve détourné de sa voie naturelle d'élimination, il se porte sur diverses parties du corps, mais plus particulièrement sur les articulations et les parties fibreuses, pour y déterminer les accidents qui, sous des formes quelquefois très variées, et avec des caractères plus ou moins aigus, caractérisent l'affection goutteuse.

Maintenant, je le demande, de tous les faits et de toutes les considérations qui précèdent ne résulte-t-il pas évidemment que, pour combattre la diathèse goutteuse, atténuer, sinon guérir la goutte, en même temps que les goutteux doivent être soumis à un régime qui favorise le moins possible la production de l'acide urique, l'usage des boissons alcalines est le moyen le plus rationnel à employer pour neutraliser cet acide, ainsi que quelques autres, notamment les acides sulfurique et phosphorique, qui se forment alors en excès dans l'économie?

Telles ont été du moins les considérations qui m'ont guidé, lorsque j'ai essayé d'abord, et conseillé ensuite avec pleine conviction, l'emploi de la médication alcaline, et particulièrement des eaux de Vichy pour combattre cette affection.

§ III. Doit-on chercher à guérir la goutte?

Cette question a été souvent posée; elle l'a été notamment dans le rapport fait à l'Académie de médecine par M. Patissier sur l'emploi des eaux de Vichy contre cette affection, et résolue affirmativement par la commission chargée de ce rapport. Tout récemment encore, un savant et spirituel confrère, le docteur Reveillé-Parise (1), l'a posée ainsi: *Doit-on guérir la goutte?* et il répond: « Oui, s'il est possible de le faire d'une manière absolue en attaquant son principe radical, essentiel. Non, si, comme on le pense aujourd'hui, on entreprend cette guérison par des médicaments violents, perturbateurs, incertains dans leur action antigoutteuse, et qui certainement troublent, arrêtent le travail bienfaisant et réparateur de la nature. »

Le principal et même le seul argument que l'on ait fait valoir pour combattre la pensée de chercher à guérir la goutte, c'est que par la goutte l'économie tend à écarter un principe morbifique, que c'est un moyen de prévenir des maladies plus dangereuses, un petit mal pour en éviter un plus grand. Tel était

(1) *Bulletin général de thérapeutique*, juin 1848.

l'avis de Sydenham, avouant toutefois, comme le fait remarquer M. Reveillé-Parise, que la nature emploie dans ce cas un remède très amer, *pharmacum amarissimum*. Mais est-ce bien là un argument sérieux? n'est-ce pas plutôt un aveu d'impuissance, un argument à l'adresse de malheureux en proie à d'atroces souffrances qu'on ne sait comment soulager; un moyen, à défaut d'un remède efficace, pour tâcher de les amener à la résignation en attendant que la nature veuille bien mettre un terme au supplice qu'ils endurent? Et d'ailleurs, quelles maladies plus douloureuses, plus insupportables, plus dangereuses même, peuvent donc redouter les goutteux? La mort même n'est-elle pas mille fois préférable aux tortures affreuses dont quelques uns nous donnent si souvent le pénible spectacle, qui ne cessent qu'en laissant à ces malheureux la triste perspective d'un retour prochain, sans espoir d'en être jamais débarrassés, heureux encore si, après avoir cruellement souffert pendant la durée des attaques, leurs articulations ne sont pas tellement déformées que, dans les intervalles, ils restent dans l'impossibilité de se servir de leurs membres. Et c'est en présence d'une maladie qui fait de tels martyrs, que l'on vient dire aux malheureux patients: Résignez-vous, consolez-vous, réjouissez-vous; car, si vous n'aviez pas cette maladie, vous en auriez d'autres bien plus graves encore!

Mais d'abord est-il bien certain que la goutte préserve d'autres maladies; qu'elle soit, comme on dit, un brevet de longue vie? N'est-ce pas encore là une de ces banalités avec lesquelles on cherche à consoler les goutteux? Quand on en a vu comme moi un grand nombre être atteints, tout aussi bien et tout aussi souvent que ceux qui sont exempts de la goutte, de toutes les autres affections qui affligent l'espèce humaine, tourmentés par une foule d'infirmités et succomber à une mort prématurée, par suite des désordres, des altérations graves et irremédiables que laisse si souvent cette maladie, lorsqu'elle se porte sur les organes essentiels à la vie, on est peu disposé à partager cette opinion.

D'ailleurs, avant de s'inquiéter de savoir si l'on doit guérir la goutte, et s'il y a danger à la guérir, il aurait peut-être été bon de se demander si cette affection est du nombre de celles que l'on peut guérir, si toutefois l'on entend par guérison de la goutte une guérison entière, absolue, radicale. Depuis que j'ai commencé à appliquer la médication alcaline au traitement de cette affection, comme le moyen qui m'a paru le plus rationnel à lui opposer, en l'associant à un régime convenable, et qu'il m'est passé sous les yeux, je crois pouvoir le dire, un plus grand nombre de goutteux que n'en a très probablement jamais vu aucun médecin ; bien que les résultats que j'ai obtenus ne me laissent aucun doute sur la possibilité, chez presque tous ceux qui voudront se soumettre rigoureusement et avec persévérance à cette médication, d'atténuer la goutte de la manière la plus remarquable, seulement à des degrés différents, suivant les individus ; que je connaisse maintenant un grand nombre de malades qui, très goutteux avant de s'y soumettre, ayant chaque année, et souvent plusieurs fois par an, des attaques violentes, ont vu leurs accès s'éloigner, s'affaiblir et enfin disparaître sans retour depuis plusieurs années; qu'un d'eux même, M. P..., dont je donnerai l'observation plus loin, m'ait dit dernièrement encore qu'il n'avait eu aucun accès depuis 1836, et qu'il se croyait si bien guéri que, depuis dix ans, il a cru pouvoir renoncer à l'usage des boissons alcalines, et se borner, pour tout traitement, à observer la sobriété; cette affection me paraît si intimement liée à certaines constitutions, à une certaine disposition héréditaire ou acquise; ses récidives, chez certains individus, sont quelquefois si faciles et si brusques; la diathèse enfin, qui l'entretient, est ordinairement si prononcée, cède si difficilement à nos moyens d'action et semble toujours conserver une si grande tendance à reprendre sur l'économie sa fâcheuse influence, que je ne suis pas encore convaincu que l'on puisse arriver à une guérison radicale. Je crois que, même après avoir été pendant un certain nombre d'années sans ressentir d'accès, on s'expose à les voir reparaître, à la première occasion, sous l'influence de quelque cause déterminante, si l'on néglige la médication alcaline, et si non seulement on ne sait pas éviter les écarts de régime, mais si l'on ne continue pas toujours à observer une grande sobriété.

Mais si nous avions la certitude de pouvoir guérir radicalement la goutte, y aurait-il réellement danger à tenter cette guérison, et, dans cette pensée, faut-il même éviter d'atténuer la maladie autrement que par le régime, le plus souvent insuffisant, et abandonner les goutteux aux souffrances cruelles que cette affection leur fait éprouver, et à toutes les conséquences, si souvent irremédiables et quelquefois mortelles, des attaques répétées auxquelles ils sont sans cesse exposés ?

J'ai déjà dit que les observations que j'avais été à même de faire sur un grand nombre de goutteux ne m'avaient nullement laissé l'opinion que la goutte les préservât d'autres affections. Quant au danger en lui-même de guérir la goutte, et quand bien même on ne parviendrait à la guérir *radicalement*, c'est-à-dire non seulement à en faire disparaître les symptômes actuels, mais encore à détruire entièrement toute disposition diathésique au retour des accès, en vérité je ne vois pas où pourrait être le danger. Que pourrait-on, en effet, redouter d'une maladie atténuée et, à plus forte raison, qui n'existerait plus, qui, non seulement ne se manifesterait plus par aucun symptôme, mais n'aurait laissé dans l'économie aucun ferment, aucune disposition à un retour plus ou moins éloigné ? S'il pouvait y avoir du danger à combattre et à guérir la goutte, pourquoi ne voit-on pas un danger égal à combattre d'autres affections, les affections dartreuses, par exemple, que nous combattons tous les jours sans la moindre crainte des dangers qui peuvent en résulter, devant la guérison desquelles nous ne nous arrêtons que par l'impuissance, qui existe pour ces maladies, comme pour la goutte elle-même, d'arriver à une guérison radicale ?

Je sais tous les inconvénients, les dangers même, dans quelques cas, de certains remèdes prétendus antigoutteux, de ceux surtout dont la base principale, le principe actif, quelle que soit la forme sous laquelle on les donne, pilules, sirop ou élixir, est toujours le colchique, ordinairement associé à quelques purgatifs énergiques. Cependant on ne peut nier l'action particulière, je dirai presque spécifique, du colchique contre la goutte, notamment lorsqu'il est employé comme moyen d'arrêter un accès à son début. Il ne réussit pas toujours, sans doute, dans ce cas, ni chez tous les goutteux, surtout lorsqu'on en a déjà fait usage pendant un certain temps, mais il réussit souvent, et j'y ai quelquefois recours moi-même, dans le même but, chez quelques malades, lorsqu'ils ont absolument besoin d'être promptement remis sur leurs jambes, à la condition toutefois qu'il n'existe aucune contre-indication du côté des organes digestifs; mais ce n'est jamais sans hésitation et sans regret, ni sans faire sentir tous les inconvénients qu'il y aurait pour le malade, s'il lui arrivait d'employer souvent le même moyen.

Parmi les inconvénients du colchique et de tous les remèdes qui lui doivent leur action, le moindre est de ne pas réussir toujours à arrêter les accès de goutte; le malheur est que les goutteux, toujours trop disposés à ajouter foi aux annonces fallacieuses, qui font de ces remèdes des moyens curatifs, et séduits d'ailleurs par le succès qu'ils en obtiennent assez ordinairement dans le principe, en abusent presque toujours, les emploient d'ailleurs souvent sans discernement, et n'y renoncent que lorsque déjà, mais souvent trop tard, ils se sont aperçus de leurs fâcheux effets. J'ai questionnné à ce sujet tous les goutteux auxquels j'ai eu l'occasion de donner des conseils, et il n'en est pas un qui, ayant souvent employé ces moyens, n'ait eu à regretter d'y avoir eu recours.

Le premier effet fâcheux de tous ces moyens,

c'est de rapprocher considérablement les accès de goutte. Presque tous les goutteux qui, avant d'avoir recours au colchique, n'avaient d'accès qu'une fois par an, par exemple, voient bientôt un accès revenir deux, trois, quatre fois, et d'autant plus fréquemment qu'ils ont mis plus de persévérance à vouloir les arrêter, à en empêcher le complet développement. J'ai vu beaucoup de goutteux qui, par ce moyen, sont arrivés à ne pouvoir plus être huit jours sans avoir une attaque de goutte. Ils ne peuvent même plus alors jamais recouvrer un seul instant le libre usage de leurs membres; car la goutte est passée à l'état chronique, les articulations restent toujours plus ou moins gonflées et inflexibles, douloureuses et d'une faiblesse extrême, dès qu'ils veulent s'en servir; et ils ne marchent plus, ils se traînent seulement parfois, mais toujours péniblement et pour retomber bientôt jusqu'à ce qu'ils soient entièrement réduits à l'état de cul-de-jatte.

J'ai vu quelques malades supporter assez longtemps ces remèdes sans autres graves inconvénients; mais chez certains autres plus impressionnables, plus sensibles du moins à leur action particulière, ou peut-être ayant déjà quelques affections intestinales plus ou moins anciennes, ils ont quelquefois produit des coliques violentes, accompagnées d'évacuations sanguinolentes, quelquefois même de sang pur, et suivies d'inflammations aiguës qui ont eu assez souvent des suites funestes. Le plus souvent, ils se bornent à fatiguer, à la longue, les organes digestifs; ils en altèrent graduellement les fonctions, et finissent par rendre les digestions longues, pénibles, accompagnées de flatuosités, et enfin presque impossibles. J'ai vu des goutteux réduits ainsi à un état de dyspepsie complète, et d'autres chez lesquels, à cet état de dyspepsie, se joignait une diarrhée rebelle alors à tous les moyens employés pour la combattre.

Je ne m'étendrai pas davantage sur les fâcheux résultats que peut avoir l'emploi du colchique que tout le monde connaît d'ailleurs comme un poison irritant des plus énergiques. J'en ai dit assez pour montrer que si, comme tous les remèdes prétendus antigoutteux, dont il est l'agent principal, il arrête quelquefois les accès de goutte, il est loin d'être pour cette maladie un moyen curatif. Cela suffira aussi pour faire sentir combien on doit s'en défier, et avec quelle prudence il doit être employé, lorsqu'on juge à propos d'y avoir recours, soit comme moyen d'arrêter un accès de goutte, soit même seulement comme simple diurétique. Mais si ces moyens peuvent être dangereux, s'il y a d'ailleurs des inconvénients, comme je n'en doute pas, ainsi que je l'ai fait voir plus haut, à entraver le travail de la nature qui, par un accès de goutte, cherche à se débarrasser de principes nuisibles, est-ce à dire pour cela qu'il ne puisse y avoir d'autres moyens d'atténuer l'affection goutteuse, de rendre ses attaques beaucoup plus rares, moins longues, moins douloureuses, et même d'en empêcher tout à fait le retour, comme je suis déjà autorisé à le dire, pendant un certain nombre d'années, et cela sans produire aucun trouble dans l'économie, sans nuire à aucun travail éliminatoire que voudrait faire la nature, enfin sans aucun inconvénient pour la santé générale ?

J'ai pensé que la médication alcaline pouvait avoir

tous ces avantages, et dix-sept ans d'expérience de l'emploi des eaux de Vichy, dans ce cas, et sur un très grand nombre de malades, ne me laissent plus, depuis longtemps déjà, aucun doute à cet égard. En effet, les boissons alcalines, et notamment les eaux de Vichy, que j'ai plus particulièrement employées, ne peuvent jamais, administrées convenablement, amener aucun trouble dans l'économie; elles ne peuvent pas non plus déplacer la goutte, comme, par ignorance ou mauvaise foi, on a voulu le faire craindre, car on ne déplace la goutte que par des répercussifs appliqués sur les points où la maladie existe déjà, ou en l'appelant, par des moyens irritants ou rubéfiants, sur une partie plus ou moins éloignée du point où elle a son siége; or il paraîtra toujours impossible, à tout homme de bonne foi et ayant la moindre intelligence de l'action des remèdes, si d'ailleurs l'expérience ne l'avait pas déjà surabondamment démontré à Vichy, que la médication alcaline puisse produire ces effets. On sait avec quelle facilité, en général, on supporte les eaux de Vichy : qu'on les administre en boisson ou en bains, à doses convenables, elles ne produisent jamais sur les organes avec lesquels on les met en contact une excitation capable d'y appeler la goutte, même dans le cas où elle existerait sur un autre point; elles sont absorbées comme elles le sont chez tous les malades, goutteux ou non goutteux, qui en font usage, apportent dans la circulation leurs principes minéralisateurs, parmi lesquels la soude prédomine, et ces principes sont à l'instant même portés, avec le sang, dans toute l'économie, aussi bien aux pieds qu'à la tête, et, en vérité, je ne comprends pas comment elles pourraient déplacer la goutte. Qu'elles agissent alors en faisant cesser, comme je le crois, la prédominance acide qui me paraît exister chez les goutteux, en neutralisant l'excès d'acide urique et même d'autres acides, notamment des acides sulfurique et phosphorique, qui provient souvent, chez les goutteux, d'une alimentation trop substantielle, trop azotée, ou bien qu'elles agissent d'une autre manière, peu importe maintenant la question théorique ; l'essentiel est, et l'expérience le démontre, que, si elles ne guérissent pas radicalement la goutte, elles soulagent au moins considérablement les goutteux, et non seulement sans aucun inconvénient qui puisse en faire craindre l'usage, mais même avec un très grand avantage pour leur santé générale.

§ IV. Le rhumatisme est-il de même nature que la goutte ? Peut-il être combattu par les mêmes moyens ?

La goutte ne se montre que chez les individus qui ont une prédisposition à cette maladie, soit qu'il y ait eu des goutteux dans leur famille, soit que leurs parents leur aient seulement transmis, sans avoir été goutteux eux-mêmes, une certaine constitution qui les prédispose à le devenir. Ainsi, bien qu'il y ait quelques exceptions à cette règle, on l'observe ordinairement chez les individus d'un tempérament sanguin et pléthorique, ayant de l'embonpoint, des formes robustes, une grande excitabilité du système nerveux et du système fibreux articulaire, et assez communément aussi une peau fine est irritable. Rare chez les femmes et chez les jeunes gens, on la voit surtout chez les hommes, les adultes et les vieillards, et si ses accès sont quelquefois provoqués par quelques vicissitudes atmosphériques ou quelques autres causes accidentelles, le plus souvent ils se montrent inopinément, sans cause appréciable, et souvent même au milieu de la nuit, pendant le sommeil, et sans que le malade se soit exposé à l'action du froid.

Le rhumatisme, au contraire, s'attaque à tous les sujets, sans distinction de sexe et presque sans distinction d'âge, quelle que soit leur constitution, sans qu'il soit nécessaire qu'ils aient à cette maladie des dispositions particulières, et il est toujours la conséquence d'un refroidissement, de la suppression de la transpiration.

L'hérédité du rhumatisme, bien qu'on ne puisse la nier, dans beaucoup de cas, est loin d'être aussi bien caractérisée, aussi évidente et aussi bien démontrée que celle de la goutte; il n'a pas non plus avec la gravelle d'acide urique des rapports aussi constants et aussi marqués que la goutte; et, pour moi, l'existence de la gravelle est déjà une forte présomption qu'on a affaire à une affection goutteuse. Je crois qu'un malade qui a la gravelle, ou seulement dans l'urine duquel on remarque souvent un sédiment rouge, s'il n'a pas la goutte, est au moins très disposé à l'avoir. La goutte est plus exclusivement articulaire que le rhumatisme, et, quoique s'étendant souvent à toutes les articulations, elle a néanmoins, surtout à son début, une sorte de prédilection pour les petites, notamment pour celles des pieds et des mains, tandis que le rhumatisme, lorsqu'il n'est pas musculaire, affecte plus particulièrement les grandes articulations.

La douleur du rhumatisme ne paraît pas non plus avoir le même caractère que celle de la goutte; car les goutteux qui sont en même temps sujets aux rhumatismes savent très bien dire quand ils souffrent de leur goutte ou de leur rhumatisme, et, quand ils commencent à souffrir, si c'est une attaque de goutte qu'il vont avoir, ou s'ils n'auront que quelques douleurs rhumatismales.

Lorsqu'on est débarrassé d'un rhumatisme, on peut être fort longtemps sans le voir reparaître; on peut même ne plus jamais le ressentir, et s'il reparaît, ce n'est qu'à des intervalles très irréguliers, et toujours parce que l'on s'est exposé de nouveau à la cause qui l'avait produit la première fois, c'est-à-dire à quelque refroidissement, à un courant d'air froid, par exemple, en un mot à la suppression de la transpiration. La goutte, au contraire, reparaît presque toujours certainement à des intervalles plus ou moins longs, souvent sans qu'on se soit exposé à aucune intempérie, et sans autre cause appréciable qu'une alimentation trop abondante, trop substantielle ou trop excitante; ensuite les retours des attaques, qui ont fréquemment lieu plusieurs fois dans l'année, se montrent ordinairement à certaines époques, presque toujours les mêmes, tous les ans, et quelquefois même avec une exactitude telle, que j'ai connu des malades qui pouvaient préciser le jour et presque l'heure à laquelle ils auraient une attaque.

Enfin, en dehors de toute prédisposition héréditaire, la goutte s'attache avec une prédilection particulière à la classe opulente et oisive, en général à tous les hommes qui font ordinairement usage d'une nourriture trop excitante et trop fortement animalisée, et on la voit rarement sous la chaumière et chez tous les hommes qui, soit par nécessité, soit par une sage interprétation des principes de l'hygiène, prennent de l'exercice ou se livrent habituellement au travail, et entretiennent ainsi les fonctions de la peau, en même temps qu'ils observent une très grande sobriété; tandis qu'au contraire le rhumatisme se montre communément chez cette dernière classe d'individus.

Malgré tous ces moyens de distinguer la goutte du rhumatisme, on rencontre encore assez souvent des cas fort douteux, très difficiles à classer : c'est surtout dans le début de la *goutte acquise*, lorsqu'il n'y a jamais eu de goutteux dans la famille du malade, et que l'affection articulaire qu'il vous présente ne s'est pas encore renouvelée un certain nombre de fois, avec des caractères qui permettent de la ranger dans la classe de la goutte. Aussi ne faut-il pas s'étonner que, dans la pratique, on caractérise encore certains cas de *rhumatismes goutteux*, que l'on fasse ainsi une sorte d'hybride pathologique, tenant à la fois du rhumatisme et de la goutte.

Quant au traitement du rhumatisme — j'entends parler ici du rhumatisme articulaire à l'état chronique — comparé à celui de la goutte, je n'ai pas trouvé, sous ce rapport, du moins dans l'application des eaux de Vichy, la même différence qui paraît exister, comme nous venons de le voir, entre la nature de l'une et celle de l'autre de ces deux affections. J'ai eu d'assez fréquentes occasions d'employer les eaux de Vichy dans ce cas, c'est-à-dire contre des affections articulaires que j'ai considérées comme étant de nature rhumatismale, parce qu'elles s'étaient développées accidentellement chez des malades qui ne me présentaient pas ce qui caractérise la constitution goutteuse, qui n'appartenaient pas à des familles goutteuses ou graveleuses, et qui n'avaient point eu antérieurement d'accès, même plus ou moins légers, qui pussent faire croire à une affection véritablement goutteuse, et j'en ai obtenu d'excellents résultats, même dans des cas qui avaient résisté longtemps à d'autres médications. Je les ai même employées dans certains cas qui présentaient les caractères les plus sérieux, les plus graves, soit à cause du nombre et de l'importance des articulations affectées, soit à cause du degré d'altération qu'elles présentaient; sur des malades chez lesquels, à la suite d'un rhumatisme aigu, qui avait envahi presque à la fois toutes les articulations, la plupart de celles-ci, ou des tissus qui les environnent, étaient encore le siége d'un gonflement plus ou moins considérable, plus ou moins dur, d'une sensibilité qui se réveillait au moindre mouvement, au moindre usage qu'ils voulaient faire de leurs membres, et en même temps d'une roideur qui allait quelquefois jusqu'à ce que l'on appelle une ankylose incomplète, au point que la marche était encore presque impossible, et que souvent ils pouvaient même à peine se servir de leurs mains; et dans ces conditions, les eaux de Vichy ont eu un effet résolutif des plus puissants, qui a dépassé souvent mes espérances. Le gonflement et la sensibilité ont diminué graduellement, quelquefois même assez rapidement; les articulations ont recouvré en même temps leur souplesse, et j'ai vu le plus grand nombre de ces malades, après deux années et quelquefois même une seule année de traitement, marcher très librement et se servir de tous leurs membres, comme si leurs articulations n'eussent jamais été malades.

Voici deux faits choisis parmi ceux qui m'ont le plus frappé :

— Une dame de Blois, très jeune encore, madame B..., qui avait reçu, à Paris, les conseils et les soins de M. le docteur Barth, me fut adressée à Vichy, le 23 juin 1843. Au mois d'octobre précédent, elle avait eu la scarlatine, à la suite de laquelle elle avait ressenti quelques douleurs vagues. Il n'y avait jamais eu de goutteux dans sa famille, elle n'avait jamais elle-même éprouvé auparavant aucune affection rhumatismale, goutteuse ou graveleuse. La menstruation n'était pas dérangée.

Quatre mois avant son arrivée à Vichy, elle avait eu un rhumatisme articulaire aigu général, et elle présentait encore les symptômes suivants : La plupart des articulations étaient encore un peu tuméfiées et douloureuses ; celles des doigts surtout présentaient presque toutes un gonflement très dur, des sortes de nodosités comme on en rencontre chez certains goutteux qui ont été longtemps tourmentés par la goutte. Toutes ces articulations ne se fléchissaient que très incomplétement, et quelques unes même ne pouvaient exécuter que des mouvements très bornés. On trouvait au genou droit, vers la tête du péroné, une petite tumeur d'une dureté presque osseuse, ayant la forme et au moins le volume de la moitié d'une noix, peu douloureuse à la pression, qui avait commencé à se développer un peu avant le rhumatisme aigu. La marche était encore si difficile que, bien qu'elle n'eût presque que la rue à traverser pour se rendre à l'établissement thermal, elle avait beaucoup de peine à faire ce trajet à pied, lorsqu'il fallait aller au bain.

Au bout de sept à huit jours de l'usage des eaux, en boisson et en bains seulement, elle commença à éprouver de l'amélioration, et, après cinq semaines de séjour, elle partit ayant déjà beaucoup moins de gonflement et de sensibilité aux articulations, les fléchissant plus facilement, et marchant, par conséquent, beaucoup plus librement. Pendant l'hiver suivant, elle évita, ainsi que je le lui avais recommandé, de s'exposer au froid et à l'humidité, à toutes les causes qui auraient pu ramener ses douleurs, et elle continua à faire un fréquent usage d'eau de Vichy transportée. En 1844, le 4 juin, elle revint à Vichy, n'ayant pas souffert depuis l'année précédente, marchant très librement, et pouvant même se livrer au plaisir de la danse, comme toutes les autres femmes de son âge. Tous ses doigts se pliaient complétement; quelques articulations offraient seulement encore un peu plus de volume que dans l'état normal. Quant à la petite tumeur si dure, qui existait l'année précédente vers la tête du péroné, je fus on ne peut pas plus surpris de n'en plus trouver de traces. Cette dame fit une seconde cure, et quitta Vichy très bien portante.

— M. F..., de Mâcon, me fut adressé, le 9 juin 1847, par le docteur Carteron. Il avait été pris, au mois d'août 1846, d'un rhumatisme articulaire aigu des plus violents, affectant surtout les genoux et moins fortement les pieds. Il n'avait point de parents goutteux, et il n'avait eu lui-même antérieurement, ni d'autres rhumatismes articulaires, ni gravelle d'acide urique. Le genou gauche surtout avait été très gravement affecté. A l'arrivée du malade à Vichy, les genoux étaient encore tuméfiés, mais peu douloureux, lorsqu'il gardait l'immobilité; le gauche seul était encore très sensible à la pression, mais seulement dans un point très circonscrit. Leur mobilité, particulièrement celle du genou gauche, était extrêmement bornée, et ils devenaient douloureux, dès que le malade voulait se mettre debout, ce qu'il n'aurait pas pu faire sans aide; et d'ailleurs il ne pouvait faire quelques pas dans son appartement qu'en se soutenant sur deux béquilles. Les articulations tibio-tarsiennes étaient aussi très roides, surtout celle du côté gauche, qui présentait en même temps un œdème assez considérable, s'étendant à tout le pied et au bas de la jambe. Après une quinzaine de jours de l'usage des bains et de l'eau en boisson, on remarquait un peu plus de mobilité dans les articulations, et la marche commençait à être moins difficile. Le malade put aller au bain, sans chaise à porteurs, mais très lentement, très péniblement, et en se servant de ses deux béquilles. Il marchait encore avec tant de difficulté, et son genou gauche était encore si roide, qu'un jour son pied ayant heurté une très petite pierre, il tomba, et cette chute retarda les progrès de l'amélioration. Enfin, après six semaines de séjour à Vichy, il partit très sensiblement mieux, fléchissant les genoux davantage, marchant moins péniblement, mais non encore sans béquilles.

Rentré chez lui, il continua l'usage des eaux de Vichy, et prit toutes les précautions indiquées en pareil cas pour éviter le retour du rhumatisme,

L'amélioration qui avait commencé à se montrer à Vichy fit de rapides progrès, et bientôt il recouvra la faculté de marcher sans béquilles, en même temps que la sensibilité des articulations s'éteignait sans retour. Il revint à Vichy, le 18 juillet 1848, faire une nouvelle cure, et alors ses articulations avaient repris leur forme naturelle, presque toute leur souplesse, et il marchait facilement. Enfin, ce malade est revenu encore prendre les eaux, au mois de juillet 1849. Il n'avait éprouvé aucun retour de douleur, et il continuait à marcher très librement.

§ V. Les différentes formes sous lesquelles se présente la goutte indiquent-elles des différences dans la nature de cette maladie, et demandent-elles des traitements différents ?

Il ne résulte ni de l'observation, ni de l'analyse chimique des concrétions et des diverses sécrétions des goutteux, qu'il y ait des gouttes de natures différentes. Les distinctions que les auteurs ont établies, de *goutte aiguë*, *goutte chronique*, *goutte régulière*, *goutte fixe*, *goutte abarticulaire vague*, *mobile*, *nerveuse*, *interne*, *viscérale*, etc., n'ont donc, à mes yeux, aucune importance sous ce rapport. Tous les jours, on rencontre dans la même famille des goutteux qui sont affectés de la goutte aiguë régulière, tandis que chez un frère ou un fils, cette maladie est vague, mobile, n'affecte pas même les articulations, mais tient évidemment sous sa domination telle ou telle affection viscérale. D'autres fois, quelques membres d'une même famille ont une goutte articulaire bien caractérisée, et d'autres n'ont que la gravelle, ou bien des migraines plus ou moins fréquentes qui quelquefois, à un certain âge, cessent tout à coup et sont remplacées par la goutte articulaire. J'ai eu en même temps à Vichy, l'année dernière, le frère et la sœur : le frère ayant une goutte articulaire qui se reproduisait depuis longtemps déjà, avant qu'il vînt à Vichy, une et souvent deux fois par an, mais ordinairement à des époques à peu près déterminées, et avec des intervalles pendant lesquels ses articulations étaient parfaitement libres et sans douleurs; la sœur, au contraire, ayant une de ces formes de la goutte que l'on voit surtout chez les femmes, rarement chez les hommes, qui ne se montre jamais par des accès caractérisés, revenant à certains intervalles, mais qui s'empare des petites articulations, surtout de celles des doigts et des poignets, n'y détermine jamais de très vives douleurs, mais les rend constamment douloureuses sans aucune interruption, seulement un peu plus dans les temps froids et humides que dans les autres moments, détermine bientôt du gonflement, des nodosités autour de toutes les articulations affectées, qui se déforment alors graduellement, de telle sorte que les doigts et les poignets se dévient, se contournent, se renversent même en divers sens, et d'où il résulte que souvent l'usage des mains finit par devenir presque entièrement impossible. Le frère, qui était déjà venu deux fois à Vichy, s'en était si bien trouvé, qu'il détermina sa sœur à y venir avec lui en 1839. Elle était dans l'état que je viens de décrire, et, bien que cette forme de la goutte cède en général très difficilement, elle me faisait remarquer, avec une grande satisfaction, à la fin de sa cure, après seulement vingt-cinq jours de traitement, que ses poignets étaient beaucoup moins gonflés, moins déformés qu'avant la cure, que ses doigts avaient recouvré de la mobilité, de la souplesse, que tous les mouvements des mains étaient plus faciles, moins douloureux, et qu'enfin elle commençait à pouvoir coudre, ce à quoi elle avait été forcée de renoncer depuis longtemps.

Cette dernière variété de la goutte ne se borne pas toujours aux petites articulations; quelquefois après un certain temps de son existence, et sans parler des extrémités inférieures, qui sont en général, dans ce cas, moins gravement affectées que les supérieures, elle s'étend aux coudes, aux épaules, même aux articulations de la mâchoire inférieure; et j'ai vu des malades ainsi réduits graduellement à l'état le plus pénible à voir, ne pouvant plus se servir de leurs membres, même pour les usages les plus nécessaires à la vie.

Dans tous ces cas, je le demande, quelle que soit la différence des formes et des caractères sous lesquels se montre la maladie qui nous occupe, est-il possible de ne pas admettre une même cause? Aussi ces différentes formes de l'affection goutteuse ne doivent-elles exiger, à mon avis, que des modifications dans l'application des moyens qui conviennent contre l'affection en général, suivant qu'elle est articulaire, viscérale, vague, rétrocédée, etc.

Pour mieux faire comprendre les modifications qui doivent être apportées, dans ces différents cas, au traitement applicable à l'affection goutteuse, je crois devoir reproduire ici les principales questions qui m'ont été adressées, à ce sujet, à l'époque du rapport à l'Académie de médecine — en 1840, — au nom de la commission chargée de faire ce rapport, par

M. le docteur Patissier. Je ferai seulement, d'après l'expérience que j'ai acquise depuis, quelques modifications aux réponses que j'ai faites alors à ces questions, et ce sera d'ailleurs un moyen d'abréger ce que j'aurai à dire tout à l'heure du traitement de la goutte en général.

1° *La puissance curative des eaux de Vichy varie-t-elle suivant que la goutte est héréditaire ou acquise, suivant l'âge, le tempérament, etc.?*

Depuis que je m'occupe du traitement de la goutte par les eaux de Vichy, j'ai cherché à distinguer si les résultats différaient suivant ces diverses circonstances, et je n'ai pas remarqué qu'il y eût une différence bien sensible dans l'efficacité de ces eaux, employées comparativement contre la goutte héréditaire et contre la goutte acquise. Cependant la goutte héréditaire se montre, en général, un peu plus tôt, c'est-à-dire à un âge moins avancé que la goutte acquise, et de tous les faits que j'ai recueillis et comparés jusqu'à présent, il semble résulter que le traitement a plus de chances de succès contre la goutte acquise que contre la goutte héréditaire. Elles paraissent également efficaces, quels que soient l'âge et le sexe des malades ; car, si la goutte résiste quelquefois davantage chez les femmes que chez les hommes, c'est lorsqu'elle est fixe, persévérante, sans accès marqués, comme la variété de cette affection dont j'ai parlé plus haut; et lorsque cette même variété se montre chez l'homme, elle est également plus difficile à modifier que ne l'est ordinairement la goutte aiguë régulière. Quant au tempérament, en général, chez les hommes très nerveux, très irritables, la goutte résiste davantage au traitement que chez ceux qui le sont moins. Ces malades ne sont pas précisément plus difficilement soulagés que les autres, mais seulement, plus impressionnables, ils sont plus exposés à voir les accès se reproduire sous les influences diverses qui les ramènent ordinairement, surtout par suite des impressions morales. J'ai voulu aussi savoir si les eaux réussissaient mieux chez les goutteux qui sont en même temps affectés de gravelle que chez ceux qui ne le sont pas; et, sous ce rapport, je n'ai remarqué aucune différence dans les résultats obtenus.

2° *Dans la goutte régulière aiguë, peut-on employer les eaux de Vichy lorsque cette affection est imminente, qu'elle est à son commencement, au milieu ou à son déclin? Faut-il attendre la cessation des symptômes inflammatoires? Pour cela, doit-on appliquer des sangsues sur l'articulation malade?*

Les eaux de Vichy peuvent être employées, qu'une attaque soit imminente ou qu'elle ait déjà commencé à se développer; la fièvre même, qui accompagne toujours plus ou moins les accès de goutte, n'est pas une contre-indication, lorsqu'il n'y a pas d'inflammation ailleurs qu'aux articulations, et que tous les organes essentiels à la vie, tels que ceux de la poitrine ou de l'abdomen, sont dans l'état sain. Mais quelquefois on rencontre des malades très susceptibles, très irritables, chez lesquels la tolérance diminue, cesse même tout à fait, lorsque l'attaque de goutte s'étend à plusieurs articulations, acquiert une certaine intensité, et est accompagnée d'une forte fièvre; et alors il y aurait imprudence à ne pas diminuer considérablement la dose des boissons alcalines; souvent même il est alors nécessaire d'en suspendre entièrement l'usage. Le moment de l'accès où il faut agir avec le plus de prudence, sous ce rapport, c'est à son déclin, si l'on ne veut pas en voir un autre se reproduire et prolonger ainsi l'attaque de goutte. Il ne faut pas alors revenir trop promptement à un traitement actif, et surtout il faut éviter de faire reprendre trop tôt des bains aux malades. J'ai vu, chez un certain nombre de goutteux, des retours d'accès que je n'ai pu attribuer à une autre cause qu'à un ou à quelques bains administrés avant que l'attaque ne fût entièrement passée.

L'emploi des sangsues soulage quelquefois, cependant je crois qu'en général c'est un moyen qu'il faut éviter. Presque tous les goutteux que j'ai questionnés relativement à l'emploi qu'ils avaient pu en avoir fait dans ce cas, se sont accordés à me dire que les sangsues diminuaient bien momentanément la douleur, mais qu'ils avaient ordinairement remarqué qu'ensuite la convalescence était plus longue que lorsqu'ils n'y avaient pas recours; qu'il en résultait pendant longtemps une grande faiblesse dans les articulations, et souvent de la roideur. J'en ai peu questionné qui, ayant comparé les attaques dans lesquelles ils avaient eu recours aux sangsues à celles dans lesquelles ils n'en avaient point employé, n'eussent fait ces remarques.

8° *Quel est le degré d'efficacité des eaux de Vichy dans les diverses espèces de goutte? Réussissent-elles mieux dans la goutte aiguë que dans la goutte chronique? La goutte passe-t-elle, dans ce dernier cas, à l'état aigu?*

J'ai déjà cherché à démontrer qu'il ne fallait pas

conclure de ce que la goutte se présentait souvent sous des formes différentes, qu'il y en eût de différentes natures, et que, par conséquent, le même traitement, sauf quelques modifications, relatives aux organes affectés ou à quelques complications, pouvait être appliqué dans tous les cas. Quant au degré d'efficacité de ce traitement, il diffère toujours plus ou moins, suivant les diverses formes de l'affection goutteuse, et surtout suivant qu'elle existe à l'état aigu ou à l'état chronique. Ainsi, dans la goutte aiguë régulière, les résultats sont beaucoup plus prompts, plus complets et, par conséquent, plus saillants que dans la goutte chronique; en général, une fois que cette affection est arrivée à ce dernier état, c'est-à-dire lorsqu'après avoir déjà longtemps duré sous forme aiguë régulière, soit qu'il y ait encore des accès bien caractérisés, soit qu'ils le soient moins, les malades n'ont plus d'intervalles libres; ils ne peuvent plus marcher, dans aucun moment, que plus ou moins péniblement, et jamais sans souffrir, et ils ne peuvent plus alors arriver que très lentement, et qu'avec une grande persévérance dans le traitement, à recouvrer la liberté de leurs articulations, et encore n'est-on pas toujours certain de l'obtenir complète.

Pendant la cure qui a pour but d'obtenir cette amélioration, la goutte peut passer, sans doute, un instant à l'état aigu, en d'autres termes, il peut survenir un accès; mais cela n'arrive pas ordinairement, et d'ailleurs ce passage à l'état aigu n'est nullement nécessaire pour arriver à l'amélioration de la goutte chronique.

L'autre variété de la goutte articulaire chronique

dont j'ai déjà parlé — page 349 — comme s'observant plus particulièrement chez les femmes, affectant surtout les petites articulations, sans se montrer jamais sous la forme d'accès bien caractérisés, se faisant sentir sans cesse, sinon d'une manière douloureuse, et manifestant d'ailleurs toujours sa présence par le développement insensible de nodosités ou par la déformation des articulations, est aussi, en général, plus tenace que la goutte aiguë ; il est plus difficile d'en arrêter les progrès, et surtout il n'est pas toujours possible, lorsqu'elle a duré longtemps, de faire disparaître les altérations qu'elle a produites dans les articulations. Cependant, avec de la persévérance, l'on arrive ordinairement à en limiter, à en arrêter les progrès; et quelquefois même lorsque cette affection n'est pas encore par trop ancienne, et que les altérations qu'elle a produites ne sont pas encore très considérables, on parvient à rendre aux articulations leur forme et leur souplesse.

4° *Comment se dissolvent les tophus? S'opère-t-il une inflammation dans les tissus environnants?*

La disparition des tophus, surtout leur disparition complète, est une chose rare. J'en ai cependant vu disparaître après quelques mois du traitement alcalin, et sans qu'il se soit manifesté d'inflammation marquée; j'en ai même vu se résoudre en beaucoup moins de temps sous l'influence de ce traitement, et sans aucune inflammation apparente ; mais ce sont là, je le répète, des cas rares. Quelquefois, pendant la cure, les goutteux sont pris d'un accès de goutte ; il arrive alors que quelques tophus s'enflamment et qu'il s'y manifeste de la fluctuation.

Lorsque, après quelques jours, se fait la résolution de cette inflammation, on voit quelquefois en même temps la tumeur tophacée perdre de son volume. Dans quelques cas même, des tophus ont totalement disparu de cette manière, probablement par résorption. Mais le plus souvent, après s'être sensiblement tuméfiés, les tophus reprennent, après la résolution de l'inflammation, à peu près le même volume et la même dureté qu'ils avaient auparavant. Ordinairement, lorsque je vois la fluctuation s'y manifester, je fais une ponction avec la pointe d'une lancette, et j'en fais sortir par la pression la matière qu'ils renferment. Cette matière est ordinairement très blanche et a la consistance d'une pâte un peu liquide. Ce moyen n'a aucun inconvénient et m'a toujours très bien réussi; il a toujours eu pour résultat, sinon de faire toujours entièrement disparaître le tophus, au moins de le réduire considérablement, comparativement à ce qu'il était avant l'inflammation qui en a amené le ramollissement. Lorsque les tophus s'enflamment et qu'on les abandonne à eux-mêmes, il arrive quelquefois qu'ils s'ouvrent naturellement; il en sort alors une matière purulente liquide, mêlée de concrétions blanchâtres plus ou moins grosses et plus ou moins nombreuses. Les ouvertures restent ordinairement très longtemps fistuleuses, ce qui tient à ce que chaque tophus se composant d'un plus ou moins grand nombre de petites concrétions renfermées dans autant de cellules du tissu cellulaire, il faut que chaque cellule s'ouvre séparément pour se débarrasser de la matière tophacée qu'elle contient. Dans toutes ces inflammations de tophus, le siége de l'inflammation est évidemment dans le tissu cellulaire qui enveloppe la matière tophacée.

En général, lorsque les malades sont soumis au traitement alcalin, et qu'ils le suivent avec persévérance, il est assez rare qu'il se forme de nouveaux tophus. J'ajouterai d'ailleurs que ces concrétions n'ont véritablement d'importance et de gravité qu'à cause des difformités qu'elles produisent et de la gêne qu'elles occasionnent, soit en rendant la marche difficile et douloureuse, soit en apportant un obstacle au libre et facile usage des mains; car elles ne sont évidemment qu'un résultat de la goutte, et ne sont pour rien dans la cause qui en ramène les accès; aussi les malades peuvent-ils les conserver, et néanmoins empêcher le retour des accès de goutte.

Ces concrétions ne s'observent pas chez tous les goutteux; il en est chez lesquels il ne s'en forme jamais. Elles sont le produit de la combinaison de l'acide urique, ordinairement en excès chez les goutteux, et de la soude que le sang contient toujours comme élément essentiel, et qu'on trouve surtout dans la synovie en notable proportion, d'où résulte l'urate de soude qui constitue principalement la matière des tophus. Telle est du moins l'opinion que je me fais de ce qui doit se passer dans ce cas.

Le plus ordinairement, les tophus se montrent après un accès de goutte, en sont évidemment le résultat; mais quelquefois cependant il s'en forme dans l'intervalle des accès. C'est alors un simple dépôt de matière tophacée, qui se fait insensiblement sans que les malades en soient avertis par de la douleur, presque sans aucun travail inflammatoire appréciable dans le tissu où se fait le dépôt ; de sorte que souvent les malades ne s'en aperçoivent que lorsque ces tophus ont déjà pris un certain volume ; et ce n'est pas toujours autour des articulations que se déposent ces concrétions ; j'en ai vu, mais particulièrement chez des sujets qui étaient goutteux depuis très longtemps, tout le long des membres, immédiatement sous la peau, particulièrement à la partie externe des jambes. On en voit surtout très fréquemment, mais d'un très petit volume, comme des sortes de perles plus ou moins blanches, sur les cartilages des oreilles, surtout sur leur bord libre.

Chez quelques goutteux, ceux sans doute chez lesquels les fonctions de la peau se font mal, dont la transpiration et la sécrétion urinaire ne suffisent pas pour éliminer l'urate de soude formé, les tophus se produisent quelquefois avec une très grande rapidité et en très grand nombre, et acquièrent bientôt un volume considérable. J'en ai vu qui, après une première attaque de goutte, une seule attaque, avaient déjà les mains couvertes de très fortes nodosités, et en même temps les doigts tellement déformés et renversés en divers sens, qu'ils pouvaient à peine s'en servir pour les usages ordinaires de la vie. Quand une semblable disposition existe chez un malade, on conçoit qu'il est difficile d'espérer la résolution des tophus ; il n'est même pas toujours possible alors d'en arrêter la formation et d'en empêcher l'accroissement.

5° *Doit-on chercher à guérir la goutte articulaire, lorsqu'elle est critique d'une autre maladie ?*

En appliquant les eaux de Vichy au traitement de

la goutte, je ne me suis jamais beaucoup occupé des accès qui ne sont à mes yeux que des symptômes plus ou moins prononcés de cette affection. Je sais qu'une fois que ces accès ont commencé à se développer, ils suivent leur cours, et que le traitement alcalin ne peut qu'en diminuer la violence et en abréger un peu la durée. Je n'ai d'autre but que de combattre la cause prochaine de cette maladie et d'éviter par là le retour des accès; ainsi, quand bien même un accès de goutte serait une crise qui terminerait heureusement une autre maladie, je ne crois pas que le traitement alcalin puisse troubler cette crise; et d'ailleurs, comme il est probable que, dans ce cas, la goutte a joué un rôle dans le développement de la maladie dont l'inflammation articulaire paraît être la crise, je ne vois pas pourquoi, dans ce cas, comme dans les autres, on ne chercherait pas à combattre la cause prochaine de la goutte. Le traitement alcalin, je le répète, n'est pas un moyen perturbateur, et il ne peut pas déplacer la goutte; si, en atténuant cette affection, il peut abréger la durée des accès, il n'a pas pour effet de les faire avorter, par conséquent, il n'expose pas les malades à ce que la goutte se porte sur des organes essentiels à la vie; il ne peut enfin, tel que je le comprends, uni à un régime convenable, avoir d'autre action que de combattre la diathèse goutteuse et la cause prochaine des accès. Le médecin doit seulement alors ne jamais négliger d'apprécier si la maladie, dont l'accès de goutte articulaire paraît être la crise, ou toute autre affection interne, n'est pas momentanément une contre-indication à l'emploi de la médication alcaline, s'il n'y a pas encore, par exemple, quelque inflammation à l'état aigu qui demande à être combattue avant d'y avoir recours.

6° *Les eaux de Vichy sont-elles utiles dans la goutte dite* ab-articulaire, interne, viscérale, anomale, larvée, *qu'elle soit fixée sur les organes de l'abdomen, de la poitrine ou de la tête? S'il existe des symptômes inflammatoires vers ces parties, doit-on les combattre avant d'avoir recours aux eaux?*

Lorsque, chez les goutteux, il existe une inflammation aiguë des organes de l'abdomen, de la poitrine ou de la tête, les eaux de Vichy ne sont point applicables; je crois qu'il faut toujours alors commencer, comme je viens déjà de le dire, par combattre cette inflammation par les moyens ordinaires, et chercher en même temps, au moyen de révulsifs, à appeler la goutte aux extrémités. Mais dès que cette inflammation a été suffisamment combattue, et que le malade peut supporter les eaux, je crois qu'on doit y avoir recours. Il faut seulement, dans ces cas, apporter une plus grande prudence dans leur emploi que lorsque les organes internes n'ont pas été malades.

Le cœur est, parmi les organes essentiels à la vie, celui sur lequel la goutte se porte le plus souvent, et il est alors de la plus haute importance de la combattre vigoureusement, de l'en détourner le plus tôt possible, et par les moyens les plus actifs; car si cet accident se répète, il en résulte toujours une certaine altération dans les fonctions de cet organe, de la gêne dans la circulation, gêne qui persiste ensuite, qui s'aggrave à chaque nouvelle atteinte, et finit souvent par être une cause qui abrége la vie des goutteux. La plupart de ceux que j'ai vus succomber, jeunes encore, ont fini par avoir une hydropisie qui s'est développée ainsi graduellement, et qui était évidemment une conséquence de la répétition de l'accident dont je viens de parler.

Dans ce cas particulier, comme dans tout autre, lorsque les symptômes aigus ont été suffisamment combattus, il ne faut pas craindre d'avoir recours à la médication alcaline, afin de combattre la diathèse goutteuse et de s'opposer autant que possible à de nouveaux accidents de cette nature ; il faut seulement alors apporter encore plus de prudence dans leur emploi, en surveiller l'action avec plus de soin, afin d'éviter, ce qui pourrait arriver chez quelques malades très irritables, de provoquer trop d'excitation. Ce n'est que lorsqu'il y a déjà de graves désordres dans la circulation, que le malade paraît menacé d'hydropisie, et surtout si les symptômes de cette dernière maladie ont déjà commencé à se manifester, qu'il faut s'en abstenir.

Mais la goutte viscérale peut exister sans revêtir un caractère aigu, et constituer néanmoins une affection sérieuse.

— J'ai cité à la Commission chargée du rapport à l'Académie (1), comme exemple de goutte viscérale très atténuée, sinon guérie, par les eaux de Vichy, celui d'un malade, M. L..., qui avait été longtemps sujet à des accès d'asthme, et qui n'avaient pas reparu depuis trois ans qu'il faisait usage de ces eaux plus ou moins régulièrement, pour combattre une goutte articulaire.

(1) Obs. 43e de ce rapport.

— J'ai communiqué à cette même Commission (1) l'observation d'un autre malade, celui de M. D..., père, de Vendôme, qui était venu à Vichy en 1837 et 1838. Il avait eu souvent des douleurs articulaires, mais jamais d'attaques de goutte bien marquées. On avait caractérisé ces douleurs de *rhumatismales goutteuses;* depuis longtemps déjà, il en souffrait très peu; mais la région épigastrique était habituellement douloureuse, le foie était tuméfié et les digestions très pénibles. Depuis 1815, à la suite d'une frayeur, M. D... était resté extrêmement craintif: aussitôt qu'il était debout, il croyait qu'il allait tomber, et il ne se serait pas hasardé à faire le moindre trajet sans s'appuyer sur une canne et sans avoir toujours une personne à côté de lui. Le malade se trouva parfaitement des deux saisons qu'il avait passées à Vichy. Tous les symptômes qu'il éprouvait depuis si longtemps dans la région épigastrique disparurent; ses digestions se faisaient facilement; il n'éprouvait plus les craintes qui le retenaient presque constamment assis, ou qui l'obligeaient à avoir toujours quelqu'un à ses côtés, lorsqu'il voulait se promener.

J'emprunte encore au rapport à l'Académie l'observation suivante, telle qu'elle y a été publiée; elle me paraît d'autant plus importante que le malade qu'elle concerne était, mieux que beaucoup d'autres, en état d'apprécier la cause de son affection et les moyens de la combattre.

(1) Si je prends de préférence les exemples que je cite, parmi les observations que j'ai remises, dans le temps, à la commission chargée d'une enquête et d'un rapport à l'Académie, c'est parce que les faits ont tous été vérifiés par cette commission, et, par conséquent, pour qu'ils aient un caractère plus authentique.

— « M. d'Arcet, membre de l'Institut, est fils d'une mère qui est morte de la goutte à l'âge de trente-six ans ; il a lui-même aujourd'hui soixante-deux ans. A vingt-trois ans, il a eu une première attaque de goutte, et à vingt-cinq ans, une seconde attaque plus forte que la première. Ce sont les deux seules qu'il ait eues ; mais, à dater de cette époque, sa santé est devenue mauvaise. Il a eu longtemps une affection du foie, avec tous les symptômes d'une gastralgie des plus graves. Soigné par les meilleurs médecins de Paris, et tous les remèdes conseillés en pareil cas ayant été employés sans succès, on le mit, dans les derniers temps, à l'usage des acides, qui aggravèrent manifestement son état. Enfin on lui conseilla, en 1825, d'essayer les eaux de Vichy ; il s'y rendit, mais sans confiance aucune, accablé par les idées les plus tristes.

» Dès le troisième jour de l'usage des eaux, il sentit un mieux inespéré, extraordinaire. Toutes ses idées noires avaient disparu, et il avait retrouvé toute sa gaieté d'autrefois.

» M. d'Arcet était trop bon observateur et trop bon chimiste pour ne pas chercher à se rendre compte de ce qui se passait chez lui. La soude était le principe dominant des eaux de Vichy, et il fut d'autant plus disposé à attribuer l'amélioration qu'il éprouvait à l'action de cet alcali, que les acides qu'il venait d'employer lui avaient fait beaucoup de mal.

» M. d'Arcet continua à aller de mieux en mieux, et bientôt il fut entièrement rétabli. Il revint cependant à Vichy en 1826, afin de consolider sa guérison ; et depuis cette époque il a constamment fait usage de bi-carbonate ds soude, à des doses très élevées. Ainsi il mange un kilogramme de pastilles de Vichy par mois, indépendamment d'une très grande quantité de bi-carbonate de soude qu'il prend chaque jour en boisson, soit à jeun, soit à ses repas. Voilà maintenant quinze ans que M. d'Arcet suit ce régime, et depuis lors, sa santé a toujours été parfaite. Son urine est presque toujours à l'état alcalin et toujours parfaitement limpide; tandis qu'auparavant, elle était toujours très chargée d'acide urique et déposait habituellement un sédiment très épais.

» Lorsque M. d'Arcet est obligé de travailler plus qu'à l'ordinaire, il sent la nécessité de s'alcaliser davantage, et alors il a souvent recours à l'eau de Vichy naturelle.

» Lorsqu'il lui arrive de manger un peu plus que de coutume, surtout de certains aliments très azotés, du pâté de foie gras, par exemple, et de boire un peu de vin pur; lorsque enfin il sort de son habitude de sobriété, son urine se charge immédiatement, et il est rare qu'il n'éprouve pas le lendemain quelques légères douleurs articulaires. Il prend alors une plus grande dose de bi-carbonate de soude, et il retrouve aussitôt son état de bonne santé.

« Ainsi, comme on voit, M. d'Arcet a eu deux attaques de goutte, l'une à vingt-trois ans et l'autre à vingt-cinq ans. A ces accès a succédé une goutte viscérale des plus graves, qui a résisté pendant un grand nombre d'années à tous les remèdes conseillés en pareil cas, et qui n'a cédé qu'à l'action des eaux de Vichy. Le bienfait des eaux s'est même fait sentir, dans ce cas, presque instantanément, et depuis, en faisant un usage constant, soit d'eau de Vichy naturelle, soit de bicarbonate de soude, M. d'Arcet a toujours lutté contre cette maladie avec avantage. On remarquera aussi que l'usage constant qu'il a fait, depuis quinze ans, des alcalis, et à très haute dose, loin d'avoir eu le plus léger inconvénient, a été au contraire, pour lui, le moyen de conserver sa santé dans un état parfait (1). »

Dans tous ces cas, et dans beaucoup d'autres que j'ai observés et que je crois inutile de citer ici, l'emploi des eaux de Vichy a été suivi d'excellents résultats, comme on pouvait d'ailleurs facilement le prévoir, puisqu'il y avait eu antérieurement des attaques de goutte articulaire; mais j'ai également donné des soins à un grand nombre de malades qui avaient aussi évidemment, suivant moi, de véritables gouttes viscérales, bien qu'ils n'eussent jamais eu d'attaques articulaires, et voici comment j'arrive, dans ce cas, à me former une opinion sur la nature de ces affections.

Lorsque des malades se présentent à moi avec des affections internes plus ou moins anciennes, des gastralgies, par exemple, certaines affections hépatiques, accompagnées ou non d'hémorrhoïdes, des migraines, quelques cas d'affection du cœur ou des poumons, avec une dyspnée plus ou moins

(1) Cette observation est suivie, dans le rapport, de la note suivante :

« C'est dans une visite que M. Petit et votre rapporteur ont faite, » dans le mois de janvier dernier, à M. d'Arcet, que ce savant chimiste a bien voulu leur raconter l'histoire intéressante de sa » maladie qui vient d'être tracée fidèlement par M. Petit. »

(*Note de la commission.*)

J'ajouterai que M. d'Arcet est mort le 2 août 1844, à la suite d'une phlébite, déterminée par une saignée qui avait été faite pour une affection très légère.

grande, etc. ; si ces affections ont souvent varié d'intensité, si elles ont quelquefois changé de siége, ou cessé plus ou moins complétement pour reparaître à des intervalles plus ou moins éloignés ; si elles ont résisté à des médications variées ; si enfin elles présentent des caractères insolites et plus ou moins bizarres, je ne manque jamais de demander alors à ces malades s'ils ne sont pas nés de parents goutteux, ou s'il n'y a pas quelques goutteux dans leur famille ; et si je reçois une réponse affirmative, je pense que la maladie dont ils se plaignent peut être de nature goutteuse, et je n'hésite pas à essayer les eaux de Vichy, à moins de quelques contre-indications ; j'y ai recours, à plus forte raison, lorsqu'ils se rappellent avoir éprouvé quelques douleurs articulaires qui me paraissent avoir eu quelque ressemblance avec la goutte, et lorsqu'ils ont ou qu'ils ont eu la gravelle. Dans la plupart de ces cas, j'ai obtenu d'excellents effets des eaux de Vichy. Chez certains malades, il a fallu de la persévérance pour guérir, ou même seulement pour obtenir du soulagement ; mais, dans quelques cas, le bienfait du traitement a été presque instantané. Bien entendu que dans ce genre de goutte, de même que dans la goutte articulaire, il faut, si l'on veut obtenir des succès durables, que les malades suivent ensuite un régime convenable, et qu'ils fassent habituellement usage de boissons plus ou moins alcalines.

7° *A quelle dose les goutteux peuvent-ils les boire sans inconvénient ? Peut-il résulter des accidents d'une trop forte alcalisation de l'organisme ? La guérison de la goutte est-elle d'autant plus certaine que l'alcalisation est plus considérable ?*

Les goutteux supportent en général parfaitement les eaux de Vichy, et même ordinairement à doses plus élevées que les autres malades; il semble qu'ils aient pour cette eau une tolérance toute particulière. Pourtant, je commence toujours par des doses modérées, cinq à six verres, par exemple, et un bain, et si je vois qu'ils la supportent bien, je ne tarde pas à leur en prescrire douze à quinze verres et un bain par jour. Chez quelques malades, on peut quelquefois porter cette dose jusqu'à vingt et même 25 verres par jour, soit à jeun, soit aux repas, mais je n'en ai jamais ordonné davantage, et je ne suis même ordinairement arrivé à cette dose que graduellement et en m'assurant bien que les malades n'en éprouvaient pas le moindre inconvénient; mais les goutteux, et ils ressemblent en cela à beaucoup d'autres malades, s'imaginent souvent que si l'on guérit en buvant une petite quantité d'eau, on doit guérir bien mieux encore en en buvant de très grandes doses. Aussi arrive-t-il tous les jours qu'ils dépassent mes prescriptions. Quelques uns ont porté la dose jusqu'à trente, quarante, cinquante verres par jour, et M. P... (1) m'a même assuré qu'il en avait bu jusqu'à 84 verres en vingt-quatre heures. Bien que la commission chargée du rapport l'ait entendu elle-même de la bouche du malade, et que M. B...—autre goutteux, son ami, —qui était auprès de lui et qui lui donnait lui-même à boire, ait également assuré à la commission qu'effectivement, pendant l'attaque qu'il eut à Vichy, en 1836, à la suite de vives douleurs à la vessie, et un jour qu'il avait une forte fièvre, il but cette énorme quantité d'eau, j'ai peine

(1) Obs. 3e du rapport.

à croire qu'il l'ait effectivement bue; il est à présumer qu'il y a eu là quelque erreur de calcul.

Quoi qu'il en soit, si M. P... ne but pas 84 verres d'eau en vingt-quatre heures, il est certain, ainsi que je l'ai appris par d'autres malades qui le visitaient souvent, qu'il but d'une manière extraordinaire pendant cette attaque de goutte; et cependant la fièvre se calma promptement, l'attaque dura très peu de temps, et depuis cette époque, ainsi qu'il me le disait encore, la dernière fois que j'ai eu le plaisir de le voir, il y a peu de temps, il n'a pas eu une seule attaque de goutte.

Je crois devoir citer un autre malade qui vint à Vichy en 1839, et qui but aussi une assez grande quantité d'eau, ayant non seulement de la fièvre, mais même du délire. Ce malade fut pris, peu de jours après son arrivée, d'une attaque de goutte qui envahit presque à la fois toutes les articulations, et à laquelle vint se joindre une forte fièvre, avec un délire qui dura cinq à six jours. Loin de diminuer pendant ce délire, ainsi que je l'avais recommandé, la dose d'eau minérale que j'avais prescrite auparavant, ce malade avait une telle appétence pour cette eau, qu'il en but constamment 5 à 6 litres par jour, et c'est pendant qu'il buvait cette grande quantité d'eau minérale, que la fièvre et le délire ont cédé. Ce malade me faisait même remarquer après que, quoiqu'ayant eu toutes les articulations prises et très gonflées, il n'avait presque pas ressenti de douleurs pendant toute cette attaque, tandis que dans celles qu'il avait précédemment, il en avait toujours éprouvé de très vives.

Je pourrais ici multiplier les faits pour montrer

qu'un grand nombre de goutteux, contrairement à mes prescriptions, s'excitant réciproquement, comme cela arrive tous les jours à la fontaine, ont souvent bu de l'eau minérale avec excès, qu'ils ont porté l'alcalisation au plus haut degré, et sans qu'il en soit jamais résulté aucun accident ; et cependant, si l'emploi des eaux de Vichy contre la goutte devait être dangereux, comme on a cherché à en inspirer la crainte aux goutteux, ne serait-ce pas au moment même de leur usage, lorsqu'ils en boivent les quantités excessives que je viens d'indiquer, que les accidents devraient se manifester? Je n'ose pas dire cependant, bien que cette conclusion pourrait résulter de l'appréciation rigoureuse des faits, que la guérison de la goutte soit d'autant plus assurée que l'alcalisation a été plus considérable, parce que je ne voudrais pas encourager la fâcheuse tendance qu'ont presque toujours les malades à exagérer les remèdes, que je ne crois pas ces doses élevées indispensables au succès du traitement, que je suis persuadé, au contraire, que, si ces doses étaient continuées très longtemps, elles pourraient avoir des inconvénients pour la santé générale, et que d'ailleurs, dans le traitement de la goutte, tel que je le comprends, il s'agit moins de boire une grande quantité d'eau alcaline dans un temps donné, que d'en faire habituellement un usage modéré.

Quant aux congestions cérébrales en particulier, dont on a menacé les goutteux dans les premières années où je commençais à appliquer les eaux de Vichy au traitement de la goutte, je fis remarquer à la commission que l'Académie avait chargé d'une enquête sur les faits, parmi ceux qui en avaient bu avec excès, M. Ch... (1), de Dijon, homme très fort et très sanguin, qui ne s'était jamais mieux porté que pendant et depuis ce traitement; M. P... (2), ce malade qui assure en avoir bu 84 verres en vingt-quatre heures, qui a cependant constamment la figure rouge et animée, qui avait souvent des vertiges avant de prendre les eaux, et qui néanmoins s'était toujours bien porté depuis et se porte encore parfaitement aujourd'hui, après treize ans de l'usage des eaux de Vichy; M. P... (3), extrêmement gros, très sanguin, et qui se portait également bien. Je rappelai à la commission que M. M... (4) lui avait dit devant moi, et c'était une circonstance que j'avais ignorée jusque-là, qu'avant de venir à Vichy, il avait souvent *le sang à la tête*, et que depuis il n'avait plus rien éprouvé de semblable.

J'ai donné des soins à Vichy, il y a quelques années, à un officier de marine très replet, très sanguin, ayant la figure toujours très colorée, et qui avait eu plusieurs congestions cérébrales très sérieuses, pendant un séjour qu'il avait fait aux Antilles. J'étais tellement convaincu de l'innocuité des eaux de Vichy, sous ce rapport, que, malgré les conditions et les précédents que je viens de rappeler, je n'hésitai pas à le soumettre, comme les autres goutteux, à l'action de ces eaux, et, loin qu'il en soit résulté le moindre inconvénient, il me disait, à la fin de sa cure, que sa tête était beaucoup plus

(1) Obs. 26e du rapport.
(2) Obs. 3e.
(3) Obs. 4e.
(4) Obs. 56e.

dégagée, beaucoup plus libre qu'avant de venir à Vichy.

Je pourrais multiplier ces exemples, car j'en ai maintenant recueilli un grand nombre, et des plus concluants; mais je le crois inutile. Je ne prétends cependant pas conclure de tous ces faits qu'il ne puisse jamais résulter d'accidents de l'emploi ou pendant l'emploi des eaux de Vichy. Ces eaux ont assurément, à mes yeux, de fort bons effets chez les goutteux; mais ce n'est pas une raison pour les prendre sans méthode, sans certaines précautions. Tous les malades ne les supportent pas avec la même facilité; ils ne pourraient pas tous, sans inconvénients, arriver aux doses qui ont été prises, souvent très imprudemment, par quelques uns, et que je considère comme très exagérées. On sait d'ailleurs que les goutteux, qu'ils aient ou qu'ils n'aient pas fait usage des eaux de Vichy, ne sont pas les malades les moins exposés à l'apoplexie, et je ne crois pas ni n'ai la prétention de vouloir persuader que ces eaux aient la vertu d'en préserver.

8° *Les eaux de Vichy prises sur les lieux sont-elles de beaucoup préférables, pour la cure de la goutte, aux eaux transportées ou factices?*

Je crois que les eaux de Vichy doivent la plus grande partie, si ce n'est toute leur efficacité contre la goutte, à la grande proportion de soude qu'elles contiennent, et que toutes les eaux qui en contiendraient autant et que les malades pourraient supporter aussi facilement, auraient la même efficacité. Comme le bicarbonate de soude reste parfaitement en dissolution dans l'eau de Vichy, je la crois aussi très bonne prise loin de la source; j'ai seulement remarqué qu'en général les malades ne la supportent pas avec la même facilité, et n'en boiraient pas autant qu'à la source même. Il est surtout certain maintenant pour moi que les bains artificiels ne peuvent jamais remplacer, avec le même avantage, les bains naturels de Vichy. Ceux-ci ont, sur les engorgements et sur la roideur des articulations, qui sont si souvent la conséquence des accès de goutte, une puissance d'action que je n'ai jamais obtenue au moyen des bains artificiels. Quant au bicarbonate de soude en boisson, il peut assurément être employé, et beaucoup de goutteux en font usage avec succès ; mais je crois les eaux naturelles de Vichy préférables, et elles sont d'ailleurs plus facilement supportées par l'estomac.

9° *Quelle doit être la durée de la cure ? Peut-on la prolonger au delà d'un mois ?*

Je rappellerai d'abord ce que j'ai toujours pensé, c'est que le traitement de la goutte doit être un traitement de toute la vie. Cette maladie tenant évidemment à la constitution particulière de certains individus, à leur organisation, et étant très souvent héréditaire, il n'est pas probable qu'on parvienne jamais à la guérir, de manière qu'elle ne se reproduise plus. Je crois qu'il en est de la goutte comme de la gravelle d'acide urique, que l'on détruit très facilement au moyen de boissons alcalines, mais qui finit presque toujours par reparaître, au bout d'un temps plus ou moins long, si les malades n'ont pas le soin de reprendre de temps en temps des boissons alcalines comme moyen préservatif. Je crois donc que les goutteux, en même temps qu'ils observeront la sobriété, devront faire un usage fréquent, presque habituel de boissons alcalines.

Quant à la cure, à Vichy même, je crois que la première et même la seconde année, il est bon de saturer assez fortement les malades, et que pour cela un mois au moins est nécessaire; je crois même que la plupart auraient avantage à prolonger leur séjour beaucoup plus longtemps, surtout lorsque les articulations sont plus ou moins roides, qu'il y existe un degré plus ou moins avancé d'ankilose; mais il faut dire que la durée de la cure ne peut pas toujours être prolongée aussi longtemps qu'on pourrait le désirer. Il arrive quelquefois un moment, chez certains malades, où il se manifeste une certaine répugnance pour l'eau minérale, une sorte de satiété accompagnée quelquefois d'un peu d'agitation et d'insomnie; cette répugnance se manifeste tantôt plus tôt, tantôt plus tard, suivant les individus, et il y aurait alors inconvénient à prolonger la cure plus longtemps.

§ VI. De l'application de la médication alcaline, associée à un régime convenable, au traitement de la goutte, et des résultats de cette médication.

Après les détails dans lesquels j'ai été obligé d'entrer, à l'occasion des diverses questions que je viens d'examiner, il me reste peu de chose à dire pour faire connaître le traitement de la goutte, tel, du moins, que je le comprends; car je n'ai nullement l'intention de passer en revue tous les remèdes qui ont été essayés contre cette affection. Cette revue n'aurait qu'une bien faible utilité pratique, et elle serait longue et fastidieuse; car les remèdes qui ont été employés dans ce cas, sont si nombreux, ils ont tant et si souvent varié, par suite des diverses hypothèses imaginées sur la cause prochaine de la goutte, et des diverses théories médicales en vogue, qu'on aurait peine à en citer un dont l'action n'ait pas été essayée. Je me bornerai donc à parler du traitement que j'ai employé avec succès, le seul d'ailleurs qui me paraisse rationnel.

Ce traitement consiste essentiellement dans une grande sobriété et dans l'usage des boissons alcalines. Il n'a rien de rigoureux ni de désagréable, il n'est pas compliqué, et, par conséquent, il est facile à suivre, dans toutes les conditions de la vie ; et cependant, par cela seul que ce traitement est surtout un moyen préventif, qu'il demande à être suivi toujours, même lorsque les malades ne souffrent plus, combien peu en trouve-t-on, parmi ceux qui l'entreprennent, qui le suivent rigoureusement, comme il conviendrait qu'il le fût pour éviter le retour des accès ! Lorsqu'ils souffrent et qu'ils sont longtemps cloués sur le lit de douleur, ils consentent à tout, ils promettent tout ce qu'on veut; ils prennent la résolution d'être toujours sobres à l'avenir, de renoncer au bon vin et à la bonne chère, de ne plus faire la moindre infraction au régime, même le plus rigoureux; mais souvent la crise est à peine passée qu'ils commencent déjà à oublier leurs belles promesses, les beaux projets de réforme, et que, se faisant ou cherchant à se faire illusion sur le bien momentané qu'ils éprouvent, ou cédant à leur penchant naturel pour les choses qu'ils ont aimées, ils se relâchent insensiblement de la première sévérité qu'ils avaient apportée dans leur régime. Bientôt même, remettant au lendemain le jour de la sagesse, ils négligent entièrement, et le régime prescrit, et l'usage des boissons alcalines, jusqu'à ce qu'une autre attaque vienne les avertir de nouveau que la goutte est toujours présente, qu'elle aura la faculté de se reproduire et qu'elle se reproduira toujours, aussi longtemps que, par leur mauvais régime et leur peu de sagesse et de prévoyance, ils lui fourniront les éléments de sa reproduction. Il en vient, chaque année, un très grand nombre aux eaux de Vichy, parce qu'on leur a dit que ces eaux étaient bonnes contre la goutte ; mais j'ai toujours beaucoup de peine à leur faire comprendre à quelles conditions ils pourront être soulagés, et peut-être se délivrer entièrement du retour des attaques de cette cruelle affection. Toujours à la recherche d'un remède — qu'ils chercheront probablement encore longtemps en vain — qui puisse les débarrasser *promptement* et *radicalement* de leur maladie, de ces remèdes merveilleux, comme on n'en trouve malheureusement que dans les promesses du charlatanisme, et qu'ils prennent avec d'autant plus de confiance qu'ils les achètent plus cher et qu'ils n'en connaissent pas la composition, ils ont en général une très grande disposition à s'imaginer que, puisque les eaux de Vichy font du bien dans ce cas, ils guériront d'autant mieux qu'ils en boiront davantage, et ils se persuadent surtout ensuite beaucoup trop facilement qu'ayant fait une cure très active à Vichy, la goutte ne doit plus revenir. Ils oublient à quelle nature de maladie ils ont affaire, et ils manquent de la persévérance, sans laquelle on ne peut obtenir qu'un soulagement momentané.

Le régime purement végétal serait sans doute le plus rationnel à conseiller aux goutteux ; cependant, bien que je n'ignore pas tout le bien que quelques uns en ont obtenu, je suis loin de penser qu'on puisse, avec ce régime seul, arriver à de bien grands résultats, surtout lorsqu'il existe une diathèse goutteuse bien prononcée ; et je crois d'ailleurs que cet usage exclusif des végétaux, en admettant qu'il pût être supporté par tous les malades, pourrait avoir quelquefois d'assez graves inconvénients pour leur santé générale. J'ai recueilli les observations d'un assez grand nombre de goutteux chez lesquels ce régime n'a apporté aucun changement, ni dans le retour des attaques de goutte, ni dans leur intensité ; j'en ai notamment signalé trois exemples à la commission chargée du rapport à l'Académie (1). Le premier exemple est celui d'un malade dans la famille duquel, depuis trois cents ans, on connaît des goutteux et du côté paternel et du côté maternel. Il était goutteux et graveleux, et ses attaques de goutte étaient devenues si violentes, et se renouvelaient si fréquemment, qu'il se décida à se mettre à l'usage exclusif des végétaux et de l'eau en boisson, et, comme c'est un homme capable d'une grande détermination, il suivit ce régime très rigoureusement pendant plusieurs années ; mais enfin n'en obtenant aucune amélioration, il y renonça, sans pourtant cesser d'être sobre, et il se remit à manger un peu de viande. Le deuxième exemple appartient à un sujet âgé de quarante et un ans, goutteux et graveleux depuis douze ans. Le régime végétal auquel il se

(1) Obs. 20e, 22e et 69e de ce rapport.

soumit pendant quelque temps lui fut plus nuisible qu'avantageux; il était devenu très maigre et avait perdu toutes ses forces. Le sujet du troisième exemple, extrêmement goutteux, et goutteux héréditairement, après avoir déjà longtemps souffert, et voyant son état s'aggraver toujours, se mit aussi à ce régime, et pendant huit mois il ne vécut que de végétaux; mais sa situation ne s'améliora pas, ses attaques devinrent même plus violentes et plus longues, et alors il y renonça. D'ailleurs, indépendamment de ce que ce régime pourrait avoir des inconvénients pour quelques malades, vouloir l'imposer, ce serait le plus souvent demander une chose que l'on serait certain de ne pas obtenir.

Je ne défends donc pas entièrement la viande aux goutteux; je leur recommande seulement d'en faire un usage très modéré, et d'éviter celles qui sont trop excitantes. Ce à quoi j'attache le plus d'importance, c'est à ce qu'ils mangent peu, à ce qu'ils ne surchargent jamais leur estomac, c'est enfin à une vie très sobre, et en même temps à l'abstinence du vin, du moins du vin pur, des liqueurs, et en général de toutes les boissons fermentées et plus ou moins irritantes.

Je mets les acides au nombre des choses dont les goutteux doivent particulièrement s'abstenir : et en effet, si, comme je crois l'avoir démontré, il y a une prédominance acide chez les goutteux, il ne serait nullement rationnel qu'ils en fissent usage.

Les inconvénients des acides, chez les goutteux, avaient été parfaitement sentis par les anciens, et ils avaient le plus grand soin de les défendre. Helmontius plaçait la principale cause de leurs douleurs dans une acrimonie *acide, in acida acrimonia*, et Boerhaave n'oublie pas lui-même de signaler, parmi les causes de la goutte, avec une alimentation trop riche, trop succulente, et une certaine complexion, *les vins acides*, et en général *un trop grand usage des acides : Victum opiparum; vina acidula, alba, potum generosum, copiosumque, maxime noctu; corpus magnum, crassum, plenum; acidorum usum nimium*.

J'ai eu bien souvent l'occasion d'observer combien les acides sont contraires aux goutteux; aussi est-ce pour moi une conviction bien établie, qu'ils doivent éviter toutes les boissons acides et tous les fruits ayant une acidité un peu prononcée, ou du moins, s'il n'est pas possible de les éviter toujours entièrement, de n'en jamais faire usage qu'avec une extrême modération. Un médecin distingué, très bon observateur et excellent praticien, le docteur Guersant, qui, sans avoir des accès de goutte bien caractérisés, était souvent tracassé par cette maladie, m'a souvent dit qu'il avait parfaitement remarqué que, lorsqu'il faisait usage de citron, ses articulations, habituellement un peu douloureuses, devenaient beaucoup plus sensibles, et qu'alors il marchait plus péniblement. Lorry (1) dit avoir vu un homme qui, chaque fois qu'il faisait usage de limonade, éprouvait de vives douleurs dans les articulations des extrémités inférieures, qui duraient pendant plusieurs heures. Un goutteux m'a affirmé, après en avoir fait souvent l'expérience, qu'il était certain de pouvoir se donner une attaque de goutte

(1) *Ouvrage cité*.

en mangeant seulement des pommes au beurre, lorsqu'on employait des pommes acides ou qui n'avaient pas encore acquis toute leur maturité. Un autre goutteux, un ecclésiastique de la Haute-Loire, auquel j'ai donné des soins à Vichy, il y a quelques années, me disait que, deux fois depuis un an, il avait eu un accès de goutte le lendemain d'un jour où il avait mangé du veau à l'oseille.

La seule médication à ajouter à ces soins de régime, c'est l'usage habituel des boissons alcalines, et particulièrement de l'eau de Vichy que j'ai surtout employée dans ce cas.

J'ai déjà dit qu'en général les goutteux supportaient cette eau avec une très grande facilité, qu'ils avaient pour elle une tolérance toute particulière. Cette règle n'est cependant pas sans aucune exception; car j'en ai connu quelques uns auxquels, bien qu'ils la supportassent parfaitement à la source, je n'ai pu la faire supporter chez eux qu'en la coupant avec quelque infusion adoucissante, et quelquefois en la mélangeant, le matin, avec un peu de lait; et j'ai donné des soins à un autre goutteux chez lequel elle avait un effet purgatif si prononcé, qu'il n'a pu la supporter ni chez lui ni à la source, même en en réduisant graduellement la dose jusqu'à un demi-verre seulement par jour. Mais ce sont là, je le répète, des exceptions extrêmement rares, comme on en rencontre d'ailleurs quelquefois dans l'application de tous les remèdes.

Mais quoique les goutteux supportent ordinairement avec une très grande facilité des doses élevées d'eau de Vichy; que la tolérance qu'ils ont en général pour cette eau les porte souvent à dépasser les prescriptions qui leur sont faites, et que quelques uns aient même pu en boire les doses énormes, excessives, que j'ai citées, non seulement sans qu'il en soit résulté d'accidents, mais sans le moindre inconvénient, je ne crois pas, comme je l'ai déjà dit, ces doses élevées indispensables au succès du traitement. D'ailleurs, en supposant que tous les malades pussent supporter sans inconvénient immédiat cette quantité d'eau, il y aurait au moins imprudence à entretenir très longtemps la haute alcalisation qui résulte de l'usage de ces doses excessives de boissons alcalines ; la trop grande fluidité du sang qui en serait la conséquence, ainsi longtemps entretenue, amènerait nécessairement une grande débilité et peut-être des résultats plus sérieux. L'abus que l'on pourrait faire, dans ce cas, de la médication alcaline, serait d'autant plus blâmable qu'il n'est nullement nécessaire, pour atténuer la goutte, de porter l'alcalisation aussi loin, et que, dans l'application de cette médication, il s'agit moins, je le répète, d'absorber une grande quantité de boisson alcaline, dans un temps limité, que d'en faire habituellement un usage modéré.

Pourtant, pendant la cure que les malades viennent faire, de temps en temps, à Vichy, et dont la durée n'est ordinairement que d'un mois ou cinq semaines, quelquefois un peu plus, quelquefois moins, je crois qu'il est bon, lorsqu'il n'y a pas de contre-indication, que, pendant ce temps, le traitement soit un peu actif, qu'ils s'alcalisent convenablement, qu'ils se saturent un peu, soit en buvant, soit, au moyen des bains, en absorbant de l'eau par la peau. Cette action un peu vive me paraît utile et même nécessaire, et pour combattre la diathèse goutteuse, et pour résoudre certains engorgements laissés par les attaques de goutte, et en même temps, pour redonner de la souplesse aux articulations; mais, rentrés chez eux, pour combattre la disposition goutteuse qui subsiste, pour lutter contre le retour des accès, il suffit, en suivant exactement, rigoureusement, le régime que j'ai indiqué, d'un usage modéré, mais habituel, de boissons alcalines.

Je conseille rarement plus d'une bouteille d'eau de Vichy naturelle par jour comme usage habituel, et quelquefois moins, ou, à défaut d'eau de Vichy naturelle, d'eau ordinaire, rendue alcaline au moyen du bicarbonate de soude, à la dose d'environ 5 grammes par litre. Quelquefois, dans ce dernier cas, je fais ajouter un peu d'acide carbonique, afin que cette boisson reste claire, qu'elle n'ait pas cet aspect trouble, d'un blanc louche, qui est désagréable à l'œil, et qu'elle prend toujours lorsque l'eau qu'on emploie contient, comme cela arrive souvent, un peu de chaux en dissolution, afin qu'elle soit, par conséquent, plus agréable à boire, et en même temps, pour quelques malades, plus facile à supporter.

Cette dose de boisson alcaline peut et doit varier suivant que la diathèse goutteuse et la prédominance acide sont plus ou moins prononcées, et aussi suivant la tolérance de l'estomac et, en général, la susceptibilité du malade; mais ordinairement elle m'a paru suffisante; du moins la plupart des goutteux qui ont eu assez de sagesse et de persévérance pour se soumettre à l'usage constant de cette dose de boisson par jour, ont éprouvé tout le bien que l'on peut espérer et que l'on doit obtenir de la médication alcaline, c'est-à-dire qu'ils ont pu le plus souvent éviter le retour des accès de goutte; que lorsqu'il en est survenu, ils ont eu infiniment moins d'intensité et de durée qu'auparavant; que ces malades ont acquis de la force et de la souplesse dans les articulations, conséquemment plus de facilité pour marcher, et qu'en même temps leur santé générale, loin d'en éprouver le moindre inconvénient, s'est presque toujours très sensiblement améliorée.

Si pourtant l'on a affaire à des organes digestifs malade, très susceptibles, qui se surexcitent sous l'influence de cette médication; si, en un mot, les boissons alcalines ne sont pas parfaitement supportées, il est alors nécessaire non seulement d'en diminuer la dose, mais même quelquefois d'en suspendre tout à fait l'usage pendant quelques jours. Toutefois ces interruptions dans l'usage des boissons alcalines doivent être aussi rares et aussi courtes que possible, car il ne faut pas oublier qu'il n'est guère permis de pouvoir espérer d'arriver à détruire entièrement la diathèse goutteuse, et que, si on ne la combat pas toujours, les accès se reproduiront et finiraient par reprendre leur ancienne intensité.

Lorsque les malades ne sont plus à Vichy, j'insiste moins sur l'emploi des bains alcalins; je compte particulièrement alors sur l'eau prise en boisson, surtout sur l'eau de Vichy naturelle transportée. D'abord, dans les temps froids et humides, à moins de pouvoir prendre toutes les précautions nécessaires pour éviter les refroidissements, les changements brusques de température, il est souvent sage de s'en abstenir ; ensuite, outre que tous les malades ne les supportent pas toujours parfaitement, c'est un moyen d'absorption moins facile, d'un usage moins commode, qui, par conséquent, ne serait certainement pas employé avec la même suite, la même persévérance que l'on peut espérer, lorsqu'il ne s'agit que de l'administration de l'eau en boisson ; et puis, comme je l'ai déjà dit, je ne crois pas à ces bains artificiels toute l'efficacité des bains d'eau de Vichy naturelle, pris à la source même. Cependant ces bains peuvent encore avoir une grande utilité, et j'en fais prendre assez fréquemment, lorsque les malades peuvent le faire avec toutes les précautions convenables et qu'ils les supportent bien ; je leur conseille même toujours de ne jamais prendre de bains de propreté sans y ajouter du bi-carbonate de soude.

Il est aussi très important, chez les goutteux, que les fonctions de la peau se fassent toujours parfaitement, car la transpiration cutanée est, avec la sécrétion urinaire, un des plus grands moyens d'élimination des acides qui, comme nous l'avons vu, surabondent chez ces malades, et de tous les éléments qui, par suite du travail continuel de décomposition et de renouvellement de la matière qui constitue nos organes, sont devenus impropres à l'entretien de la vie, et deviendraient nuisibles, s'ils restaient dans l'économie. C'est certainement parce qne les fonctions de la peau se font ordinairement très mal chez les hommes qui, soit à raison de leurs fonctions, de leurs occupations habituelles, soit par suite d'un penchant naturel à la vie inactive, ne prennent pas un exercice suffisant, qu'ils sont plus tourmentés par la goutte que ceux qui, par une plus grande activité ou des travaux habituels obligés, comme chez la plupart des ouvriers et chez les hommes occupés aux travaux de la terre, entretiennent habituellement et provoquent même la transpiration. C'est là sans doute un puissant moyen d'entretenir la santé chez les goutteux, et d'éloigner les causes du retour des accès de goutte, surtout lorsque l'on a l'attention de prendre ensuite les précautions nécessaires pour éviter un refroidissement qui, dans ce cas, par la négligence des malades ou par l'impossibilité de faire autrement, devient souvent la cause de douleurs rhumatismales ou d'accès de goutte. C'est sans doute parce que les fonctions de la peau sont très actives dans les pays chauds, et aussi, probablement, à cause de la sobriété qu'on y observe assez généralement, que la goutte y est assez rare; mais il est probable qu'elle y serait plus rare encore, si les goutteux, après avoir subi les effets d'une température étouffante, qui provoque chez eux une transpiration très abondante, ne s'exposaient pas à se refroidir, comme ils le font souvent, par suite du besoin qu'ils éprouvent de respirer, le soir, un air plus frais, sans aucune précaution contre les fâcheux résultats d'une brusque suppression de la transpiration.

Je citerai ici un fait qui prouve combien il est utile d'entretenir les fonctions de la peau chez les goutteux, et même quelquefois de provoquer des transpirations abondantes, lorsque l'on prend ensuite des précautions pour éviter les inconvénients qui, sans cela, pourraient en être la conséquence.

— Un médecin de mes amis, un de mes plus anciens camarades d'étude, le docteur Roboüam, jusque-là d'une santé des plus robustes, fut pris, en 1828, d'une goutte erratique affectant successivement l'épaule gauche, le cœur, l'estomac, les reins, la vessie, et quelquefois plusieurs de ces points en même temps ; parfois, mais rarement, cette affection se portait aussi sur les articulations des doigts. Il éprouvait des palpitations et des intermittences si prononcées, que souvent une syncope s'ensuivait. Les douleurs épigastriques étaient affreuses et ne se calmaient que par le vomissement. Souvent aussi il éprouvait de violentes coliques néphrétiques qui se terminaient toujours par l'expulsion de graviers d'acide urique. Cent cinquante de ces graviers, gros comme des pepins d'orange, furent rendus pendant une seule crise qui dura, il est vrai, cinq à six jours.

Malgré les saignées générales et locales, les bains de toutes sortes, le colchique, la digitale, le gaïac, le sirop de Boubée, les dérivatifs les plus énergiques, des cautérisations sur la région du cœur et le régime le plus sévère, la santé du cher confrère était déjà profondément altérée ; son excellente constitution et sa force herculéenne avaient cédé. Pâle, languissant, hypocondriaque, il pouvait à peine visiter quelques malades, et, pour monter trois étages, il lui fallait trois quarts d'heure.

Persuadé que tous ces accidents tenaient à un principe goutteux, héréditaire dans sa famille, il résolut, en 1834, de chercher dans l'emploi de nouveaux moyens un soulagement à ses maux. Après y avoir mûrement réfléchi, il adopta et il a suivi, avec la persévérance que l'on pouvait attendre de son énergique volonté, le genre de vie suivant :

Il se mit à l'usage, tous les matins, à cinq heures,

d'un grand verre d'eau, avec addition de 2 à 3 grammes de bi-carbonate de soude, et, entre six à sept heures, d'un grand bol d'une infusion très légère de thé. Son régime consistait en deux très modestes repas, composés chacun d'un seul plat de viande, de légumes et d'eau très légèrement rougie, et le soir, en se couchant, il prenait un autre verre d'eau avec le bi-carbonate de soude.

Mais craignant qu'avec des symptômes aussi sérieux que ceux qu'il éprouvait, tous ces moyens ne fussent insuffisants, et aussi dans la pensée qu'il était de la plus haute importance, dans ce cas, de favoriser les fonctions de la peau, il conçut l'idée d'acheter une petite propriété à une des barrières de Paris, afin de pouvoir y aller faire de l'exercice en labourant lui-même son champ. C'est là que deux ou trois fois par semaine, il se livre au jardinage, laboure à la houe et ratisse ses allées jusqu'à la fatigue et à une transpiration excessive. Alors, il se couvre, rentre promptement auprès d'un feu clair, se déshabille, se fait essuyer avec de la laine, et puis se fait éponger tout le corps avec une éponge trempée dans de l'eau seulement dégourdie; enfin, bien frictionné, bien séché, il s'habille, satisfait son robuste appétit avec un repas frugal, et rentre dans Paris reprendre ses occupations médicales.

C'est en persévérant dans l'emploi de ces moyens que mon ami a vu sa belle santé revenir, et tous les accidents qu'il éprouvait du côté du cœur, de l'estomac, des reins, etc., cesser presque complétement; je dis presque complétement, car les émotions morales vives et les brusques changements de température amènent encore quelques palpitations ou quelques malaises épigastriques qui, du reste, cèdent promptement aux mêmes moyens qu'il n'a point abandonnés (1).

Mais il n'est pas toujours possible aux goutteux, surtout à ceux qui ont été déjà très maltraités par la goutte, de prendre de l'exercice, c'est-à-dire de marcher ou de se livrer à quelque travail manuel plus ou moins pénible, car je n'appelle pas de l'exercice celui que quelques malades s'imaginent prendre, en se faisant promener en voiture. Dans ce cas, on peut suppléer sans doute, jusqu'à un certain point, à l'exercice par quelques bains de vapeur, ou tout simplement par des bains alcalins, administrés alors un peu chauds, et pendant lesquels on fait faire des frictions sur toute la peau, avec une brosse douce ou de la laine, ou bien encore en provoquant des sueurs par l'enveloppement dans une couverture de laine, suivant la méthode hydriatrique, sagement dirigée; mais cela ne remplace pas et ne peut jamais remplacer, comme moyen d'entretenir et de provoquer les sécrétions de la peau, l'exercice qui consiste à mettre tous les muscles en action.

Il est cependant des cas où les goutteux doivent éviter l'exercice, c'est lorsqu'ils ressentent dans quelque articulation une douleur plus vive qu'à l'ordinaire, qui peut leur faire craindre une attaque de goutte, ou bien, après une attaque, lorsque la marche provoque encore beaucoup de sensibilité; car, dans le premier cas, on s'expose à déterminer

(1) Cette observation m'a paru assez importante pour la donner avec quelques détails, et j'ajouterai que je l'ai rédigée sur des notes que mon ami a bien voulu me remettre, en m'autorisant à le nommer.

l'attaque qui, sans cela, ne se serait peut-être pas développée, et, dans le second, à amener une rechute que l'on aurait pu éviter, si le malade avait attendu, pour marcher, que la sensibilité des articulations fût plus complétement dissipée.

Ces dernières recommandations sont peu suivies par les goutteux, qui ne sont ordinairement doués ni d'une grande prudence, ni d'une grande patience, et qui, dans ce cas, s'en rapportent un peu trop à l'opinion de La Fontaine qui, dans sa charmante fable intitulée : *La goutte et l'araignée,* nous dit que *goutte bien tracassée est à demi pansée.*

J'en demande bien pardon à La Fontaine, qui nous a donné tant d'autres sages conseils, mais je ne puis, dans ce cas, partager son avis.

Il est encore une recommandation importante à faire aux goutteux, surtout à ceux qui sont très impressionnables, impatients, irritables, comme ils le sont assez généralement, c'est qu'ils doivent éviter, autant que possible, les émotions vives, les sensations énergiques, en général toutes les causes qui peuvent produire chez eux un grand ébranlement du système nerveux. Je sais, sous ce rapport, comme M. Reveillé-Parise le dit lui-même (1), combien, surtout, les plaisirs de l'amour leur sont préjudiciables, soit parce qu'ils ébranlent trop fortement l'organisation, soit par l'énervation physique qui en est l'inévitable suite; et si, dans la crainte de compromettre inutilement mon autorité, je ne leur dis pas, comme mon honorable confrère, qu'*il faut s'en abstenir,* je leur conseille au moins de n'en user

(1) *Bulletin général de thérapeutique*, juin 1848, et *Guide pratique des goutteux et des rhumatisants*. Paris, 1847, in-8.

qu'avec une très grande réserve, et je répète avec lui : *dura lex, sed lex.*

Tels sont, avec la médication alcaline, les divers moyens que je crois nécessaires pour combattre la goutte avec succès. L'expérience en a maintenant sanctionné les bons effets, car il y a bientôt dix-huit ans que j'ai commencé à appliquer ce traitement à Vichy. Depuis, un grand nombre de goutteux sont venus, chaque année, s'y soumettre, et aujourd'hui, non seulement les goutteux, ceux qui ont suivi le traitement pendant un certain temps, mais toutes les personnes qui ont visité Vichy et qui ont bien voulu les interroger et s'enquérir ainsi directement des effets de ce traitement, ne conservent aucun doute sur les bons résultats qu'ils en obtiennent. Malheureusement, comme j'ai déjà eu l'occasion de le dire, la plupart ne suivent pas ce traitement exactement, rigoureusement, tel que je viens de l'exposer, et comme je voudrais qu'il le fût, et, par conséquent, les résultats obtenus sont loin, j'en suis convaincu, d'être aussi satisfaisants qu'ils pourraient l'être, s'ils le suivaient avec l'exactitude et la persévérance que j'indique et que je crois nécessaires. Il en est même un certain nombre qui, ayant vu reparaître un accès de goutte, après une cure plus ou moins régulièrement faite à Vichy, se sont découragés et ont renoncé au traitement, soit qu'ayant mal compris les conditions auxquelles on peut espérer être soulagé, ils eussent compté obtenir immédiatement, dès la première année, une guérison radicale, soit seulement par simple insouciance et pour n'avoir pas le courage de renoncer à une bonne table et à d'autres plaisirs de la vie ; mais aussi j'en ai vu plus d'un qui ont eu à regretter d'avoir été si négligents, si peu persévérants.

Lors du rapport à l'Académie, et à la demande de M. le secrétaire perpétuel, j'ai remis à la commission chargée de ce rapport *quatre-vingts* observations relatives à la goutte articulaire traitée par les eaux de Vichy, et, en énonçant ce fait, le rapporteur ajoute : « Ce qui doit donner un certain poids à ces faits, c'est qu'ils ne sont pas choisis parmi d'autres moins favorables ; ils présentent *indistinctement* l'histoire de tous les goutteux qui ont pris les eaux de Vichy avec régularité, sont restés sobres, ont suivi le traitement alcalin avec quelque persévérance, et qui ont subi au moins l'influence de deux hivers, saison pendant laquelle les attaques goutteuses se développent le plus ordinairement; car, pour constater une amélioration réelle dans la goutte, il faut un mieux soutenu depuis plusieurs années ; c'est pour ce motif que nous ne parlerons pas des goutteux qui ont été à Vichy pour la première fois en 1839. M. Petit a cru devoir aussi négliger, comme n'ayant aucune valeur, les observations des malades qui sont venus à Vichy essayer le traitement, ne l'ont suivi qu'imparfaitement et ont fini par l'abandonner. Il n'est pas probable en effet que la goutte, qui est une maladie constitutionnelle, puisse être guérie radicalement par l'emploi momentané des eaux de Vichy.

» Bien que, dans les relations que nous avons eues avec M. Petit, à l'occasion de ce rapport, nous ayons reconnu la franchise et la loyauté de ce confrère ; bien que l'authenticité des faits qu'il a communiqués à l'Académie ne nous parût pas douteuse, cependant, nous l'avouons sans détour, nous avons craint que ces mêmes faits ne parussent à quelques personnes empreints d'un certain degré d'exagération, dont les inventeurs de remèdes nouveaux ont tant de peine à se défendre. C'est pourquoi votre commission s'est imposé la tâche de faire une enquête au sujet de ces observations particulières, afin de prévenir, autant que possible, toute contestation ultérieure, et surtout de vérifier si, comme l'assure M. Prunelle, les eaux de Vichy *font disparaître la goutte articulaire par un effet métasyncritique et nullement par leur action spécifique* (1), ou, en d'autres termes, si la disparition de la goutte articulaire n'est pas suivie de congestion vers le cerveau ou de tout autre accident. Pour arriver à ce but, nous avons visité plusieurs goutteux qui habitent Paris ; quant à ceux qui ont leur domicile dans les départements, M. le secrétaire perpétuel de l'Académie a bien voulu, à notre prière, écrire une circulaire, soit à vos correspondants, soit aux goutteux eux-mêmes, dont M. Petit a remis les noms et les adresses ; il a fait aux goutteux les demandes suivantes :

» 1° *La goutte dont vous étiez atteint, a-t-elle été atténuée par l'emploi des eaux de Vichy que vous avez prises ; sous leur influence, les accès ont-ils été moins fréquents, moins longs et moins douloureux, ou bien ont-ils complétement cessé ?*

» 2° *En cas de cessation de la goutte, avez-vous éprouvé quelque congestion vers le cerveau ou tout autre accident ?*

(1) *Bulletin de l'Académie de médecine.* Paris, 1839, t. III, p. 817.

» 3° *Avez-vous suivi exactement le régime prescrit par M. Petit, et surtout avez-vous fait un usage fréquent de boissons alcalines?*

» Nous nous plaisons à déclarer à l'honneur de vos correspondants et surtout des goutteux, que le plus grand nombre d'entre eux ont senti l'importance et l'utilité des questions que nous leur avons posées, et se sont empressés de répondre à l'appel et au vœu de l'Académie. C'est principalement d'après les renseignements qu'ils nous ont fournis, et qui sont d'accord avec les observations et les notes de M. Petit, que sont rédigés la plupart des faits particuliers que nous allons vous présenter. Nous n'ignorons pas que l'on doit, en général, accueillir avec réserve l'opinion des malades sur les effets d'un remède nouveau, à cause de la prévention qu'ils ont presque constamment en sa faveur; toutefois les témoignages de vos correspondants, le caractère et l'instruction de la plupart des goutteux qui nous ont communiqué ces documents, où semble régner la bonne foi, ne donnent pas lieu de douter de leur exactitude.

» Nous avons été fort embarrassés pour classer les observations particulières que nous avons à vous faire connaître; cependant, pour mettre un peu d'ordre dans leur exposition, nous nous sommes décidés à les ranger en trois séries : 1° Cas dans lesquels l'emploi successif des eaux de Vichy et des boissons alcalines a fait cesser depuis quelques années les accès de goutte articulaire sans accident consécutif; 2° cas dans lesquels l'emploi successif des eaux de Vichy et des boissons alcalines a rendu les accès de goutte articulaire moins fréquents, moins longs et moins douloureux; 3° cas de goutte articulaire dans lesquels l'emploi des eaux de Vichy a été ou a paru nuisible. »

Viennent ensuite, dans ce rapport, suivant cette classification, les quatre-vingts observations qui, comme nous venons de le voir, ont été rédigées par la commission d'après les renseignements fournis par les goutteux eux-mêmes, et qui se sont trouvés d'accord avec les observations et les notes que je lui avais remises de mon côté.

Il serait beaucoup trop long de reproduire toutes ces observations, et je ne le crois d'ailleurs nullement nécessaire. Comme tous les faits qu'elles relatent ont été parfaitement constatés, vérifiés par la commission, il suffira, je pense, de donner ici le résumé dont elles sont suivies dans le rapport, me réservant seulement d'en extraire quelques unes que je donnerai plus loin, en y ajoutant quelques nouveaux faits.

Voici ce résumé avec le tableau synoptique que M. le Rapporteur y a ajouté :

« Après avoir rendu compte à l'Académie de *quatre-vingts* observations qui nous paraissent dignes de l'attention des médecins et qui toutes sont relatives à la goutte articulaire, traitée *uniquement* par les eaux de Vichy et les boissons alcalines, il nous semble convenable d'en faire un résumé rapide.

TABLEAU SYNOPTIQUE

de 80 cas de goutte articulaire, dans lequel on indique les numéros des observations où la goutte a été soit héréditaire, soit acquise; à quel âge elle s'est développée dans ces deux circonstances, et enfin les numéros des observations dans lesquelles la gravelle a coexisté avec la goutte.

GOUTTE HÉRÉDITAIRE. — Numéros des observations.	AGE où s'est développée LA GOUTTE héréditaire.	GOUTTE ACQUISE. — Numéros des observations.	AGE où s'est développée LA GOUTTE acquise.	GRAVELLE ou colique néphrétique coexistant avec LA GOUTTE.
Obs. 1	Ans. 37	Obs. 2	Ans. 27	1
5	47	5	45	2
9	31	4	31	4
11	48	6	40	5
15	45	7	49	6
20	38	8	48	7
23	19	10	32	8
24	17	12	42	12
25	25	13	38	20
27	22	14	33	22
28	32	16	38	36
31	38	17	46	40
32	30	18	32	44
33	40	19	50	51
35	30	21	45	52
37	30	22	26	53
39	13	26	38	62
41	60	29	46	69
42	34	30	32	72
43	25	34	43	80
46	26	36	39	
47	25	38	37	20 cas de gravelle coexistant avec la goutte.
48	35	40	40	
49	29	44	36	
54	36	45	38	
57	47	50	33	
67	54	51	46	
69	25	52	38	
73	32	53	27	
74	50	55	38	
75	25	56	27	
77	25	58	40	
79	42	59	36	
80	47	60	35	
34 cas de goutte héréditaire.	Age moyen, 34 ans.	61	33	
		62	33	
		63	inconnu	
		64	47	
		65	35	
		66	39	
		68	inconnu	
		70	28	
		71	30	
		72	inconnu	
		76	49	
		78	33	
		46 cas.	Age moyen pour 43 cas, 38 ans.	

» Sur 80 cas de goutte articulaire aiguë ou chronique, on compte :

» 78 hommes et *seulement* 2 femmes.

» 46 cas de goutte acquise, développée à *trente-huit ans* (âge moyen). — *Voyez* le tableau synoptique.

» 34 cas de goutte héréditaire, développée à *trente-quatre ans* (âge moyen). — *Voyez* également le tableau synoptique.

» 20 cas de gravelle coexistant avec la goutte. — *Voyez* aussi le tableau synoptique. — La plupart des autres goutteux rendaient dans leurs urines un sédiment briqueté qui est le premier degré de la gravelle.

» 19 cas (1re série), dans lesquels la goutte ne s'est pas renouvelée, au moins depuis deux ans, après l'emploi des eaux de Vichy et des boissons alcalines.

» 51 cas (2e série), dans lesquels l'emploi successif des eaux de Vichy et des boissons alcalines, a rendu les accès de goutte moins fréquents, moins longs et moins douloureux.

» 10 cas (3e série), dans lesquels l'emploi des eaux de Vichy a été ou a paru nuisible.

» Dans la 1re série (19 cas), il y a 5 cas de goutte *héréditaire* — obs. 1, 5, 9, 11, 15 —; 14 cas de goutte *acquise* — obs. 2, 3, 4, 6, 7, 8, 10, 12, 13, 14, 16, 17, 18, 19 — ; et 8 cas de *gravelle* coexistant avec la goutte — obs. 1, 2, 4, 5, 6, 7, 8, 12 —.

» Dans la 2e série (51 cas), il y a 23 cas de goutte *héréditaire* — obs. 20, 23, 24, 25, 27, 28, 31, 32, 33, 35, 37, 39, 41, 42, 43, 46, 47, 48, 49, 54, 57, 67, 69 —; 28 cas de goutte *acquise* — obs. 21, 22, 26, 29, 30, 34, 36, 38, 40, 44, 45, 50, 51, 52,

53, 55, 56, 58, 59, 60, 61, 62, 63, 64, 65, 66, 68, 70 —; 10 cas de *gravelle* coexistant avec la goutte — obs. 20, 22, 36, 40, 44, 51, 52, 53, 62, 69 —.

» Dans la 3e série (10 cas), il y a 6 cas de goutte *héréditaire* — obs. 73, 74, 75, 77, 79, 80 —; 4 cas de goutte *acquise* — obs. 71, 72, 76, 78 —; 2 cas de *gravelle* coexistant avec la goutte — obs. 72, 80 —.

» D'après ce résumé, on voit que les eaux de Vichy ont la même puissance curative, soit que la goutte soit héréditaire ou acquise, soit qu'elle coexiste avec la gravelle. Il paraîtrait cependant, par les résultats de la 1re série, que la goutte coexistant avec la gravelle, est atténuée plus facilement, puisque, sur 19 cas de goutte composant la 1re série, 8 offrent la complication de gravelle.

» On peut reconnaître par le tableau suivant, qui ne concerne que les goutteux de la 1re série, que le pouvoir médicinal des eaux de Vichy diffère peu dans la goutte ancienne ou récente.

NUMÉROS des OBSERVATIONS.	DATE DE LA GOUTTE avant l'emploi DES EAUX DE VICHY.	ÉPOQUE de la cessation de la goutte depuis l'usage DES EAUX DE VICHY.
1	12 ans.	6 ans.
2	30	5
3	5	4
4	19	4
5	10	4
6	8	3
7	4	2
8	12	3
9	5	3
10	6	4
11	22	3
12	4	4
13	4	2
14	10	2
15	5	2
16	9	3
17	20	2
18	8	2
19	18	2

» On a dû remarquer que sur *quatre-vingts cas* de goutte articulaire, traitée par les eaux de Vichy, on compte *soixante-dix cas* de succès plus ou moins prononcés ; que le plus grand nombre de ces malades, qui éprouvaient plus ou moins de difficulté à marcher, avaient au moins une ou deux attaques chaque année et ressentaient des souffrances presque continuelles, ont, sous l'influence des eaux de Vichy et des boissons alcalines, recouvré la faculté de marcher, n'ont pas eu d'accès de goutte depuis au moins deux ans (1re série), ou bien ont vu (2e série) leurs accès devenir plus rares, plus courts et moins douloureux ; que chez tous, la santé générale s'est améliorée, qu'ils ont repris la force, l'embonpoint, la gaieté qu'ils avaient perdus depuis longtemps ; enfin que, malgré la disparition ou la diminution de leur goutte, ils n'ont éprouvé aucun accident consécutif. Les 10 malades qui composent la 3e série ont eu quelques accidents que des médecins attribueront sans doute au traitement alcalin, tandis que d'autres les considéreront comme indépendants de cette médication bien dirigée.

» Il résulte donc que les probabilités de succès qu'offrent les eaux de Vichy et les boissons alcalines dans le traitement de la goutte articulaire, ont été fixées sur un nombre assez grand d'observations, surtout quand il s'agit d'une maladie très rare dans les hospices ; qu'à la vérité, cet agent thérapeutique ne réussit pas toujours également bien, même dans des cas en apparence semblables ; qu'on ne doit pas en espérer des effets tellement constants qu'ils ne souffrent aucune exception, avantage que ne présentent même pas les remèdes dits *spécifiques ;* que néanmoins les eaux de Vichy, non seulement peuvent être avantageusement employées contre la goutte articulaire, mais même qu'elles doivent être préférées, par la facilité de leur administration et leur peu d'inconvénient, aux autres remèdes antiarthritiques (1).

» Il est vraisemblable que toutes les eaux minérales qui renferment une certaine quantité de bicarbonate de soude, jouissent de la même propriété; telles sont les eaux de Vals (Ardèche), de Saint-Nectaire (Puy-de-Dôme) (2), etc., etc.

» Jetons actuellement un coup d'œil sur l'action que les eaux thermales de Vichy exercent sur la marche de la goutte articulaire aiguë ou chronique; car il ne faut pas perdre de vue que les faits contenus dans ce rapport, n'ayant trait qu'à la goutte articulaire, nous devons nous borner à l'examen des effets thérapeutiques de ces eaux contre cette espèce de goutte. Personne n'ignore que la goutte

(1) » Les spécifiques anti-goutteux les plus préconisés, tels que l'eau médicinale de Husson, les teintures de Wilson et de Reynold, le vin de colchique, n'ont, d'après Scudamore (*ouvrage cité*), qu'une influence purement palliative et temporaire, et quoiqu'ils fassent disparaître les symptômes, ils laissent dans toute sa force le germe de la maladie et provoquent chez les goutteux des douleurs irrégulières, une inflammation obscure, du découragement et un état de langueur. Cet auteur ajoute que, d'après son expérience, aucun cas de goutte n'a été aussi long et aussi intraitable que lorsqu'il a été combattu par ces remèdes empiriques.

(2) » L'eau de Saint-Nectaire, d'après l'analyse de notre collègue M. Boullay, contient par litre 2 gram. 025 de bi-carbonate de soude; celle de Vals, analysée par M. Berthier, renferme par litre 7 gram. 157 de bi-carbonate de soude. Ce sel est presque pur dans les eaux de Vals, qui, d'après leur composition, doivent avoir la même efficacité que la fontaine des Célestins à Vichy. Reste à savoir si l'observation médicale sanctionnera ce que la chimie nous fait pressentir.

aiguë se caractérise par des effets douloureux, d'une durée variable, mais passagers, et ne laissant après eux que des traces peu sensibles. Avant la lecture des observations de M. Petit, nous étions loin de penser que les eaux de Vichy, qui sont stimulantes, pussent convenir dans cette forme de goutte où dominent les symptômes inflammatoires; mais les observations 3, 7, 9, 18, 20, 23, 24, 27, 29, 61 et 64 démontrent que les attaques de goutte aiguë, qui viennent compliquer fréquemment à Vichy la goutte articulaire chronique, sont moins intenses et durent moins longtemps, quand les malades sont soumis à l'action des eaux et suffisamment alcalisés. La fièvre qui résulte de la violence de l'accès arthritique n'est pas même une contre-indication — obs. 3,7 —.

» Lorsque les goutteux sont pris d'attaques, à Vichy, ce qui arrive souvent pendant la première saison qu'ils y passent, ils se chagrinent, se tourmentent de l'idée qu'ils vont être obligés de garder le lit pendant deux, trois ou quatre mois, plus ou moins, suivant la durée ordinaire de leurs accès, et ils sont tout surpris d'en être délivrés en quelques jours — obs. 29 —. Cette recrudescence de la goutte articulaire, sous l'influence des eaux de Vichy, prises particulièrement en bains — obs. 16, 20, 40 —, ne surprend pas le médecin qui sait qu'un des principaux effets des eaux minérales — lesquelles sont toutes plus ou moins excitantes —, est de réveiller les douleurs assoupies ou d'exciter celles qui existent encore, pour les faire ensuite disparaître. Ce phénomène est frappant dans la cure du rhumatisme chronique par les eaux thermales; les goutteux ne doivent donc pas se laisser décourager et perdre le bénéfice d'une cure commencée en apparence sous de fâcheux auspices, d'autant plus que le paroxysme qui les saisit est de courte durée, et que les douleurs sont incomparablement moins vives que dans les autres attaques, lorsque, comme nous l'avons dit, ils sont alcalisés. Il n'est pas rare non plus de voir, durant le traitement minéral, la goutte se déclarer à la suite d'un trouble quelconque dans l'économie — — obs. 66 —, d'une chute — obs. 21 —, d'une affection aiguë, d'un rhume et surtout d'une inflammation à la gorge — obs. 50, 52 —.

» La *goutte articulaire chronique* est ordinairement consécutive à la goutte aiguë, quand les parties malades ont été plus ou moins longtemps fatiguées par les retours réitérés de cette affection. Elle est caractérisée par le gonflement œdémateux et persévérant des articulations, par la gêne des mouvements, avec douleur dans les efforts qui tendent à les exécuter; elle est tantôt indolente dans le repos, tantôt douloureuse avec des exacerbations correspondant surtout aux changements de temps. Examinons jusqu'où peut aller la puissance du traitement alcalin contre les désordres que la goutte chronique entretient dans les articulations.

» L'*œdème*, que l'on remarque aux pieds, aux jambes et quelquefois aux genoux de plusieurs goutteux, est toujours une suite de longues attaques et d'accès souvent répétés; il diffère de l'œdème ordinaire en ce que, dans ce dernier, il n'y a point de douleur dans la partie œdématiée, tandis que l'œdème des goutteux est presque toujours accompagné d'une sensibilité plus ou moins grande des articulations dans le voisinage desquelles on l'observe. Ce gonflement œdémateux se remarquait particulièrement chez les malades qui sont le sujet des observations 2, 3, 22, 23, 31, 49, 68, 76. Depuis l'emploi des eaux de Vichy, ce gonflement œdémateux a disparu avec la sensibilité des articulations.

La *contracture*, qui consiste dans une rigidité des muscles et des tendons sur lesquels a séjourné plus ou moins longtemps l'irritation goutteuse, peut céder aux eaux de Vichy, quand elle est récente et lorsqu'elle n'existe qu'à un faible degré. Le malade — obs. 3 — qui avait depuis quelque temps les doigts d'une de ses mains déviés et fortement inclinés sur le bord cubital, a vu ses doigts se redresser après la première saison qu'il a passée à Vichy. Ces eaux ont remis en action la main droite d'un autre goutteux — obs. 40 —, et le malade peut écrire. Mais toutes les fois que la contracture des muscles et des tendons est très ancienne — obs. 19, 67 —, les eaux de Vichy sont impuissantes pour faire disparaître ce genre d'altération.

» Les *douleurs* qui sont propres aux engorgements articulaires, soit qu'elles dépendent des efforts que l'on fait pour exécuter ou compléter la flexion des articulations engorgées, soit qu'elles tourmentent le malade, même pendant le repos, se remarquaient chez un grand nombre de goutteux la première année qu'ils sont venus à Vichy; nous citerons entre autres les observations 2, 3, 5, 20, 22, 25, 26, 27, 68. Chez tous ces goutteux, et nous pourrions citer tous ceux qui ont suivi le traitement, la sensibilité des articulations a cessé graduellement; chez un assez grand nombre, elle a disparu même tout à fait — obs. 2, 5, 26, 27, etc. —. En général, il est rare qu'au bout d'une ou deux années d'un traitement bien suivi, les goutteux conservent de la sensibilité aux articulations, à moins qu'il n'y ait une grande roideur et un commencement d'ankylose, ce qui gêne la marche et entretient longtemps la sensibilité.

» Les *ankyloses incomplètes* se forment lorsque les douleurs et la tuméfaction des ligaments ont tenu l'articulation dans une longue immobilité ; les articulations étaient plus ou moins roides et inflexibles chez les sujets des obs. 3, 22, 28, 30, 41, 43, 49, 53, 54, 56. Ainsi le malade — obs. 3 — avait les articulations des pieds si peu flexibles, qu'il ne pouvait descendre un escalier qu'à reculons, et aujourd'hui la souplesse de ces parties lui permet de les descendre comme s'il n'avait jamais été goutteux. Celui de l'observation 22 n'avait plus que très peu de mobilité dans les pieds, et il ne fléchissait les genoux qu'avec une grande difficulté, et maintenant il a une assez grande flexibilité dans toutes ces parties. Le n° 28 avait beaucoup de peine à marcher, et aujourd'hui il se promène sans avoir besoin de canne. Le n° 49, qui avait les doigts presque inflexibles, les fléchit actuellement très bien ; le n° 53, qui ne pouvait marcher qu'à l'aide d'une béquille et soutenu par son domestique, voyage maintenant et vaque à ses affaires. Chez les n°s 54 et 56, les genoux s'étendent plus qu'avant le traitement ; le n° 54 avait même les rotules presque immobiles ; elles ont repris une mobilité assez étendue. Mais chez le n° 38 l'articulation du gros orteil gauche est soudée ; chez le n° 39 les articulations des pieds et des mains sont restées roides et presque ankylosées.

» Les *nodosités* — nodus, tufs, tumeurs tophacées —

sont, comme l'on sait, des concrétions que la goutte dépose souvent autour des articulations et quelquefois sous la peau dans différentes régions du corps, particulièrement autour des mains, des pieds et le long des membres. Chez le sujet de l'obs. 3, deux tumeurs de ce genre, placées l'une à la malléole externe du pied droit, l'autre sur une main, ont disparu pendant la première cure à Vichy. Quelques unes des concrétions arthritiques que portaient les malades des observations 22, 53, 54, 76, ont sensiblement diminué ou même ont disparu; mais dans l'observation 58, quelques concrétions de la plante du pied persistent, d'autres s'ouvrent; quelques unes même se sont développées depuis et malgré le traitement alcalin.

» Il résulte des remarques précédentes que les eaux de Vichy n'ont qu'un pouvoir très limité pour faire disparaître les altérations que la goutte chronique occasionne sur les articulations, et qu'à cet égard elles diffèrent peu des autres sources thermales; mais elles possèdent une propriété plus précieuse, puisqu'elles peuvent prévenir ces désordres articulaires, en atténuant la sévérité et la fréquence des accès goutteux, et même en obviant à leur retour.

» Les goutteux ont une tolérance remarquable pour les eaux de Vichy; M. Petit les prescrit ordinairement depuis six jusqu'à vingt verres; mais, malgré sa défense expresse, les malades en prennent souvent une quantité beaucoup plus considérable. De là résultent quelquefois des accidents qu'on impute aux eaux et au médecin qui les dirige, tandis qu'ils sont dus uniquement à l'indocilité des malades. Ainsi le sujet de l'obs. 3 a bu en vingt-quatre heures, à l'insu de M. Petit, pendant un accès de goutte avec fièvre, *quatre-vingt-quatre* verres d'eau minérale, qui représentent 84 grammes de bi-carbonate de soude; celui du nº 26 en but chaque jour, pendant toute une saison, *cinquante* verres; celui du nº 58 en prenait *quarante* verres, lorsqu'il ne lui en était ordonné que dix à douze; celui du nº 14 buvait chaque jour aussi *trente* verres au lieu de dix, et témoigne dans sa lettre à l'Académie qu'il n'en éprouvait qu'un redoublement d'appétit. En voyant boire impunément une si grande quantité d'eau de Vichy, quelques médecins prétendent que cette eau minérale n'agit pas autrement dans la goutte que les *quarante-huit* verres d'eau tiède de 5 à 6 onces chaque, vantés par Cadet de Vaux (1) comme le meilleur antigoutteux, et que le traitement par l'eau pure, préconisé par un paysan d'Allemagne (2); mais, sans vouloir contester les avantages de l'eau commune, employée avec modération, il est évident, comme l'a d'ailleurs prouvé l'expérience, que quarante-huit verres d'eau tiède, ingérés le

(1) *De la goutte et du rhumatisme;* Paris, 1824, in-12.

(2) Cet Esculape rustique, nommé Priesnitz, qui voit accourir chez lui, à Graefenberg, en Silésie, des malades de toute condition, a eu l'idée de ressusciter la méthode tout à fait abandonnée, dont le docteur Floyer se servit en Angleterre vers la fin du XVIᵉ siècle, et que les docteurs Sigismond et Jean-Sigismond Hahn, père et fils, l'un et l'autre imitateurs de Floyer, remirent en vogue en Silésie pendant les années 1732, 1738 et 1743, comme le prouvent les traités suivants : *Psychroluosia vetus renovata; Psychroluosia, et unterricht von Kraft und Wirkung des frischen Wassers,* etc. Breslau und Leipzig, 1743.

Plusieurs ouvrages ont été publiés depuis quelques années sur l'hydriatrie, notamment les suivants : *Manuel d'hydrosudopathie, ou Traitement des maladies par l'eau froide, la sueur, l'exercice et le régime, suivant la méthode de V. Priesnitz, employée dans l'établissement de Graefenberg*, par le docteur Bigel. Paris, 1840, in 18.—*Exposition des méthodes hydriatriques*

matin à jeun, provoquent des nausées, des vomissements, et débilitent singulièrement l'estomac. MM. Mérat et de Lens citent (1) deux faits où cette méthode curative a produit des accidents graves. Quant à l'eau froide pour toute boisson, personne n'ignore que c'est un bon préservatif de la goutte, en fortifiant l'estomac et en délayant le sang trop épais, comme le dit Boerhaave; mais elle ne détruit pas le principe générateur de la goutte (l'acide urique), et, sous ce rapport, elle ne peut être nullement comparée à l'eau de Vichy, riche en sels et surtout en bi-carbonate de soude.

» Sans nier l'utilité de l'eau de Vichy factice, nous devons faire observer que les malades supportent beaucoup mieux l'eau minérale naturelle ; il est constant, d'après les observations de M. Petit, que les goutteux peuvent avec grand avantage porter la dose des eaux naturelles jusqu'à 20 à 25 verres, tandis que l'expérience prouve qu'à des doses semblables, le bi-carbonate de soude en dissolution dans l'eau commune est pris avec répugnance par

Priesnitz, dans les diverses espèces de maladies; considérées en elles-mêmes et comparées avec celles de la médecine allopathique, par les docteurs H. Heidenhain et H. Ehrenberg. Paris, 1842, in-18. — *Hydrothérapeutique, ou l'Art de prévenir et de guérir les maladies sans le secours des médicaments, par l'eau, la sueur, le bon air, l'exercice, le régime et le genre de vie*, par Ch. Munde. Paris, 1842, in-12.

L'hydriatrie, employée avec intelligence et comme moyen de provoquer de temps en temps des transpirations, peut être utile chez les goutteux, particulièrement chez ceux qui ne peuvent se livrer à aucun exercice, et dont, par conséquent, les fonctions de la peau se font mal; mais, comme le fait remarquer M. Patissier, dans une note jointe à son Rapport, il suffit souvent qu'elle soit recommandée par un médecin habile et désintéressé, pour que le charme, la confiance, la soumission et la persévérance des malades s'évanouissent.

(1) *Dictionnaire de matière médicale*, t. III, p. 8.

quelques malades, qui d'ailleurs ne peuvent en supporter une aussi grande quantité. Ainsi, le malade de la 45e observation, qui buvait chaque jour à Vichy 5 à 6 bouteilles de l'eau des Célestins sans le moindre malaise, ne peut prendre qu'un verre d'eau alcaline par jour et se plaint de maux de tête, s'il dépasse cette dose. La prolongation des boissons alcalines a produit aussi des maux de tête aux malades des observations 16, 20.

» Plusieurs goutteux ont été en proie à des accès de goutte à la suite de bains préparés avec de l'eau thermale pure — obs. 40 —, ou même avec un mélange par tiers d'eau douce — obs. 16, 20 —. Ce paroxysme goutteux provient-il des principes constituants de l'eau, de sa température ou de l'immersion seule dans l'eau ? car on sait que les goutteux prétendent que les bains leur sont en général nuisibles. Quoi qu'il en soit, les malades des 37e et 38e observations se sont mieux trouvés de l'eau de Vichy en bains qu'en boisson, parce qu'ils avaient l'estomac très irritable.

» Nous avons dit que le régime végétal était salutaire pour atténuer la goutte ; un pareil régime a délivré de cette affection pendant quatre ans le malade de la 80e observation ; mais celui-ci ayant été obligé, par diverses circonstances, de l'observer moins rigoureusement, la goutte se renouvela et résista cette fois au régime végétal pur. Ce qui est digne de remarque, c'est que, sous et malgré l'influence de ce régime, la gravelle du même malade a acquis un notable accroissement. Quoique les sujets des observations 20, 22 et 69 n'aient obtenu aucun amendement dans leurs douleurs goutteuses par le régime végétal, nous n'en sommes pas moins convaincus que la sobriété, sinon le régime végétal pur, est un puissant moyen de combattre la goutte et de seconder le traitement alcalin — obs. 76 —. Les observations 24, 25 et 26 prouvent que les écarts dans le régime provoquent promptement l'invasion de la goutte.

» Quant aux accidents qui peuvent résulter de l'emploi des eaux de Vichy, on remarque, en analysant les *quatre-vingts* observations de M. Petit, des crampes d'estomac par abus des eaux — obs. 3 — ; le retour d'une gastralgie — obs. 39 — ; de la diarrhée pendant la cure — obs. 73 —, après la cure — obs. 74 — ; un flux de sang par les selles — obs. 75 — ; une irritation intestinale par abus des eaux — obs. 71 — ; l'ictère — obs. 65 — ; une irritation à la gorge — obs. 72 — ; un affaiblissement de la voix et une débilité générale — obs. 78 — ; des douleurs de tête nerveuses — obs. 4, 77 — ; le sang se porte à la tête — obs. 76 — ; des maux de tête passagers par la prolongation des boissons alcalines — obs. 16, 20 —.

» Quant à l'attaque d'apoplexie — obs. 79 —, et à la pneumonie — obs. 80 —, votre commission est convaincue que ces maladies sont en effet le résultat de la rétrocession de la goutte sur le cerveau et la poitrine ; mais que ces accidents que l'on voit fréquemment dans la pratique, sont tout à fait indépendants de l'usage des eaux de Vichy, puisque, chez ces deux malades, le traitement alcalin n'avait pas fait disparaître la goutte à laquelle ils étaient en proie, quelques jours avant leur décès. Nous ajouterons que le sujet de l'observation 79 avait des dispositions apoplectiques avant d'avoir recours aux eaux de Vichy. Ayant discuté, à l'article de chacune des observations 71, 72, 73, 74, 75, 76, 77, 78, 79 et 80, la valeur qu'on peut accorder aux accidents survenus, nous n'insisterons pas sur ce point; nous ajouterons seulement que, de quelque manière qu'on envisage ces accidents, ils démontrent que les eaux de Vichy sont un remède actif, qu'il faut administrer avec modération et discernement.

» Enfin, il est une dernière considération sur laquelle M. Petit insiste beaucoup, que nous jugeons également d'une haute importance, que les goutteux ne doivent jamais oublier, c'est que la goutte étant une maladie constitutionnelle, souvent héréditaire, dont le principe se reproduit continuellement dans l'organisme, il est indispensable, pour la combattre avec succès, que ces malades fassent un usage *habituel*, *constant* ou *presque constant* de boissons alcalines, et que s'ils négligent — obs. 55 — ce moyen à la fois curatif et préservatif, si en même temps ils n'observent aucun régime, ils s'exposent certainement à voir leurs attaques se renouveler. Il n'est pas douteux pour nous que si les substances alcalines qui ont réussi dans le traitement de la goutte à Van-Swieten, Colborne, Falconner et Ingenhousz, ont été abandonnées par les médecins de notre siècle, c'est que n'étant pas employées avec persévérance, elles n'ont eu et n'ont pu avoir qu'un succès éphémère. Ne craignons donc pas de le répéter, et c'est le résumé de toutes nos observations, si les goutteux veulent atténuer et prévenir leurs accès, ils doivent, même *lorsqu'ils ne souffrent pas*, rester sobres, éviter l'usage trop exclusif de la viande et de tous les aliments très azotés, de toutes les substances stimulantes, et s'abstenir particulièrement de vin pur, de liqueurs, et en général de toutes les boissons alcooliques, et enfin, faire un usage habituel, ou en se permettant tout au plus quelques courtes interruptions, d'eau de Vichy naturelle, ou d'eau ordinaire rendue plus ou moins alcaline, au moyen de bi-carbonate de soude. On a pu se convaincre, en lisant les faits que nous avons cités, qu'un grand nombre de goutteux sont loin d'avoir été dociles à cette recommandation.

» Tout ce qui précède a dû vous faire comprendre, messieurs, que, dans l'impossibilité de réunir dans un hôpital la classe d'hommes le plus ordinairement atteints de la goutte et d'expérimenter sur eux les eaux de Vichy, nous avons été forcés de nous borner au rôle d'historiens, c'est-à-dire à vous exposer les faits cliniques communiqués par M. Petit, à les vérifier et à constater les résultats consécutifs du traitement alcalin. Laissant à une égale distance les préventions de l'enthousiasme et celles de l'incrédulité, nous avons *compté*, *pesé* ces faits avec l'attention qu'ils méritent, et n'ayant épousé aucun parti, nous ne craignons pas de déclarer hautement que l'impartialité et l'amour du vrai ont toujours dicté nos jugements. La gravité de la question que vous nous avez chargés d'éclaircir nous fera sans doute pardonner l'étendue de ce rapport, dont la majeure partie est composée d'observations particulières que nous ne pouvions abréger plus que nous ne l'avons fait, sans les mutiler et leur faire perdre tout intérêt. Quant aux conclusions qui nous restent à formuler, elles auraient eu sans doute plus de valeur auprès de vous, si elles avaient été déduites de faits contradictoires qui auraient eu l'avantage de rendre la vérité plus manifeste, parce que, comme l'on sait, du choc des opinions jaillit la lumière; mais il nous a été impossible de vous satisfaire à cet égard, parce que M. le médecin titulaire de Vichy n'a pas transmis à l'Académie les observations pratiques qui le portent à considérer les eaux de Vichy comme nuisibles dans le traitement de la goutte articulaire.

CONCLUSIONS.

» Vos commissaires n'ignorent pas, messieurs, avec quelle réserve il convient de se prononcer sur tout remède nouveau, principalement quand il s'applique à une maladie contre laquelle ont échoué déjà un si grand nombre de médicaments; néanmoins, de tout ce qui précède, et en considérant surtout que des *quatre-vingts* observations soigneusement contrôlées que contient ce rapport, *soixante-dix* témoignent des résultats plus ou moins favorables évidemment dus au traitement alcalin, ils se croient en droit de conclure, et ils proposent en conséquence à l'Académie de répondre au ministre :

» 1° Que les eaux minérales de Vichy prises à sa source, soit en boisson, à dose convenable, soit sous forme de bains, sont sans inconvénient dans le traitement de la *goutte articulaire;* que, loin de nuire, elles atténuent presque constamment cette affection en rendant les accès moins fréquents, moins longs et moins douloureux, et peuvent même prévenir leur retour si, après la saison des eaux, les malades restent sobres et font un usage presque habituel de boissons alcalines.

» 2° Que ces eaux, toutefois, ne réussissent pas aussi complétement ni avec la même promptitude chez tous les goutteux; qu'il est même des cas, objet de recherches ultérieures, plus ou moins rebelles à leur action salutaire.

» 3° Qu'il résulte des observations recueillies jusqu'à présent et de l'enquête faite avec soin par la commission de l'Académie, que les eaux de Vichy ne produisent aucun accident grave, lorsque les malades n'en abusent pas et qu'elles sont administrées avec prudence, la disparition de la *goutte articulaire* étant sans danger quand elle survient sous l'influence du traitement alcalin, et la plupart des goutteux éprouvant même une amélioration sensible dans l'état général de leur santé.

» 4° Enfin que, sur la question de savoir si, comme semblent du reste l'indiquer l'analogie et le raisonnement, les eaux de Vichy présentent dans d'autres espèces de goutte le même avantage que dans la goutte dite *articulaire*, l'Académie, faute d'un nombre suffisant de faits, doit s'abstenir de prononcer.

» Ces conclusions ayant été discutées, l'Académie, sur la proposition d'un de ses membres, M. Bouillaud, les a modifiées ainsi qu'il suit :

» Les faits, quelque importants qu'ils nous paraissent, ne suffisent pas pour décider une question si difficile et si compliquée; mais, tels qu'ils sont, ils permettent du moins d'établir que les eaux de Vichy ont été jusqu'ici plutôt utiles que nuisibles (1).

Ont signé : MM. GUENEAU DE MUSSY, DE LENS et PATISSIER, *rapporteur*.

(1) Pour ne rien omettre de ce qui a trait à l'importante question qui nous occupe, je crois devoir reproduire la note dont j'ai fait suivre, après l'avoir communiquée au rapporteur et avoir obtenu son approbation, cette modification apportée par l'Académie aux conclusions du rapport de la commission, lorsqu'en 1840 j'ai publié ce rapport. Je l'ai crue nécessaire pour que l'on pût apprécier cette

» *Nota*. Les commissaires ont déposé au secrétariat de l'Académie les notes et observations de M. Petit, les lettres des correspondants et celles des goutteux, numérotées conformément aux observations particulières insérées dans ce rapport. »

Depuis ce rapport fait à l'Académie, j'ai publié,

modification si complétement en désaccord avec les faits. Voici cette note :

Je ferai remarquer que ces conclusions ont été discutées par l'Académie, sans avoir entendu la lecture d'aucun des faits sur lesquels la commission avait basé son opinion, s'en étant rapportée, à cet égard, à cette commission qui les avait examinés en son nom, et qui avait dû en apprécier la valeur. Aussi cette discussion, sans doute à cause de cette ignorance de faits, n'a-t-elle mis en relief que des considérations personnelles et pas une objection sérieuse. Elle a seulement démontré que la plupart des membres qui ont pris la parole n'avaient aucune idée exacte du traitement de la goutte par les boissons alcalines, tel, du moins, que je l'ai toujours compris, et que je crois qu'il doit l'être, pour en obtenir des effets durables, ni de ce que j'entends par son efficacité. Cependant, c'est à la suite d'une semblable discussion, dans une pareille ignorance des faits, que l'Académie, fatiguée, pressée d'en finir, et la salle étant à moitié dégarnie, a adopté l'amendement improvisé, la nouvelle forme de conclusion qui termine le rapport, et qui n'est nullement, ainsi que cela devait être, une déduction des faits qu'il contient. La promptitude avec laquelle cet amendement a été proposé et adopté, et la levée immédiate de la séance n'ayant pas permis à la commission d'en bien saisir la rédaction et de la combattre, elle avait pensé qu'il lui serait au moins permis de rédiger cet amendement de manière qu'il fît un peu moins disparate avec les faits; mais l'Académie, dans la séance suivante, s'est trouvée liée par son règlement, et n'a pas cru pouvoir revenir sur son vote. C'est pour cette raison que j'ai cru devoir publier le rapport en son entier, afin que chacun puisse apprécier les faits qui lui ont servi de base, et qui, ainsi que le dit le rapport, n'ont pas été rédigés par moi, mais bien par la commission elle-même, et non pas seulement d'après les notes que je lui avais fournies sur chaque malade, mais aussi et surtout d'après les renseignements fournis par les malades eux-mêmes ou par les médecins correspondants de l'Académie, qui les avaient interrogés, sur l'invitation qu'ils en avaient reçue de M. le secrétaire perpétuel.

en 1842 (1), le résumé de quatre-vingt-neuf autres observations. Dans ce nombre, on trouve 60 cas de goutte héréditaire développée à trente-trois ans, âge moyen, et 29 cas de goutte acquise, développée à trente-sept ans, âge moyen. Sur ces 89 goutteux, 47 étaient en même temps graveleux, ou au moins avaient souvent un sédiment rouge dans leur urine (2). Ces goutteux sont ainsi répartis, suivant le classement par séries adopté par M. Patissier : dans la première série, composée de 25 malades, on trouve que, dans 17 cas, la goutte était héréditaire et s'était montrée pour la première fois à trente-sept ans, âge moyen, et que, dans les 8 autres cas, elle était acquise, et s'était montrée pour la première fois à quarante-deux ans, âge moyen. Parmi les 17 malades affectés de goutte héréditaire, douze étaient en même temps graveleux, ou au moins leur urine déposait souvent un sédiment rouge. Dans les 8 cas où la goutte était acquise, il y avait 5 graveleux.

Ces 25 malades étaient en général goutteux depuis longtemps, quelques uns depuis vingt-cinq ans, d'autres même depuis trente ans. Le terme moyen de l'existence de cette maladie, chez eux, était quatorze ans. Quelques uns n'avaient qu'une seule attaque de goutte par an ; la plupart en avaient deux, quelquefois davantage, et souvent de plusieurs mois

(1) *Nouveaux résultats de l'emploi des eaux de Vichy.*

(2) On voit que je trouve ici 47 graveleux sur 80 goutteux, tandis que, dans le rapport à l'Académie, M. Patissier n'en a trouvé que 20 sur 80. Cette différence vient de ce que M. Patissier n'a tenu compte que de ceux qui étaient véritablement graveleux, tandis que j'ai compris dans cette catégorie, non seulement les véritables graveleux, mais aussi ceux chez lesquels l'urine offrait souvent un sédiment rouge.

de durée. Chez plusieurs, la marche était extrêmement pénible, et, chez quelques uns, elle ne pouvait avoir lieu qu'avec des béquilles.

Dans la deuxième série, composée de 59 malades, chez 39, la goutte était héréditaire et s'était montrée pour la première fois à trente-trois ans, âge moyen; chez les 20 qui l'avaient acquise, elle s'était développée à trente-huit ans, âge moyen. Parmi les 39 malades affectés de goutte héréditaire, 20 avaient fréquemment dans leur urine de la gravelle, du sable fin ou un sédiment rouge; un d'eux a même un calcul dans la vessie. Dans les 20 cas de goutte acquise, on trouve 9 graveleux, ou ayant souvent un sédiment rouge dans leur urine.

Tous les malades que j'ai rangés dans cette série ont obtenu un soulagement plus ou moins marqué; quelques uns même ont éprouvé de si légers accès, comparativement à ceux qu'ils avaient avant de prendre les eaux de Vichy, que, pour moi, le succès, chez eux, est presque aussi remarquable que chez les malades qui composent la première série. Tous avouent qu'ils sont incomparablement mieux qu'avant qu'ils eussent fait usage des eaux de Vichy, et si quelques uns ont encore éprouvé des accès assez douloureux, ils reconnaissent eux-mêmes, pour la plupart, ou qu'ils ont négligé le traitement que je leur avais recommandé, ou que ces accès sont la suite de quelque imprudence.

Dans la troisième série, composée seulement de 5 malades, chez 4, la goutte était héréditaire, et elle s'était montrée pour la première fois, chez trois, à trente ans, et, chez le quatrième, à soixante-quatre ans seulement; mais il faut dire que ce dernier était graveleux depuis vingt-neuf ans. Parmi ces 5 malades, le dernier était le seul graveleux; pourtant quelques uns des autres avaient quelquefois remarqué un peu de sédiment rouge dans leur urine. Celui chez lequel la goutte n'était pas héréditaire avait eu sa première attaque à trente-trois ans.

Les cinq malades qui composent cette série ne se félicitaient pas des résultats obtenus, et en effet ils ont été beaucoup moins heureux que les autres; cependant je dois dire qu'ils ne se sont plaints d'aucun accident, mais seulement de n'avoir pas éprouvé d'amélioration sensible, et il est plus que probable qu'au moins quelques uns d'entre eux eussent obtenu un meilleur résultat, s'ils eussent mieux suivi leur traitement et observé un meilleur régime; j'ajouterai même que celui de ces cinq malades qui était graveleux, et qui, pour combattre cette dernière affection, avait continué la médication alcaline, m'a dit, trois ans après, à Vichy, que depuis la publication du mémoire où je l'ai cité comme n'ayant pas éprouvé, sous le rapport de la goutte, de bons effets de cette médication, il n'en avait plus eu aucun accès.

Ce n'était pas là, à beaucoup près, le chiffre de tous les goutteux qui étaient venus à Vichy depuis le rapport à la l'Académie; mais, comme je l'avais dit à la commission d'enquête, en lui remettant mes quatre-vingts premières observations, dans ma conviction que la goutte est une affection contre laquelle on doit lutter avec persévérance, toujours peut-être, si l'on veut obtenir un succès durable, je ne pouvais considérer et je ne considère jamais comme ayant fait un traitement, les malades que je n'ai pu observer que pendant une seule saison, ou qui, après avoir passé quinze jours ou un mois à Vichy, non seulement n'y sont plus revenus, mais n'ont plus fait aucun traitement chez eux, ni observé aucun régime. Je ne puis comprendre au nombre des goutteux ayant fait un traitement que ceux qui sont venus au moins deux saisons à Vichy, ou qui, y étant venus seulement une saison, ont continué chez eux, depuis cette époque, le traitement indiqué ; et encore, parmi ceux qui m'ont fourni les résultats que j'ai déjà fait connaître, et ceux dont j'ai recueilli depuis les observations, en est-il un grand nombre qui n'ont observé ce traitement qu'avec beaucoup de négligence et qui, par cette raison, comme je l'ai déjà dit, et comme je ne puis trop le répéter, n'en ont pas obtenu toute l'amélioration qu'ils pouvaient en espérer, s'ils l'avaient suivi plus rigoureusement.

Depuis 1842, je n'ai pas cessé de recueillir des faits, de sorte que j'en ai maintenant réuni un si grand nombre que je pourrais aujourd'hui publier des volumes d'observations relatives aux goutteux qui, depuis 1833, ont suivi plus ou moins régulièrement et avec plus ou moins de constance la médication alcaline ; mais, après toutes celles que j'ai déjà publiées, celles surtout, au nombre de quatre-vingts, que j'ai remises à la commission d'enquête, et qui, rigoureusement contrôlées et appréciées par elle, ne peuvent laisser aucun doute sur les bons résultats que l'on peut obtenir de la médication employée, outre que ce serait m'écarter du but que je me propose en publiant ce travail, qui est de donner seulement un résumé de ce que l'expérience m'a appris, je n'en vois nullement l'utilité. Ce ne serait là qu'une répétition fastidieuse des caractères que présente la goutte, et des résultats de la médication, qui varient d'ailleurs et doivent nécessairement varier, suivant les malades, ce qui ne pourrait rien apprendre de nouveau.

Je crois donc pouvoir me borner ici à citer seulement quelques exemples, comme surabondance de preuves, pour mieux faire comprendre encore les résultats obtenus, en ayant soin de les prendre dans les diverses séries de goutteux, établies suivant que ces résultats ont été plus ou moins favorables.

Il ne faut pas cependant attacher trop d'importance aux catégories que nous avons été obligés d'établir, la commission d'enquête et moi, pour mieux faire sentir les effets du traitement, ni trop se presser de conclure que les résultats obtenus chez tel ou tel goutteux, doivent rester toujours ce qu'ils étaient au moment où ils ont été constatés. Mille circonstances, mille accidents peuvent faire varier ces résultats, et l'on doit surtout comprendre qu'ils resteront plus ou moins favorables, suivant que les malades continueront plus ou moins rigoureusement et avec plus ou moins de constance le régime et le traitement indiqués. Ainsi je crois que les goutteux ne doivent jamais se considérer comme étant radicalement guéris, qu'ils doivent toujours craindre, ceux mêmes qui ne souffrent plus depuis plusieurs années, de voir les attaques reparaître, s'ils négligent de lutter contre la diathèse goutteuse; car rien, jusqu'à présent, ne prouve d'une manière certaine que l'on puisse arriver à une guérison assez complète pour n'avoir plus à redouter jamais le retour de cette affection. Quant à ceux qui éprouvent encore de temps en temps des accès de goutte, il y a toute raison de croire qu'en persévérant à suivre le traitement, qu'en l'observant peut-être un peu plus rigoureusement, ils éloigneront davantage ces accès, en les rendant moins intenses, s'ils ne parviennent pas à s'en débarrasser entièrement. Ce qui le prouve, c'est qu'il en est, comme j'en ai cité un exemple tout à l'heure, qui ont été ou qui auraient pu être rangés dans la catégorie de ceux qui n'avaient éprouvé aucun bien du traitement, et, qui, quelques années après, se félicitaient d'avoir persévéré à le suivre.

L'observation suivante est celle du malade que j'ai déjà eu l'occasion de citer, p. 367, 368 et 370, et que j'avais déjà donnée dans le mémoire que j'ai publié en 1837, c'est-à-dire deux ans avant qu'il fût question de l'enquête et du rapport à l'Académie. Je la donne ici telle qu'elle a été rédigée par la commission et publiée avec le rapport — obs. 3e —, d'après cette première relation de moi, et les renseignements donnés par le malade lui-même à cette commission.

» — Goutte *acquise* depuis cinq ans. — Plusieurs attaques dans l'année. — Marche difficile. — Concrétions tophacées. — Catarrhe vésical, engorgement d'un testicule. — Trois cures à Vichy. — Abus des eaux, crampes de l'estomac. — Plus d'accès de goutte depuis quatre ans, disparition des tumeurs tophacées et de l'engorgement du testicule. — Usage de boissons alcalines.

» M. P..., âgé de cinquante ans, géomètre en chef

du cadastre à Nevers, vint à Vichy le 12 juillet 1835. Il n'était goutteux que depuis 1830, et cependant il marchait déjà avec une grande difficulté, et se voyait bientôt dans l'obligation de renoncer à ses fonctions. Déjà aussi, par suite de ses attaques, les doigts d'une de ses mains s'étaient déviés et étaient fortement inclinés sur le bord interne. Il n'eut d'abord qu'une attaque par an, et ensuite plusieurs dans une année. La dernière qu'il venait d'avoir, avait été très forte et l'avait obligé à garder le lit pendant cinq semaines. Cette attaque le prit dans un voyage qu'il fit à Paris, où il reçut les soins de notre collègue, M. Hervez de Chégoin; elle parcourut toutes les articulations. En général, ce malade souffrait peu pendant ses attaques, à moins qu'il ne cherchât à se servir des membres malades; mais dans les intervalles, il marchait toujours avec beaucoup de douleurs et de difficulté, parce que ses pieds et ses jambes étaient œdématiés; il pouvait encore monter un escalier, mais il ne descendait qu'avec beaucoup de peine et toujours à reculons. Il lui était resté depuis plusieurs années, à la suite d'une attaque de goutte, deux tumeurs tophacées, dont une, du volume d'une noix, était située sur le dos de la main, et l'autre très dure et grosse comme un œuf de poule, occupait la partie supérieure de la malléole externe du pied droit. Il n'avait jamais eu de coliques néphrétiques, mais son urine charriait souvent beaucoup de sable d'acide urique. Il prit d'abord quatre à cinq verres d'eau thermale, puis sept à huit et un bain par jour. L'amélioration fut graduelle et prompte; vers la fin de juillet, il commençait à marcher facilement; il avait seulement encore un peu de roideur dans les articulations des pieds. Les tumeurs tophacées diminuèrent aussi avec tant de rapidité, que, le 2 août, il n'en restait plus de traces; le 5 août, ce malade se trouvait très bien et partit. Au mois de septembre, il marchait très librement et n'avait pas eu la moindre douleur de goutte. M. P... retourna à Vichy le 17 juin 1836; il se plaignait alors d'une affection catarrhale de la vessie, rendait en urinant des mucosités très épaisses, et ressentait des douleurs vers le col de la vessie, lesquelles furent suivies d'un gonflement considérable du testicule gauche. Le 27 juin, il se manifesta de la fièvre et du gonflement avec douleur au genou droit. Le malade n'en continua pas moins son traitement, et M. Petit l'engagea même à boire au moins *trois litres d'eau minérale* dans la journée. La nuit suivante fut très agitée; le genou gauche devint lui-même un peu gonflé et douloureux; il survint aussi quelques douleurs aux reins et au côté gauche du col. Cependant le malade rendait beaucoup moins de mucosités en urinant. Le 30, M. Petit fit appliquer sur les genoux des cataplasmes préparés avec de l'eau de la fontaine de la Grande-Grille et de la farine de lin, et dès le soir, il n'y avait presque plus de douleur dans les articulations malades. Enfin le 3 juillet, les genoux sont revenus à leur état naturel, et il n'y reste plus qu'un peu de faiblesse; l'urine est claire, l'expulsion en est facile, nullement douloureuse, et il n'y a plus aucun symptôme de l'affection catarrhale; le malade s'aperçoit aussi que son testicule est revenu à son état normal; il quitte Vichy le 20 juillet. Au mois de décembre suivant, il ne souffrait ni de la goutte ni de la vessie, et pouvait marcher, du matin au soir, sans être trop fatigué. Le 16 mars 1837, il écrivait à M. Petit qu'il se portait à merveille, qu'il marchait, comme autrefois, sans se servir de canne, et qu'il urinait, comme par le passé, sans douleur aucune. « Ce qui a disparu encore avec mes autres maux, ajoutait-il, et à ma grande satisfaction, ce sont des vertiges que j'éprouvais depuis quelque temps et qui commençaient à m'inquiéter. » Il est retourné à Vichy en 1839, au mois de juillet, à son retour d'une inspection du côté de Bordeaux.

» M. P... est venu nous voir dans le mois de janvier dernier; il n'a pas éprouvé d'attaque de goutte depuis quatre ans; sa santé est si satisfaisante qu'il nous a dit que, dans l'inspection qu'il a faite l'an dernier, il avait presque toujours marché, du matin au soir, et le plus souvent à travers champs. Nous nous sommes assurés que les tophus de la main et de la malléole externe ont complétement disparu, et que le testicule gauche a le même volume que celui du côté droit. Quoique, par sa constitution, M. P... soit prédisposé aux congestions cérébrales, il n'en a cependant pas éprouvé la moindre atteinte; le seul dérangement qu'il remarque dans sa santé, ce sont des crampes d'estomac qui le tourmentent de temps en temps et qui cèdent à la diète; il les attribue à une imprudence qu'il a commise au mois de juin 1836, en buvant dans une journée, pendant l'ardeur de la fièvre, *quatre-vingt-quatre* verres d'eau minérale qu'il ingérait, dit-il, comme de la limonade. Du reste, M. P... est très sobre et fait un usage fréquent de boissons alcalines. »

Cette observation est intéressante sous plus d'un rapport. Le malade, comme on voit, a fait usage d'eau de Vichy à des doses extraordinaires; car si l'on s'est trompé, comme je le crois, en comptant la quantité de verres qu'il en a bu en vingt-quatre heures, il est au moins certain qu'il en a bu une dose très exagérée, et cependant, comme le fait remarquer M. le rapporteur, bien que, par sa constitution, il soit disposé aux congestions cérébrales, il n'en a pas éprouvé la moindre atteinte : loin de là, car il dit lui-même que, par suite de cette médication, il a vu disparaître, à sa grande satisfaction, des vertiges qu'il éprouvait depuis quelque temps et qui commençaient à l'inquiéter. Je ferai aussi remarquer que ce malade, qui est venu à Vichy, en 1836, avec un catarrhe de vessie, des douleurs vives vers le col de cet organe, et un gonflement considérable du testicule gauche, s'en est guéri très rapidement sous l'influence de cette médication. On voit enfin que, chez lui, deux tumeurs tophacées, l'une du volume d'une noix, située sur le dos de la main, et l'autre très dure et grosse comme un œuf de poule, occupant la partie supérieure de la malléole externe du pied droit, qui lui étaient restées depuis plusieurs années à la suite d'une attaque de goutte, qui sont si difficiles à résoudre ordinairement, et qui résistent même le plus souvent au traitement, ont complétement disparu.

J'ai eu l'occasion de revoir ce malade tout récemment, et il m'a assuré qu'il continuait à aller parfaitement, qu'il n'avait pas eu une seule attaque de goutte depuis, et qu'il se trouvait même si bien que, depuis longtemps, il a cru pouvoir renoncer à l'usage des boissons alcalines et se borner, pour tout traitement, à observer la sobriété.

Voilà donc maintenant treize ans que ce malade va parfaitement, qu'il n'a plus d'attaques de goutte et qu'il marche librement. Il se croit entièrement guéri : mais, je l'avoue, je ne suis pas encore convaincu de la possibilité de guérir entièrement cette affection, et, bien qu'il vive très sobrement, je crains qu'en cessant aussi longtemps l'usage des boissons alcalines, il ne s'expose à en voir reparaître quelques accès.

L'observation qui suit est également extraite du rapport fait à l'Académie, et rédigée par la commission elle-même. Je l'ai choisie de préférence à d'autres à cause de la complication qui existait, chez le malade, de tous les symptômes rationnels de la pierre.

— « Goutte *acquise* depuis huit ans. — Gravelle et probabilité de calcul vésical. — Un ou deux accès de goutte chaque année. — Deux cures à Vichy. — Absence d'accès de goutte depuis trois ans. — Diminution des symptômes rationnels de la pierre. — Usage de boissons alcalines.

» M. A..., âgé de quarante-huit ans, demeurant à Saint-Pourçain (Allier), vint à Vichy le 13 août 1837. A quarante ans, il ressentit le premier accès de goutte ; cet accès ne fut ni long ni bien douloureux ; il eut ensuite annuellement un ou deux accès toujours plus longs et plus sévères les uns que les autres ; pendant les années 1834 et 1835, les douleurs devinrent intolérables ; son urine déposait beaucoup de sable rouge. En 1836, les douleurs de la goutte et de la pierre devinrent si violentes, que ce malade fut réduit à ne pouvoir aller ni à cheval, ni en voiture, ni même à pied; le moindre voyage lui causait d'atroces souffrances, et rendait son urine sanguinolente. Pendant son séjour à Vichy, il but trente à trente-deux verres d'eau thermale avant et entre ses repas, et prit tous les jours un bain, dans lequel il rendait souvent une assez grande quantité de petits morceaux de pierre qui se réduisaient en sable sous ses doigts. Il éprouva bientôt un soulagement assez marqué pour pouvoir, au bout de vingt jours, vaquer à ses affaires sans souffrir. Rentré chez lui, il but des eaux de Vichy transportées et des boissons alcalines. N'ayant pu se rendre à Vichy en 1838, il y retourna en 1839; l'efficacité des eaux se fit encore mieux sentir qu'en 1837; il expulsa dans le bain avec les urines beaucoup d'éclats de pierre qui se réduisaient en sable.

» Dans une lettre qu'il a écrite à l'Académie — 31 janvier 1840—, M. A... ajoute aux détails précédents ce qui suit: « La goutte a entièrement disparu depuis mon premier voyage à Vichy, et loin d'éprouver quelque dérangement dans ma santé, par suite de la cessation de cette maladie, j'ai vu disparaître des aigreurs auxquelles j'étais très sujet. Je me trouve en état de faire aujourd'hui, sans fatigue ni douleur, trois ou quatre lieues à pied; j'ai même fait douze lieues en un jour dans une mauvaise patache et dans des chemins très raboteux. Je me propose de faire cette année un nouveau voyage à Vichy, non pour la goutte, que je ne ressens plus, mais pour détruire le reste de la pierre qui m'incommode encore; en attendant, je continue les boissons alcalines et le régime, et j'espère bien en finir avec la pierre comme avec la goutte. »

» *Réflexions.* — Ce malade, qui avait la goutte depuis huit ans, est délivré de cette maladie, et en même temps d'aigreurs, depuis sa première cure à Vichy, c'est-à-dire depuis trois ans. Nous remarquerons aussi qu'il a éprouvé une amélioration notable dans les symptômes rationnels de la pierre. »

Comme ce malade l'avait annoncé dans sa lettre à l'Académie, il est revenu à Vichy en 1840, le 24 juin, et, à la fin de son séjour, étant au bain, il a rendu plusieurs débris du calcul dont il avait senti jusque-là la présence dans la vessie, dont il avait tous les symptômes rationnels, mais sans avoir jamais voulu consentir à ce que sa présence fût constatée par la sonde. Il se sentit ensuite tellement soulagé qu'il se crut entièrement débarrassé de son calcul, et, en effet, depuis cette époque, il n'en a plus éprouvé aucun symptôme.

Ce malade est encore revenu à Vichy en 1841 et 1842, et ensuite à de longs intervalles; mais il a toujours continué son traitement chez lui. Il y est revenu l'année dernière — 1849 —, et il m'a appris que depuis que je ne l'avais vu, il avait eu deux petits accès de goutte, les deux seuls d'ailleurs qu'il ait eus depuis douze ans qu'il suit régulièrement la médication alcaline; l'un l'année précédente, et l'autre dans l'hiver qui a suivi, et chacun, m'a-t-il dit, à la suite de repas de noces dans lesquels il avait cru pouvoir s'affranchir du régime qu'il suit ordinairement.

Je cite l'observation suivante — la neuvième du rapport à l'Académie — comme un des exemples qui montrent qu'un accès de goutte survenu pendant l'usage des eaux de Vichy ne prouve nullement que ces eaux ne conviennent pas.

— « Première attaque de goutte *héréditaire* à trente-et-un ans ; un accès par an. — Accès pendant l'usage des eaux. — Santé parfaite depuis cinq ans.

» M. D..., âgé de trente-six ans, d'un tempérament sanguin et d'une constitution robuste, a toujours été sobre et a mené une conduite régulière ; son grand-père était très goutteux. Avant 1835, M. D... avait éprouvé parfois quelques douleurs passagères aux articulations des pieds ; mais au mois d'août de cette même année, il fut pris subitement d'une douleur extrêmement vive au gros orteil du pied droit avec rougeur, chaleur et gonflement de la partie malade. Cet état se prolongea quinze jours. A la même époque de l'année suivante — août 1836 —, M. D... fut également atteint au gros orteil du pied gauche d'une semblable douleur ; mais ce dernier accès fut plus long et plus violent que le précédent ; il dura près d'un mois : ces accès survinrent sans causes appréciables. M. D... se rendit à Vichy le 13 août 1837, et prit les eaux jusqu'au 9 septembre ; pendant le traitement, il fut atteint d'un léger accès qui ne dura que trois jours et ne l'empêcha pas de continuer l'usage des eaux. Il n'eut pas d'autre accès pendant l'année. En 1838, il retourna à Vichy, et cette année se passa sans aucune douleur. L'an dernier — 1839, — il n'a pas été à Vichy, mais il a pris chez lui des boissons alcalines ; il n'a pas eu d'attaque de goutte depuis la première année qu'il est venu à Vichy, c'est-à-dire depuis trois ans. Un de vos correspondants, M. Meilheurat, en transmettant ces détails à l'Aca démie— 14 janvier 1840,—ajoute que depuis la cessation de la goutte, M. D... n'a jamais éprouvé ni congestion vers le cerveau, ni aucun autre accident, et qu'il jouit de la meilleure santé. »

— « Première attaque de goutte *héréditaire* à quarante-huit ans. — Deux à trois attaques par an, dont la durée est chaque fois de deux à trois mois — Trois cures à Vichy. — Cessation de la goutte depuis trois ans.

» M. D..., demeurant à Paillau, commune de Brinay (Nièvre), âgé de soixante-dix ans, et goutteux depuis vingt-deux ans, vint à Vichy le 14 juillet 1837. Son père et son grand-père étaient goutteux; un de ses frères l'était aussi. Il n'a jamais eu la gravelle; il porte à la peau une légère affection dartreuse. Il eut d'abord une seule attaque de goutte par an; bientôt il en eut deux, et enfin toujours trois. Ses attaques duraient ordinairement deux mois et demi à trois mois; la dernière avait duré depuis le 3 décembre 1836 jusqu'au 15 mai 1837, c'est-à-dire plus de cinq mois. La marche était très difficile et douloureuse; on remarquait une nodosité sur l'articulation du gros orteil du pied gauche avec le métatarse. M. D... prit les eaux pendant un mois en bains et en boisson—environ une vingtaine de verres par jour—, et éprouva déjà un peu d'amélioration. Il a suivi chez lui le régime prescrit par M. Petit, et il est retourné à Vichy en 1838, le 27 mai, sans avoir éprouvé la moindre attaque de goutte depuis l'année précédente. Il quitta Vichy le 18 juin, se portant très bien, et marchant surtout beaucoup plus facilement qu'en 1837. M. D... est encore venu à Vichy le 30 juin 1839, et y a pris les eaux jusqu'au

21 juillet ; sa santé était excellente. Dans une lettre qu'il a écrite à l'Académie — 1er février 1840 —, M. D... dit qu'il ressent de temps en temps quelques douleurs sourdes, mais tellement bénignes qu'il s'en aperçoit à peine ; qu'il n'a éprouvé ni congestion au cerveau ni aucun autre accident ; qu'il fait usage de boissons alcalines ; que d'ailleurs il ne s'impose aucune privation pour la nourriture ; que seulement il ne boit pas de vin pur. »

L'observation qui précède est encore du nombre de celles que j'ai communiquées à la commission d'enquête — la onzième. — Je l'ai donnée ici pour montrer que même à un âge avancé, et lors même que la goutte est héréditaire, il est possible d'obtenir, sinon une guérison complète, au moins une très grande amélioration. Mais je l'ai donnée aussi, parce que le malade avait en même temps une affection dartreuse, et pour dire que c'est là une complication assez fréquente de la goutte.

— « Gravelle depuis deux ans. — Goutte *acquise* depuis quatre ans. — Une attaque violente de goutte chaque année. — Deux cures à Vichy. — Pas d'accès de goutte depuis quatre ans. — Continuation de la gravelle par la négligence du régime et des boissons alcalines.

» M. T..., âgé de quarante-six ans, demeurant à Faux-la-Montagne, arrondissement d'Aubusson (Creuse), était goutteux depuis environ quatre ans, et graveleux depuis deux ans, lorsqu'il vint à Vichy le 16 août 1836. Il n'avait qu'une attaque de goutte par an, mais assez sévère, commençant par le gros orteil tantôt du pied droit, tantôt du pied gauche, et qui durait ordinairement trois semaines ; mais depuis deux ans qu'il était graveleux, il avait eu sept à huit coliques néphrétiques, et il rendait habituellement une grande quantité de graviers rouges. Une de ses coliques avait duré pendant cinq jours; d'autres, sans être aussi longues, avaient été d'une violence extrême. Le traitement fut commencé par trois verres d'eau de la source des Célestins en boisson, et un bain par jour; mais bientôt il fut facile d'augmenter la quantité d'eau en boisson jusqu'à quatre litres par jour. Dès le deuxième jour, ce malade ne rendit plus de sable. Il continua l'usage des eaux jusqu'au 4 septembre, sans aucun incident qui mérite d'être noté, et, rentré chez lui, il fit usage, mais seulement de temps en temps, de boissons alcalines. M. T... est revenu à Vichy le 26 août 1837. Il n'avait eu aucune douleur de goutte depuis qu'il avait commencé son traitement, et ce ne fut que neuf mois après avoir quitté Vichy, et encore parce qu'il avait négligé pendant quelque temps l'usage des boissons alcalines, qu'il avait eu une colique néphrétique qui avait duré deux heures, et à la suite de laquelle il avait rendu de petits graviers. Il ne put rester cette fois que onze jours à Vichy. Il a écrit à M. Petit, le 28 mars 1838, qu'il avait encore passé son hiver sans aucune douleur de goutte; qu'il avait seulement rendu de petits graviers, et qu'il est convaincu qu'il ne se serait pas plus ressenti de sa gravelle que de sa goutte, s'il n'avait pas négligé l'usage des boissons alcalines.

» Dans une lettre écrite à l'Académie le 2 mars 1840, M. T... affirme qu'il n'a pas eu d'accès de goutte depuis quatre ans, c'est-à-dire depuis sa première cure à Vichy; mais que la gravelle, qui était chez lui une affection ancienne, s'est reproduite, avec des douleurs moins violentes, il est vrai, qu'avant l'emploi des eaux de Vichy; que ses occupations ne lui permettent pas de retourner à ces eaux; qu'il ne suit aucun régime, et qu'il ne prend pas de boissons alcalines; il ne doute pas que s'il avait fait usage de bi-carbonate de soude, il serait entièrement guéri de la gravelle.

» *Réflexions*. Cette observation démontre combien il est important de faire un usage presque habituel des boissons alcalines après l'emploi des eaux de Vichy, afin de prévenir le retour soit de la goutte, soit de la gravelle. Cette dernière seule s'est reproduite, par négligence du traitement alcalin. »

Il m'a paru utile de reproduire l'observation précédente — la 12e du rapport — pour montrer, comme le fait observer M. le rapporteur lui-même, combien il est important, pour empêcher le retour, non seulement de la goutte, mais aussi de la gravelle, de faire un usage habituel, ou du moins très fréquent, de boissons alcalines.

Le sujet de cette observation est revenu prendre les eaux de Vichy en 1840, 1842 et 1843. Il n'avait presque pas souffert de la goutte, mais, négligeant toujours très fréquemment chez lui l'usage des boissons alcalines, il avait rendu quelquefois du sable rouge, dont il se débarrassait d'ailleurs toujours facilement au moyen du bi-carbonate de soude. Il y est revenu encore en 1847. Il n'avait eu qu'un seul accès de goutte depuis que je ne l'avais vu — 1843 —, et cet accès, qui avait été peu douloureux et n'avait pas duré plus d'une douzaine de jours, s'était développé après un voyage à cheval, qui l'avait beaucoup fatigué. Il n'avait pas eu de coliques néphrétiques, il avait seulement rendu, à de longs intervalles, quelques graviers, lorsqu'il cessait pendant longtemps l'usage du bi carbonate de soude.

— « Goutte *acquise* et gravelle depuis quinze ans. — Trois ou quatre accès sévères de goutte par année. — Régime végétal nuisible. — Trois cures à Vichy. — Expulsion d'un calcul. — Depuis deux ans, deux légers accès de goutte qui n'ont duré chaque fois qu'un jour ou deux.

» M. B..., âgé de quarante-et-un ans, d'un tempérament sanguin, avait depuis quinze ans la goutte et la gravelle, lorsqu'il vint à Vichy, le 5 juin 1836. Depuis quelques années, ses douleurs étaient insupportables, il avait trois ou quatre accès sévères par an; quelques uns l'ont retenu au lit pendant plus de trois mois. Il a fait usage sans succès du sirop de Boubée; le régime végétal auquel il s'est astreint pendant quelque temps lui a été plus nuisible qu'avantageux. M. B... était devenu très maigre et avait perdu toutes ses forces; il ne marchait un peu qu'en s'appuyant sur deux cannes. Ses pieds et son genou gauche étaient presque ankylosés; le genou œdémateux était plus gros que l'autre. La marche était très gênée par deux concrétions très volumineuses, situées derrière les talons, et desquelles il sortait, par de petites ouvertures qui s'étaient faites naturellement, une grande quantité de matière blanchâtre et crayeuse. On observait encore plusieurs concrétions très remarquables autour des doigts, une surtout ayant son siége tout à fait à l'extrémité de l'indicateur de la main droite, dans laquelle on voyait, à travers la peau tendue, rouge et animée, des espèces de petits graviers blanchâtres. M. B... but chaque jour, sans en être incommodé, huit litres d'eau de la fontaine des Célestins, et se baigna; depuis près de huit mois, il éprouvait des douleurs très vives en urinant, et parfois ses urines étaient sanguinolentes. Après cinq jours de l'usage des eaux, il rendit avec beaucoup de difficultés un calcul de la grosseur d'une fève de marais, qui, arrêté dans la fosse naviculaire et pressé d'arrière en avant pour en aider l'expulsion, déchira un peu l'ouverture du canal de l'urètre. Après quinze jours de traitement, la marche était beaucoup plus facile; les articulations étaient devenues plus souples et moins douloureuses; le genou gauche était beaucoup moins œdémateux, et M. B... pouvait se promener sans le secours de ses cannes. Il aurait évidemment marché encore avec plus de facilité, si l'une des concrétions, située derrière le talon et qui était grosse comme un petit œuf de poule, n'eût été enflammée. Après être resté quarante-huit jours à Vichy, il rentra chez lui, où il ne négligea pas le régime ni les boissons alcalines. Pendant l'hiver, il éprouva une attaque de goutte qui lui parut très légère en comparaison de celles qu'il avait eues l'année précédente. Lorsqu'il revint à Vichy, le 29 mai 1837, son état était considérablement amélioré; il marchait avec facilité et sans avoir besoin d'aucun appui. Ses concrétions avaient diminué de volume; il n'avait éprouvé ni accès de goutte ni coliques néphrétiques. Il retourna à Vichy en 1838, mais n'y revint pas en 1839.

» Ce malade a écrit à l'Académie le 6 février 1840: « Les trois années que j'ai passées à Vichy, ont presque radicalement achevé ma guérison. J'ai recouvré l'embonpoint que j'avais perdu; je marche bien actuellement, je ne rends plus de graviers; les fréquents et violents accès de goutte, dont j'étais atteint, ont presque complétement cessé par l'usage que j'ai fait des eaux de Vichy et de boissons alcalines, puisque, depuis 1838, je n'ai éprouvé que deux légers accès de goutte qui n'ont duré qu'un jour ou deux chacun, et qui étaient bien supportables. Je n'ai éprouvé par la cessation de la goutte ni congestion vers le cerveau, ni aucun autre accident. J'ai exactement suivi mon régime : je bois tous les jours deux litres d'eau alcaline. Cependant je me permets quelquefois de boire un verre de vin de Champagne ou de bon Bourgogne, lorsque je suis avec mes amis, et je n'en suis pas incommodé.

» *Réflexions.* On voit par cette observation qu'un malade qui, indépendamment d'un calcul qu'il portait dans la vessie, avait chaque année trois ou quatre attaques sévères de goutte, qui ne pouvait marcher qu'avec deux cannes, a éprouvé par l'usage des eaux et des boissons alcalines une amélioration telle qu'il marche actuellement avec facilité et sans douleur, et que depuis deux ans il n'a ressenti que deux légères atteintes de goutte qui ont duré à peine deux jours. »

J'ajouterai à ces réflexions dont M. le rapporteur a fait suivre cette observation—la 22e du rapport à l'Académie—, que le malade qui en est le sujet, M. B..., est revenu prendre les eaux de Vichy en 1840, 1841, 1843, 1846 et 1849. Il m'a fait voir, en 1840, qu'une énorme concrétion qu'il avait au pied gauche s'était enflammée et ouverte, qu'il en était sorti une grande quantité de matière tophacée et qu'il en sortait encore. Cette inflammation lui avait donné un peu de fièvre pendant quelques jours, et une petite douleur au genou, qui lui avait fait craindre qu'il ne se développât une forte attaque de goutte, mais cette petite douleur se dissipa au bout de deux jours. En 1841, j'appris avec satisfaction qu'il n'avait pas souffert un seul instant depuis l'année précédente, et je m'assurai que les concrétions de ses pieds, et surtout celle du pied gauche, avaient beaucoup diminué de volume, et qu'elles étaient très peu douloureuses, bien qu'il en sortît encore de temps en temps un peu de matière tophacée. Il marchait bien et sa santé générale était excellente. En 1843, il me dit qu'il avait eu une attaque de goutte depuis que je ne l'avais vu, mais qu'elle avait été la suite d'une imprudence : ayant fait pêcher un étang, il s'était mis dans l'eau pour prendre le poisson. D'ailleurs cette attaque avait été peu douloureuse et de courte durée, et depuis il marchait facilement et pouvait faire, m'assura-t-il, cinq lieues à pied par jour. En 1846, il me dit que, depuis l'attaque dont je viens de parler, il n'avait eu que quelques très légers accès, très peu douloureux, et dont le plus long n'avait pas duré huit jours. Il allait du reste très bien et marchait parfaitement. Enfin au mois de juin 1849, la dernière fois qu'il est revenu à Vichy, j'ai appris que, depuis que je ne l'avais vu, c'est-à-dire depuis 1846, il n'avait eu qu'un seul petit accès de goutte, qui avait à peine duré huit jours, et encore, a-t-il ajouté, croyait-il s'être donné cet accès, parce qu'il s'était mouillé les pieds en allant visiter des prés humides. Sa santé était excellente, et il me faisait remarquer que ses pieds qui autrefois étaient très roides, presque ankilosés, ainsi que son genou gauche, avaient recouvré beaucoup de souplesse, et qu'il pouvait faire et faisait quelquefois cinq à six lieues à pied; mais aussi ce malade était tellement goutteux et ses articulations déjà si altérées et couvertes de tophus si volumineux, qu'il a senti la nécessité, pour éviter de devenir tout à fait cul-de-jatte, de suivre exactement son traitement, et que, depuis longtemps, il est sobre, ne boit ni vin ni liqueurs, et fait un usage presque constant d'eau de Vichy ou de bi-carbonate de soude. Je dois ajouter que néanmoins il conserve encore beaucoup de concrétions, plus ou moins volumineuses, sur les mains, et quelques unes sur les pieds, qui quelquefois s'enflamment un peu, mais sans le faire jamais beaucoup souffrir.

J'ai pris les faits qui précèdent parmi ceux que j'ai communiqués, en 1840, à la commission d'enquête, et parce qu'ils m'ont paru donner une idée aussi exacte que possible des résultats que l'on peut obtenir de la médication alcaline, et surtout parce que, ayant été contrôlés par cette commission, ils ont acquis par là un caractère particulier d'authenticité. Mais je crois devoir ajouter quelques unes des observations, en très grand nombre, que j'ai recueillies depuis, et qu'il me serait impossible de donner toutes ici; je les ai seulement choisies, comme les précédentes, parmi les différentes séries de celles, favorables ou non, qui m'ont paru pouvoir le mieux exprimer ce que l'on obtient ordinairement du traitement en question.

— M. M.-B..., de Saint-Pourçain (Allier), était âgé de soixante-cinq ans, et goutteux depuis vingt-cinq, lorsqu'il vint à Vichy pour la première fois, le 8 juillet 1844. Il était en même temps graveleux, et il paraît même, d'après les symptômes qu'il éprouva alors, qu'il a eu une première colique néphrétique dès 1814; mais il en a eu fréquemment depuis, et d'extrêmement violentes, avec expulsion de graviers d'acide urique, une, entre autres, en 1826, qui dura seize jours. Il n'a eu dans sa famille que deux oncles maternels qui aient eu la goutte, et encore n'en ont-ils eu que quelques accès peu sérieux, et à des intervalles assez éloignés.

M. M.-B... aurait désiré, depuis longtemps, essayer l'action des eaux de Vichy; mais son médecin, qui partageait les préventions que l'on a cherché à propager contre l'emploi de ces eaux contre la goutte, l'en détournait toujours, et l'a envoyé six ans de suite à d'autres eaux. « Plus j'y suis allé, m'écrit le malade, en me donnant quelques détails qui me manquaient et que je lui ai demandés, et plus j'ai perdu mes forces et mes jambes, si bien qu'à la fin j'ai été forcé de prendre des béquilles. Peu de jours après mon retour de ces eaux, des attaques me prenaient et me duraient fort longtemps; j'en avais ainsi trois fois dans l'année. Il me restait tout au plus trois mois de tranquillité, et encore ce n'était pas sans éprouver quelques souffrances. »

Lorsqu'il se décida à venir à Vichy, en 1844, après avoir déclaré à son médecin qu'*il voulait absolument* y aller, les attaques de goutte répétées qu'il avait eues et qui avaient parcouru toutes les articulations, avaient laissé dans la plupart des altérations plus ou moins graves. L'extension des genoux, du droit particulièrement, était incomplète et très bornée; mais les pieds surtout étaient entièrement ankylosés ; il n'y avait plus aucun mouvement dans les articulations tibio-tarsiennes, et le tendon d'Achille de la jambe droite était tellement rétracté que lorsqu'on mettait le malade debout, le talon restait à une grande élévation au-dessus du sol ; de sorte qu'il ne pouvait s'appuyer que sur la pointe du pied. D'ailleurs, dans cette position, soutenu par ses béquilles, sans lesquelles il n'aurait pas pu rester debout, et avec la sensibilité qui subsistait toujours dans les articulations des pieds, et l'impossibilité d'étendre complétement les genoux, il pouvait à peine faire quelques pas, en traînant ses pieds plutôt qu'en marchant, et il se trouvait, par conséquent, à peu près réduit à l'état de cul-de-jatte.

Après avois fait l'examen des articulations de ce malade, j'avoue que je conçus peu d'espoir de pouvoir lui rendre la faculté de marcher. Je lui fis cependant commencer le traitement, et déjà, après un mois de séjour à Vichy, il y avait un peu d'amélioration ; les genoux s'étendaient un peu plus, et on remarquait même un peu de mobilité dans les articulations des pieds.

Ce malade est revenu depuis tous les ans à Vichy.

Lorsque je le revis, en 1845, je fus très surpris et en même temps très heureux d'apprendre, non seulement qu'il n'avait pas souffert un seul instant depuis que je ne l'avais vu, mais surtout de voir qu'il pouvait marcher facilement, en s'aidant toutefois de ses béquilles. En 1845, il marchait mieux encore ; il pouvait même marcher sans ses béquilles, dont il ne se servait que pour les courses un peu longues, et pour ne pas trop se fatiguer. En 1848, au mois de février, il a eu un léger accès de goutte aux mains, mais rien aux pieds. Enfin, en 1849, la dernière fois qu'il est venu à Vichy, bien qu'il se servît toujours de ses béquilles, lorsqu'il devait aller un peu loin, et que ses articulations n'eussent toujours acquis qu'un peu plus de mobilité et de possibilité d'extension, sa santé générale était parfaite, et il marchait très vite et avec une assez grande aisance.

Dans la lettre qu'il m'a écrite — 3 janvier 1850 — il me dit que depuis son premier voyage à Vichy, en suivant le traitement que je lui ai indiqué, il n'a plus eu ni gravelle ni coliques néphrétiques, et que ses malléoles, qui étaient alors très tuméfiées, ont considérablement diminué et sont même à peu près revenues à leur état normal. « Je *roule beaucoup*, ajoute-t-il, par la ville, ce que je ne pouvais pas faire avant d'aller à Vichy; je ne crains pas de heurter mes pieds contre les pavés, et avant, si cela me fût arrivé, je serais tombé de douleur; enfin je vais dans toute ma maison sans béquilles ni bâton : je vais même ainsi quelquefois chez mes voisins, et on me regarde comme une chose curieuse. » L'extension du genou droit a un peu gagné, la rotule est un peu mobile, ce qui n'était pas auparavant, et les articulations des pieds ont un peu de mouvement; le gros orteil du pied droit, qui était roide comme un morceau de bois, a surtout gagné très sensiblement de la mobilité, car on peut maintenant le fléchir un peu, ce que je remarque particulièrement lorsque j'en fais couper l'ongle, tandis que cela était tout à fait impossible auparavant.

Ainsi, comme on voit, ce malade qui, lorsqu'il

est venu à Vichy pour la première fois, en 1844, avait tous les ans trois longues attaques de goutte, qui l'avaient réduit à l'état d'impotence, n'en a plus eu depuis qu'un très léger accès au mois de février 1848, et qui même s'est borné aux mains seulement. Les tuméfactions considérables qu'il avait aux malléoles ont disparu, ses articulations ont gagné un peu de mobilité, et, au lieu d'être cloué les trois quarts de l'année sur son lit de douleur, il peut maintenant marcher tous les jours avec grande facilité, en se servant toutefois de ses béquilles, et même sans béquilles ni bâton toutes les fois qu'il n'a pas à aller très loin.

Un pareil résultat obtenu chez un malade de cet âge, et aussi gravement affecté, ne montre-t-il pas tout ce qu'il serait possible d'obtenir, même dans les cas les plus graves, si les malades voulaient, comme celui-ci l'a fait, suivre exactement et avec persévérance le traitement indiqué ?

— Un parent d'un de nos illustres chimistes du siècle dernier, M. L..., ancien notaire, demeurant à Vernon (Eure), vint à Vichy, pour la première fois, le 16 juillet 1842. Il avait alors cinquante-sept ans ; il était goutteux depuis quatorze ans, et son grand-père paternel l'avait été. Il avait des attaques fréquentes, extrêmement douloureuses et très longues. Il retrouvait cependant ensuite la faculté de marcher, mais, dans les derniers temps, toujours plus ou moins péniblement. Il prit les eaux en bains et en boisson pendant un mois, et, rentré chez lui, il se trouva parfaitement pendant quelque temps. Mais, malgré les recommandations que je lui avais faites, il ne suivit aucun régime et ne fit aucun usage de boissons alcalines ; aussi les attaques de goutte reparurent et ne tardèrent pas à reprendre leur ancienne violence. Lorsque je le revis à Vichy, en 1846, il y avait cinq mois que des accès se succédaient presque sans interruption ; toutes ses articulations, surtout celles des pieds et des genoux, étaient encore tellement gonflées et douloureuses qu'il se trouvait réduit à l'état d'impotence la plus complète, et cette longue suite d'accès avait en même temps laissé un œdème considérable qui ne se bornait pas seulement aux pieds et au pourtour des malléoles, mais s'étendait à toute la jambe. Sa figure était pâle, amaigrie, et tous ses traits profondément altérés.

Je ne crus pas devoir, dans ces conditions, lui faire prendre des bains immédiatement ; je me bornai à lui administrer d'abord l'eau minérale en boisson, et ce ne fut qu'après avoir obtenu déjà une certaine amélioration que je lui fis commencer l'usage des boissons. Le mieux fit des progrès rapides, et, à la fin de son séjour, il commençait à marcher passablement, en même temps que sa santé générale s'était déjà considérablement améliorée. Il revint l'année suivante dès le 28 mai, et j'appris qu'il n'avait pas souffert un seul instant depuis que je ne l'avais vu. Son teint était excellent, sa santé parfaite, et il marchait comme s'il n'eût jamais été goutteux ; mais cette fois, éclairé par la leçon qu'il avait reçue, il avait suivi son traitement très rigoureusement, il avait surtout fait un usage constant de boissons alcalines.

Dans l'hiver de 1847 à 1848, il eut cependant un accès de goutte, mais qui se borna aux deux mains, qui furent successivement envahies; de sorte qu'il put continuer à marcher. Il est revenu à Vichy en 1848 et en 1849, et n'avait point eu d'autres accès de goutte depuis celui dont je viens de parler. Il me disait pendant son séjour à Vichy, l'année dernière, qu'il marchait si bien que maintenant il pouvait chasser, et qu'il en usait comme tout homme de son âge qui n'aurait jamais eu la goutte. Ce malade n'a pas abandonné son régime un seul jour, m'a-t-il dit, depuis son retour à Vichy en 1846; il fait usage de boissons alcalines, soit à jeun, soit à ses repas; il se permet seulement un peu de vin de Bordeaux à la fin de son dîner.

Cette observation est remarquable sous plusieurs rapports. Elle montre que les goutteux, comme on ne peut trop le leur répéter, ne peuvent espérer de combattre la goutte avec succès qu'à la condition de suivre rigoureusement et avec persévérance le traitement indiqué, et que s'ils l'abandonnent pendant un temps un peu long, ils s'exposent à voir les accès de goutte reparaître, et reprendre promptement la fréquence et l'intensité qu'ils avaient auparavant.

On voit aussi, par cette observation, qu'un état œdémateux, même considérable et s'étendant assez loin des limites des articulations qui ont été le siége de la goutte, et lors même que cet état existe avec un très grand affaiblissement, une sorte d'anémie, comme celle que présentait le malade en question, s'il n'est que la conséquence d'accès de goutte répétés ou qui ont duré longtemps, n'est pas, comme on aurait pu le craindre d'après l'opinion de quelques médecins, une contre-indication à l'emploi des eaux de Vichy, et que les boissons alcalines, même prises constamment pendant des années, loin d'avoir des inconvénients, sont au contraire, lorsqu'on n'en use que dans une juste mesure, très favorables à la santé.

J'ai choisi, avec intention, les deux faits suivants parmi les malades soumis depuis peu de temps encore à la médication alcaline, afin de montrer et de mieux faire comprendre avec quelle promptitude il est possible, en suivant rigoureusement cette médication, d'atténuer la goutte et d'en arrêter les progrès, lors même que cette affection se manifeste sous une forme très aiguë, par des attaques violentes, et paraît devoir réduire promptement les malades à l'état d'impotence.

— M. P. B..., de Marseille, âgé de cinquante-huit ans, vint à Vichy, le 4 août 1848 Il était goutteux depuis six ans, et il avait chaque année, outre des coliques néphrétiques, suivies d'expulsion de sable rouge, des attaques de goutte qui duraient au moins un mois, et qui étaient d'une gravité telle, surtout dans les articulations des pieds et des genoux, qu'il était arrivé à ne plus marcher, dans l'intervalle de ses attaques, qu'avec une lenteur extrême, ne pouvant plus allonger assez le pas pour faire dépasser un pied par l'autre.

Dès la première saison qu'il a passée à Vichy, après une quinzaine de jours de traitement, il pouvait allonger le pas davantage, et marcher avec beaucoup moins de gêne, et, après un mois de séjour, il partit, marchant presque sans douleur et avec une facilité remarquable, comparativement à ce qu'il pouvait faire à son arrivée.

Il a continué, chez lui, l'usage des eaux de Vichy, et, dans l'hiver qui a suivi, c'est à peine, m'a-t-il dit, s'il a souffert pendant trois jours, aux pieds seulement, très faiblement, et sans aucun gonflement des parties douloureuses. Enfin, il est revenu à Vichy, le 3 juillet 1849, avec une excellente santé, marchant presque comme avant d'avoir eu la goutte, et faisant l'étonnement de tous ceux qui l'avaient vu marcher si péniblement l'année précédente.

—Un notaire du département Saône-et-Loire, M. B..., âgé de cinquante-un ans, fils d'un père goutteux, et lui-même goutteux depuis quinze ans, vint à Vichy, le 4 août 1848. Il avait une attaque de goutte tous les ans, affectant surtout les pieds et les genoux, et avec une violence extrême et une durée de trois à quatre mois. Il avait souvent remarqué un sédiment rouge dans son urine. Depuis le dernier accès, la marche était restée difficile. Il fit un usage régulier de bains et d'eau en boisson, et il partit très satisfait, marchant plus librement, et bien résolu à continuer son traitement chez lui.

Ce malade est revenu à Vichy, le 17 juillet 1849. Il n'avait pas souffert un seul instant depuis le premier séjour qu'il y avait fait, il marchait librement et sa santé générale était excellente.

En examinant l'activité de la goutte chez ces deux malades, la violence même des attaques, et l'état où étaient déjà les articulations des pieds et des genoux, surtout chez le premier, est-il possible de méconnaître, dans le changement qui s'est opéré depuis la première saison qu'ils ont passée à Vichy, les heureux effets de la médication alcaline? Ces malades ne sont assurément pas guéris, ils peuvent être repris par de nouvelles attaques de goutte ; mais cependant ne peut-on pas présumer, d'après ce qu'ils ont déjà obtenu, qu'en continuant rigoureusement et avec persévérance le traitement qu'ils ont commencé, ils pourront arriver à lutter avec avantage contre cette affection, et à en très peu souffrir, s'ils ne parviennent pas à empêcher toujours le retour des accès, et enfin à éviter de devenir impotents ?

Les deux malades suivants sont du petit nombre de ceux qui n'ont pas éprouvé d'amélioration sensible de la médication alcaline.

—Un de nos officiers de marine du plus grand mérite, M. D..., fortement constitué et ayant déjà un assez grand embonpoint, vint à Vichy le 31 mai 1839. Il avait alors quarante-trois ans. Son grand-père paternel avait été goutteux, et il avait eu lui-même sa première attaque de goutte à vingt-huit ans. Il n'avait jamais remarqué dans son urine ni graviers, ni sédiment rouge. Ses attaques de goutte avaient été fréquentes et longues, et, dans les intervalles, les articulations restaient toujours depuis quelque temps un peu douloureuses, et, par conséquent, la marche était déjà habituellement plus ou moins difficile.

Il fit une cure de six semaines, s'en trouva bien, et continua ensuite assez régulièrement son traitement chez lui. Ce malade est d'ailleurs habituellement d'une grande sobriété.

Il revint à Vichy deux ans après, le 3 juin 1841, se félicitant d'une assez grande amélioration, n'ayant eu, depuis son premier voyage à Vichy, que de légères atteintes de goutte, mais n'ayant cependant jamais entièrement recouvré la liberté de ses articulations, marchant toujours avec une certaine gêne.

Il fut pris, à Vichy même, d'une attaque de goutte qui fut peu douloureuse, mais qui l'empêcha cependant de marcher pendant une quinzaine de jours, et il partit, après cinq semaines de séjour, marchant encore assez péniblement.

Dans l'hiver suivant, il eut une attaque longue et assez douloureuse, après un très long voyage entrepris à la suite de fatigues, les pieds étant déjà un peu douloureux par suite de cette fatigue. Quelque temps après cette attaque, le 11 juin 1842, il revint encore faire une cure d'un mois à Vichy, marchant toujours péniblement, surtout depuis cette dernière attaque. Il éprouva une amélioration assez sensible; mais lorsqu'il revint en 1843, j'appris qu'il avait eu encore une attaque dans l'hiver, mais cependant très peu douloureuse; il y avait seulement un peu de gonflement aux articulations, et plutôt une impuissance de marcher que de la douleur. Enfin, ce malade est revenu encore une fois à Vichy, en 1845, ayant eu plusieurs accès de goutte depuis qu'il avait quitté Vichy en 1843, toujours avec très peu de douleurs, mais conservant constamment, dans les intervalles, une difficulté plus ou moins grande à marcher.

Ce malade a essayé depuis de l'hydrothérapie, et il est resté goutteux.

Il est impossible d'attribuer entièrement le peu de succès du traitement, dans ce cas, à ce que ce traitement n'a pas été bien suivi; car le malade est habituellement sobre, sa vie est régulière, et, sans avoir fait un usage constant de boissons alcalines, il en a bu cependant assez souvent et assez régulièrement pour que l'on pût en espérer un meilleur résultat. Ce n'est donc pas là la seule cause du peu de succès obtenu; mais ce malade est fortement constitué, replet, il a un assez grand embonpoint, et j'ai toujours remarqué que, dans cette disposition constitutionnelle, la goutte était difficile à combattre, offrait une grande résistance à tout traitement. Une autre cause à laquelle je crois pouvoir attribuer la ténacité de la goutte, dans ce cas, la difficulté de l'atténuer et d'en arrêter la marche, c'est que, indépendamment de la disposition constitutionnelle que je viens d'indiquer, l'affection goutteuse, lorsque le malade est venu à Vichy pour la première fois, existait déjà à l'état chronique, état caractérisé par celui des articulations qui ne se débarrassaient plus entièrement dans l'intervalle des attaques, et par la difficulté de marcher qui en était la conséquence, et qui subsistait toujours à un degré plus ou moins prononcé. Dans ce cas, le traitement présente toujours beaucoup moins de chances de succès; cependant je regrette que ce malade n'ait pas continué cette médication, qu'il n'ait pas lutté davantage en la suivant encore plus rigoureusement et avec plus de persévérance; car je crois qu'il y avait possibilité d'arriver à un meilleur résultat, et je doute qu'il obtienne une amélioration sérieuse, durable, par aucun autre moyen.

— M. de B..., du département d'Indre-et-Loire, âgé alors de quarante et un ans, et goutteux déjà depuis neuf ans, vint pour la première fois à Vichy le 10 juillet 1839, et y est revenu ensuite régulièrement en 1840, 1841, 1842 et 1843. Il n'avait pas la gravelle, et n'avait point eu de parents goutteux; cependant il réunissait les caractères ordinaires de la constitution goutteuse. Il avait toujours plusieurs attaques de goutte par an, quelquefois jusqu'à quatre et même cinq, souvent très violentes, et d'un à deux mois de durée.

Au bout de six à sept jours de l'usage des eaux en bains et en boisson, il fut pris d'une attaque qui se borna au pied droit, au genou du même côté et à la main gauche (1), mais qui fut cependant assez longue et assez douloureuse pour l'empêcher de marcher et de prendre des bains pendant près de trois semaines.

Il continua l'usage de l'eau en boisson pendant toute la durée de cette attaque, et, dès qu'il lui fut possible de se mouvoir sans trop souffrir, il reprit les bains qu'il continua jusqu'à la fin d'août.

Bien que ce malade soit habituellement sobre, et qu'il ait suivi assez régulièrement son traitement, il fut pris, au mois de novembre suivant, d'une nouvelle attaque, qui fut assez longue et douloureuse, et au commencement de juin 1840, peu de temps avant de revenir à Vichy, il en eut encore une autre; mais celle-ci fut très légère et ne dura que quelques jours. A son arrivée à Vichy, le 25 juin, il marchait assez facilement, et pendant les cinq semaines qu'il employa à sa cure, il n'éprouva que quelques douleurs passagères. Depuis cette saison passée à Vichy jusqu'à son départ pour y revenir, au mois de juillet 1841, il se porta parfaitement; mais il fut pris, au

(1) Ce malade m'a fait part d'une remarque qu'il avait faite, et que j'ai pu vérifier plusieurs fois depuis, et chez lui et chez quelques autres malades, c'est que tant que les mains et les pieds sont le siége d'une attaque de goutte, les ongles ne croissent pas, et qu'ils ne recommencent à s'allonger que lorsque l'attaque est passée.

moment de partir, d'un accès à la main gauche, qui le força à s'arrêter en route. Cet accès ne s'étendit pas à d'autres articulations, mais il se prolongea, à Vichy, pendant une douzaine de jours. Son traitement se fit régulièrement, il partit après cinq semaines de séjour, et, lorsqu'il revint, en 1842, il m'apprit qu'il n'avait pas eu d'attaque depuis l'année précédente, que seulement il souffrait un peu depuis huit jours, et marchait difficilement, parce qu'il était tombé sur le genou gauche, et qu'ayant continué néanmoins à marcher, il était résulté de cette chute un peu de douleur et de gonflement à ce genou. Cet accident fut probablement la cause déterminante d'un accès qui se développa à Vichy, et l'empêcha de marcher pendant une quinzaine de jours. De 1842 à 1843, il n'eut que quelques accès de peu de durée et peu douloureux, mais, à son arrivée à Vichy, à la fin de juin de cette dernière année, il fut pris d'un nouvel accès qui, sans être très douloureux, le força de garder la chambre pendant près de trois semaines.

Ce malade est allé depuis à d'autres eaux minérales, et sans plus de succès. Chez lui, pas plus que chez le malade précédent, on ne peut attribuer cet insuccès à un mauvais régime, car il est ordinairement sobre, il avait en tout suivi assez régulièrement son traitement, et je ferai observer aussi que, chez lui, la goutte n'est pas une maladie héréditaire. Il faut donc nécessairement attribuer la ténacité de cette affection, chez ce malade, à une disposition constitutionnelle particulière, à une prédominance acide très prononcée, qui détermine peut-être d'autant plus facilement et d'autant plus fréquemment des accès de goutte, qu'il n'a jamais remarqué ni graviers ni sable rouge dans son urine, et que l'on peut, par conséquent, supposer que, chez lui, les acides ne sont pas suffisamment éliminés par la sécrétion urinaire, de même qu'ils ne peuvent l'être par la transpiration cutanée, dans l'impossibilité, où il est depuis longtemps, de faire un exercice suffisant pour favoriser cette dernière sécrétion.

Avec plus de persévérance et plus de rigueur encore dans l'emploi de la médication alcaline, ne serait-on pas parvenu à atténuer davantage, sinon à détruire entièrement, une diathèse goutteuse aussi prononcée? Je ne sais, mais je suis tellement convaincu, par une longue expérience, des bons résultats que l'on peut obtenir, avec de la persévérance, de l'action des alcalis, même contre la diathèse la plus prononcée, que je crois que, dans un cas semblable, surtout lorsque les malades supportent bien les boissons alcalines, ce qu'il y aurait de mieux à faire, serait d'insister.

CHAPITRE VII.

DIABÈTE SUCRÉ OU GLUCOSURIE.

Le diabète sucré est une maladie principalement caractérisée par une sécrétion très abondante d'une urine sucrée, accompagnée d'une augmentation notable de l'appétit, d'une soif inextinguible, de la perte graduelle des forces corporelles et d'un amaigrissement progressif.

Cette maladie est connue depuis la plus haute antiquité; mais Willis est le premier qui ait soupçonné l'altération que l'urine subit, dans ce cas, dans sa composition chimique, c'est-à-dire la présence du sucre dans ce liquide. Pool et Dobson reproduisirent cette opinion en 1775; mais ce fut Cawley qui, en 1778, démontra par ses expériences chimiques l'existence du sucre dans l'urine.

Dupuytren et Thénard publièrent, en 1806, un mémoire sur le diabète sucré (1), dans lequel ils insistèrent fortement sur l'importance du régime animal dans le traitement de cette maladie. Mais c'est surtout aux travaux de MM. Bouchardat, Mialhe et Cl. Bernard, que nous devons de mieux connaître cette affection.

M. Bouchardat a proposé de substituer au nom de *diabète*, qui vient d'un mot grec qui veut dire *passer à travers*, celui de *glucosurie*, qui a l'avantage de désigner le principal caractère de la maladie.

Dans un mémoire qu'il a présenté à l'Académie des sciences, en 1838, il dit que, chez les malades diabétiques, il s'opère une transformation tout à fait comparable à celle que l'on peut produire dans les laboratoires, en mettant de la fécule en contact avec de la diastase dans des circonstances convenables. Il a donc présumé qu'il existait de la diastase dans l'estomac des personnes affectées de glucosurie.

Dans un autre mémoire présenté à cette même Académie, le 15 novembre 1841, le point de départ de la maladie lui paraît être dans *l'interruption subite et complète de la sécrétion acide de la peau*. Par cette

(1) *Bulletin de la Société de médecine.*

suppression, dit-il, cause profonde de perturbation, les muqueuses et les glandes de l'appareil digestif fournissent des liquides dont la composition chimique se trouve modifiée, et la production alcaline se trouve presque complétement remplacée par la production acide. Il ne conclut pas de là cependant que cette sécrétion acide, qui se trouve alors en quantité plus considérable dans l'appareil digestif, réagisse sur la fécule pour la transformer en sucre ; car l'expérience lui a appris que les acides minéraux ou organiques n'auraient aucune influence pour opérer cette transformation à la température où la digestion s'opère ; mais il ajoute que l'observation lui a montré que partout où les acides organiques existent en proportion notable, on rencontre à côté une certaine modification de l'albumine qui agit alors en transformant la fécule en sucre ; que c'est ce qui s'observe dans la maturation de tous les fruits, et que la même coïncidence doit se présenter dans l'économie diabétique.

C'est là qu'en était la théorie, lorsque M. Mialhe a lu à l'Académie des sciences, le 13 mars 1845, un mémoire dans lequel il a démontré que la diastase existe à l'état normal dans la salive, ou plutôt dans le mélange de la salive et de la sécrétion buccale, d'où il résulte que tout individu qui, comme cela s'opère naturellement pendant la matiscation, insalive les aliments amylacés, les transforme en glucose ; et il ajoute que les matières féculentes ne sont même alimentaires qu'à cette condition, puisqu'elles ne sont pas absorbables, et qu'elles ne le deviennent qu'après avoir subi l'action de la diastase.

Mais pourquoi les diabétiques rendent-ils par les

urines le sucre absorbé à la surface des voies digestives, tandis que rien de semblable n'a lieu à l'état sain ?

Dans un mémoire publié par M. Bouchardat (1), ce chimiste cherche à établir que les glucosuriques digèrent autrement la fécule que les personnes en santé ; que leur soif, qui est ordinairement très prononcée, est en raison directe des aliments féculents qu'ils ingèrent, et que la quantité d'eau nécessaire à un glucosurique pour lui permettre de digérer la fécule est précisément égale à celle qu'il faut joindre à la diastase, lorsqu'on veut convertir la fécule en glucose.

Chez les malades affectés de glucosurie, la sécrétion de la diastase diabétique lui paraît intimement liée à celle du suc gastrique ; il est disposé à croire que cette sécrétion n'est que la perversion d'une fonction physiologique, et voici comment il explique la présence du glucose dans l'urine.

« Chez les malades atteints de glucosurie, on retrouve, dit-il, du glucose dans l'urine quand ils ont ingéré des féculents, parce que, sous l'influence de la diastase sécrétée dans leurs estomacs, les aliments féculents ont été convertis, par l'intermédiaire de l'eau qu'une soif ardente les a forcés à ingérer, en une dissolution de glucose ; cette dissolution, immédiatement absorbée par les nombreux rameaux veineux dont les orifices capillaires viennent aboutir à l'estomac, est directement transmise à la rate par les *vasa breviora*, et de là versée dans le torrent de la circulation. » Lorsque, suivant lui,

(1) *Supplément à l'Annuaire de thérapeutique* pour 1846.

cette solution devient très rapide, par suite d'une trop grande sécrétion de diastase dans l'estomac, et qu'elle est promptement absorbée et transportée ainsi sans intermédiaire dans la grande circulation, s'il arrive que la masse du sang contienne une proportion de glucose de beaucoup supérieure à *cinq grammes*, ce principe, ne pouvant être détruit dans le sang, est alors éliminé par les reins. « Pour résumer en quelques mots, ajoute-t-il, la comparaison entre les glucosuriques et les personnes en santé, nous devons dire : Chez les premiers, la dissolution des féculents est rapide ; chez les seconds, elle est lente ; chez les premiers, elle s'effectue dans l'estomac, et le glucose qui en résulte est immédiatement en grande quantité transmis dans le sang ; chez les seconds, elle s'opère principalement dans les intestins, et elle ne parvient dans la grande circulation qu'après avoir traversé le foie et avoir éprouvé un utile ralentissement à l'aide de la petite circulation hépatique. »

Pour M. Mialhe, la transformation de la matière sucrée, qui doit avoir un rôle important dans le grand acte de la nutrition, quoiqu'il soit encore impossible de dire d'une manière précise quel est ce rôle ; pour M. Mialhe, dis-je, cette transformation s'opère, chez l'homme sain, par l'alcalinité naturelle du sang, et si elle n'a pas lieu dans la glucosurie, et si par conséquent l'assimilation n'en est pas possible, c'est parce que, dans ce cas, le sang est neutre ou acide ; alors le sucre devient un corps étranger dans l'économie, et, comme tel, il est rejeté par les glandes rénales. « La dextrine, le glucose, en un mot la nouvelle matière saccharifiée, dit-il, doit, pour éprouver le phénomène de l'assimilation, être transformée, par les alcalis du sang, en de nouveaux produits dont les principaux sont, selon toute probabilité, l'acide kali-saccharique, l'acide formique et l'ulmin. »

MM. Bouchardat et Mialhe ne sont pas d'accord sur une question qui a pourtant, dans ce cas, une grande importance, celle de savoir si, chez les glucosuriques, le sang conserve l'alcalinité qu'il a toujours à l'état normal, ou si alors il devient acide. Suivant M. Mialhe, il perd de son alcalinité, il devient neutre et peut même devenir acide, et de là la non-transformation du glucose, et conséquemment sa non-assimilation et son expulsion par la sécrétion urinaire, comme sans doute aussi par les autres sécrétions. Mais M. Bouchardat dit avoir comparé l'alcalinité du sang des malades affectés de glucosurie et des personnes en santé, et n'avoir trouvé aucune différence; il ajoute seulement que, d'après les expériences de Nicolas et Gueudeville, de MM. Soubeiran et O. Henry et les siennes, le sang des diabétiques fournit plus de sérum, moins de caillot et moins de fibrine que le sang à l'état normal.

Cependant, dans une communication qu'il vient de faire à l'Académie de médecine, M. Bouchardat (1) dit qu'il a découvert que, sous l'influence d'un travail actif au grand air, tel que le labourage, une certaine proportion de féculents peut être utilisée par un glucosurique, ce qui n'arrive pas quand il se livre à des travaux sédentaires peu fatigants.

Cette découverte de M. Bouchardat ne vient-elle

(1) Séance du 26 mars 1850, dans *Bulletin de l'Académie de médecine*, t. XV, p. 538.

pas à l'appui de l'opinion de M. Mialhe, que, dans la glucosurie, le sang a perdu de son alcalinité, et que c'est à cause de cela que le glucose ne peut plus être transformé, et qu'il est éliminé par les reins et par toutes les autres sécrétions. Un travail actif au grand air, tel que le labourage, n'a-t-il pas en effet pour résultat de favoriser la sécrétion de la peau, d'amener de la transpiration, et par conséquent de débarrasser l'économie de son excès d'acidité ?

Ces théories sur la formation du glucose pendant la digestion, sur sa transformation ou sa non-transformation dans son mélange avec le sang, et sur son expulsion par la sécrétion urinaire, s'étaient produites lorsque, l'année dernière, des recherches de M. Cl. Bernard sont venues nous apprendre que le foie, à l'état normal, chez l'homme jouissant de la meilleure santé, mais le foie seul parmi tous nos organes sécréteurs, produisait toujours du sucre ; que sa formation dans cet organe continue lorsqu'on lie la veine porte ; que ce phénomène existe indépendamment de l'usage des féculents comme aliments, puisqu'on en trouve même dans le foie du fœtus ; et à ce sujet, M. Bernard fait remarquer que, dans ce cas, on ne peut pas même soutenir que le sucre vient du sang de la mère, puisqu'on constate que les animaux nourris uniquement de viande ont du sucre dans le foie, et qu'on en trouve encore chez ceux qui ont supporté l'abstinence pendant huit jours.

M. Bernard a découvert ensuite un autre phénomène très singulier.

On sait qu'en introduisant un stylet dans le quatrième ventricule, et qu'en piquant ses parties latérales, on détermine, chez les animaux soumis à cette expérience, un trouble dans la station. M. Bernard a eu l'idée d'examiner ce que produirait une blessure de ce genre relativement à la sécrétion du sucre dans le foie. Après divers essais, il est arrivé à un résultat des plus inattendus : en moins d'une demi-heure, il y a eu et il a pu constater dans le sang et dans l'urine, une quantité considérable de sucre, *sans que,* du reste, *rien ait été changé au régime de l'animal.* Il a remarqué que, pour que le sucre se produise, il faut que le plancher du ventricule soit piqué dans un espace très circonscrit, en dehors duquel le phénomène ne se manifeste plus.

« Ce fait si bizarre, dit M. Fauconneau-Dufresne, en rendant compte de ces recherches (1), devait naturellement pousser à de nouvelles investigations ; il était curieux, par exemple, de rechercher dans quel état se trouverait, à l'autopsie d'un diabétique, le plancher de ce quatrième ventricule. On a pu, en effet, se procurer la moelle allongée d'un individu qui avait succombé à la Charité, après avoir offert du sucre dans son urine et dans son sang, et l'on a remarqué sur les côtés du ventricule deux petites taches noires, à l'endroit même où il faut piquer pour déterminer la formation du sucre. A l'incision, l'altération de couleur semblait se prolonger dans le tissu, qui paraissait un peu ramolli. Ceci, comme on le pense bien, ajoute M. Fauconneau-Dufresne, ne peut être donné que comme un simple aperçu qui a besoin d'être vérifié de nouveau. »

M. Bernard est arrivé à produire le même phé-

(1) *Union médicale*, juin 1849.

nomène d'une autre manière : en piquant au cou les nerfs de la huitième paire, en les galvanisant par un courant doux et continu, la sécrétion du sucre dans le foie est également augmentée en très peu de temps ; mais la durée de cette augmentation de sécrétion n'est pas considérable.

M. Bernard conclut de ces expériences que la sécrétion du sucre dans le foie se fait sous l'influence nerveuse, et pour le prouver, il coupe les deux nerfs de la huitième paire d'un lapin, à la région cervicale, et si l'animal survit quelques heures à l'opération, — et cela est nécessaire pour que le sucre déjà formé dans le foie puisse être entraîné par la circulation —, on peut constater que cet organe, coupé par morceaux, broyé dans un mortier et bouilli, ne donne plus de traces de sucre, quand on examine la décoction par le procédé Bareswill.

J'ai cru devoir exposer succinctement tous les faits et toutes les observations qui se rattachent à la formation du sucre dans l'économie, à son passage, dans certains cas, à travers la circulation générale, sans y subir aucune altération, et à son élimination par la sécrétion urinaire ; mais, malheureusement, il est encore bien difficile d'y entrevoir et de pouvoir y puiser une théorie pleinement satisfaisante de la glucosurie, et, par conséquent, les bases rationnelles du traitement qu'il conviendrait d'opposer à cette affection, ce qui serait cependant d'autant plus important que, négligée, abandonnée à elle-même, elle ne tarde pas à devenir très grave et même ordinairement mortelle.

La seule cause de cette affection n'est évidemment pas, comme le croit M. Bouchardat, dans l'interruption subite et *complète* de la sécrétion acide de la peau ; car, comme le fait remarquer avec juste raison le docteur Contour, qui a fait une excellente thèse sur cette affection, comment expliquerait-on la maladie dans les cas, rares, il est vrai, où les fonctions de la peau n'ont offert aucune altération? Quant au traitement de cette affection, dont il a posé les bases, et qui consiste dans une nourriture presque exclusivement animale, et dans la privation des aliments féculents et des boissons sucrées, à quoi il a jugé nécessaire d'ajouter, dans ces derniers temps, l'usage des boissons alcooliques et des corps gras, pour remplacer les aliments féculents ; quant à ce traitement, dis-je, que peut-il contre la cause réelle de la maladie, cause d'ailleurs encore inconnue, malgré toutes les recherches dont elle a été l'objet? A-t-il d'autres effets que de soustraire à l'action des organes digestifs les éléments susceptibles de s'y transformer en glucose? Ce régime enfin peut-il être considéré comme un moyen curatif? M. Bouchardat a bien dit, en 1838, qu'il suffisait, pour guérir les malades diabétiques, de supprimer presque complétement les boissons et les aliments sucrés et féculents qu'ils prenaient auparavant; qu'après douze heures, la soif s'apaisait, que les urines revenaient peu à peu à l'état normal, que l'appétit se restreignait dans ses limites ordinaires, et que les malades se rétablissaient (1) ; mais il avoue, en 1841, dans une autre communication à l'Académie, que la mort de trois malades, qu'il avait cru guéris, l'avaient complétement découragé, et M. Le-

(1) *Comptes rendus de l'Académie des sciences.*

blanc, médecin vétérinaire, vient d'adresser à l'Académie de médecine (1) l'observation d'un cas de diabète sucré chez une chienne, âgée de six à sept ans, et qui cependant avait été nourrie exclusivement pendant toute sa vie avec de la chair de bœuf crue. Il n'en reste pas moins très rationnel de supprimer, chez les diabétiques, tous les aliments sucrés et féculents ; et de leur conseiller une alimentation aussi animalisée que possible ; mais il est évident que ce n'est là que priver l'économie d'un des éléments dont se composent, dans cette affection, les produits des sécrétions.

Si la théorie de M. Mialhe était tout à fait démontrée, si elle ne laissait subsister aucune objection, si enfin il ne restait aucun doute dans l'esprit, elle serait beaucoup plus complète que celle de M. Bouchardat ; car elle dit pourquoi, suivant lui, le glucose ne subit pas de transformation dans son mélange avec le sang ; mais M. Bouchardat objecte à M. Mialhe qu'il a trouvé le sang des diabétiques aussi alcalin que celui des hommes en bonne santé. Sans doute, il s'agit ici de nuances, d'une alcalinité seulement plus ou moins prononcée, et, par conséquent, il ne doit pas paraître étonnant qu'il y ait, sur ce point, des opinions différentes ; mais la question est très importante, et il serait à désirer qu'elle fût tout à fait résolue par des expériences rigoureuses et multipliées.

J'ai observé, il est vrai, ce qui vient à l'appui de l'opinion de M. Mialhe, d'excellents effets, chez les diabétiques, de l'emploi des eaux *alcalines* de

(1) Séance du 19 février 1850. (*Bulletin de l'Académie*, t. XV, p. 446.)

Vichy, et c'est pour cela que je m'en occupe ici; mais j'avoue que je conserve des doutes sur la rigoureuse exactitude de sa théorie, lorsque je vois qu'en alcalisant fortement les diabétiques, le sucre ne cesse pas immédiatement de se produire, ce qui devrait avoir lieu, ce me semble, si la théorie était vraie. Je sais bien tout ce que l'on peut dire du temps nécessaire pour faire cesser une habitude contractée depuis plus ou moins longtemps par nos organes; je sais que la prédominance acide peut être plus ou moins prononcée, suivant les individus, et qu'il peut falloir quelquefois un temps assez long pour la vaincre; mais il me semble cependant que si la non-transformation du glucose, dans son mélange avec le sang, tenait uniquement à l'alcalinité insuffisante de celui-ci, cette non-transformation devrait cesser plus promptement que cela n'arrive ordinairement, sous l'influence de l'administration des boissons alcalines. M. Mialhe cite un exemple très remarquable de disparition, en vingt-quatre heures, d'une glucosurie, sous l'influence d'une forte alcalisation, au moyen de 20 grammes de bi-carbonate de soude, de 5 grammes de magnésie calcinée et de deux bouteilles et demie d'eau de Vichy. J'ai aussi vu disparaître à Vichy, et même sous l'action d'un traitement modérément actif, tous les symptômes de la glucosurie en très peu de jours; mais il n'en est pas toujours ainsi: chez quelques malades, et surtout chez ceux qui sont depuis déjà longtemps diabétiques, on retrouve pendant longtemps encore, bien qu'à un degré graduellement plus faible, du sucre dans l'urine; il en est même, lorsque la santé était déjà profondément altérée, chez lesquels, malgré la continuation de l'usage des eaux pendant plus d'un mois, l'urine étant alors presque constamment alcaline, je n'ai pas pu voir cesser entièrement le passage du sucre dans l'urine.

La démonstration que M. Bernard a faite de l'existence constante du sucre dans le sang du foie et des cavités droites du cœur, dans l'état normal, à tout âge et quel que soit le régime suivi, nous prouve que, bien que le rôle de cette substance nous soit encore inconnu, ce rôle doit avoir une grande importance dans l'accomplissement des fonctions de la vie ; et, d'un autre côté, ses expériences, si curieuses et si pleines d'intérêt, nous montrent bien qu'en piquant un point très circonscrit de la moelle allongée ou les nerfs de la huitième paire, il se montre du sucre dans l'urine ; mais tout cela ne nous éclaire pas encore complétement sur la cause de la glucosurie ; on ne peut rien conclure encore de ces expériences, quant à cette affection.

Sans doute la sécrétion du sucre dans le foie doit se faire sous l'influence nerveuse, et, par conséquent, il ne peut rien y avoir d'étonnant à ce qu'en coupant les nerfs de la huitième paire, on fasse cesser cette fonction ; mais, néanmoins, je ne vois pas que cette expérience nous apprenne rien relativement à la cause de la glucosurie.

Ainsi, on ne peut douter maintenant que, dans l'état de santé, du sucre ne se forme dans le foie, qu'il n'y soit sécrété naturellement, indépendamment de toute alimentation féculente ou sucrée. Ce que devient ce sucre ensuite, ce à quoi il sert, nous ne le savons pas encore ; le fait est seulement qu'on n'en trouve alors ni dans la grande circulation, ni dans aucune sécrétion, à moins que ce ne soit immédiatement après le travail de la digestion, lorsqu'il ne s'est pas encore écoulé un temps assez long pour qu'il ait pu être entièrement détruit, et surtout après l'usage d'aliments féculents. Lorsqu'on en trouve ailleurs que dans le foie et dans les cavités droites du cœur, c'est qu'il y a maladie, c'est précisément ce qui constitue la glucosurie; mais alors le sucre qui, dans ce cas, envahit toute l'économie, vient-il du foie, du foie seulement? N'est-il pas évident, comme le prouve l'influence du régime sur sa production et tous les phénomènes qui se passent pendant la digestion, que cette augmentation du sucre dans l'économie est le produit de la digestion des aliments féculents ou sucrés, et qu'on ne le trouve dans la circulation générale et dans tous les produits des sécrétions que parce qu'il en a été absorbé dans l'estomac et dans les intestins où il en a été fabriqué?

Il paraît seulement résulter de recherches que M. Bernard promet de publier bientôt, que le glucose, produit de la digestion des aliments féculents ou sucrés, et absorbé dans l'estomac et dans les intestins, subit une certaine transformation en traversant le foie. « Nous devons actuellement, dit-il, nous prononcer sur l'espèce de sucre qu'on rencontre dans le foie et dans le sang. En rappelant les réactions qu'il nous a offertes, on peut conclure que ce n'est ni du sucre de lait ni du sucre de canne. Ce n'est pas du sucre de canne, parce qu'il brunit par la potasse et réduit les sels de cuivre; ce n'est pas du sucre de lait, parce qu'il fermente avec une grande rapidité. Resterait donc le sucre de raisin ou glucose, dont le sucre du foie nous a présenté les caractères chimiques, quoique cependant il en diffère au point de vue physiologique. Plus tard, dans un travail qui suivra celui-ci, en m'occupant du mécanisme par lequel le sucre se détruit dans le sang, je montrerai que le sucre de diabète, qui a été considéré comme chimiquement identique au sucre de raisin (glucose), en diffère notablement par certains caractères physiologiques. Or, je puis le dire par anticipation, le sucre qu'on rencontre dans le foie est du sucre de diabète (1). »

Mais pourquoi le retrouve-t-on dans l'urine et dans toutes les sécrétions ? Pourquoi ce sucre, comme dans l'état de santé, n'est-il plus transformé dans son mélange avec le sang, et ne disparaît-il pas comme matière sucrée? Est-ce parce que tel ou tel point du système nerveux est malade ? Cela est possible et même probable, mais, en attendant que cet état de maladie soit bien constaté, ne peut-on pas dire que si, dans les expériences de M. Bernard, l'on a trouvé du sucre dans la grande circulation et dans la sécrétion urinaire, c'est parce que en piquant, en altérant quelques points de la substance nerveuse, comme il l'a fait, on suspend l'influence nerveuse, toute vitale dans ce cas, à laquelle les filets nerveux piqués servaient de conducteurs auparavant, et que l'on empêche ainsi l'accomplissement de la fonction par laquelle s'opérait, dans les poumons ou ailleurs, sa transformation?

Depuis que ces expériences m'ont été connues,

(1) *De l'origine du sucre dans l'économie animale*; par le docteur Cl. Bernard (*Gazette médicale*, avril 1850).

j'ai observé des diabétiques, je les ai questionnés et étudiés avec soin, et je n'ai rien vu jusqu'à présent, dans les symptômes dont ils se plaignent, qui puisse laisser l'opinion que la cause de leur maladie soit plutôt dans la moelle allongée ou dans les nerfs de la huitième paire qu'ailleurs. J'ai bien trouvé le foie malade dans quelques cas, mais chez des sujets dont la santé était déjà profondément altérée, et chez lesquels presque tous les organes étaient alors affectés ; il ne m'a pas paru ordinairement malade, lorsque la glucosurie n'était ni ancienne ni très grave.

Je crois donc qu'il faut attendre encore de nouvelles observations et de nouvelles expériences pour se prononcer sur la cause réelle de la glucosurie, sur sa nature et sur le traitement le plus rationnel à lui opposer; et je ne doute pas que le travail que M. Bernard promet de publier bientôt, sur le mode de destruction du sucre dans le sang, ne jette une grande lumière sur la théorie et sur le traitement de cette affection.

Quoi qu'il en soit, si l'on étudie les influences sous lesquelles on a le plus ordinaire observé le développement de cette maladie, on voit qu'aucun âge n'en est à l'abri, mais que c'est surtout dans l'âge moyen de la vie qu'on la rencontre, et que, du reste, elle paraît affecter également l'un et l'autre sexe. M. Contour fait remarquer qu'elle n'est nulle part plus commune qu'en Hollande et en Angleterre ; suivant Nicolas et Gueudeville, elle est également commune en Normandie, et, dans ces divers pays, les causes principales auxquelles on l'attribue sont une température froide et humide, et l'usage trop abondant, trop habituel de boissons fermentées et qui sont en même temps plus ou moins acides. Elle ne paraît pas rare cependant dans les pays chauds, puisque l'Arabe Rabbi Moyses dit l'avoir observée en Égypte, vingt fois en dix ans ; mais dans les pays chauds, comme dans tous les pays, elle peut tenir uniquement à la nourriture des habitants et surtout à l'abus des boissons fermentées ou acidulées. Nicolas et Gueudeville l'attribuent, en Normandie, au cidre dont les habitants font presque leur unique boisson. On est frappé, dit M. Contour, en lisant les observations relatives à cette affection, du grand nombre de diabétiques qui ne doivent leur maladie qu'à une nourriture *insuffisamment réparatrice* ou exclusivement *végétale*, et aux boissons qui sont le produit de la *fermentation*, comme la *bière*, le *poiré*, le *cidre*, etc., ou bien encore à des boissons aqueuses et chaudes, prises habituellement en grande abondance.

Sans doute il faut admettre, pour que ces causes déterminent la glucosurie, quelques autres conditions ou quelques dispositions individuelles particulières encore imparfaitement connues ; je ferai seulement déjà remarquer ici que les causes qui paraissent avoir eu le plus d'influence sur le développement de cette affection, sont l'usage trop abondant ou trop exclusif de boissons fermentées et acides, ainsi qu'une température froide et humide dont l'influence est toujours de gêner les fonctions de la peau, d'y faire obstacle, et même de supprimer la transpiration ; causes dont les unes contribuent à diminuer l'alcalinité du sang, et les autres empêchent l'économie de se débarrasser des produits acides qui résultent incessamment, dans tous nos organes, de l'action même de la vie, et que la peau, dans un état hygiénique normal, est chargée d'éliminer.

Les caractères principaux de cette affection sont une sécrétion très abondante d'une urine sucrée, une augmentation notable de l'appétit, la sécheresse de la bouche, une soif inextinguible, en général l'absence de sueurs, l'abolition des forces corporelles et même souvent des facultés génératrices, un amaigrissement progressif, un dépérissement général, et enfin tous les désordres qui amènent la consomption et la phthisie.

Ordinairement l'urine des diabétiques est claire, transparente, beaucoup moins foncée qu'à l'état normal, parfois même entièrement incolore; mais quelquefois elle est un peu colorée, jaune paille ou légèrement verdâtre.

On a constaté, chez ces malades, un trouble général des humeurs de l'économie, dû, suivant M. Mialhe, à un défaut d'alcalinité, et qui donne naissance, suivant lui, à l'affaiblissement de la vue, à l'engorgement des capillaires et à la tuberculisation pulmonaire.

Il fait observer que, dans l'état de santé, le sérum du sang est transparent, excepté, suivant la remarque de M. R. Thomson (1), deux ou trois heures après le repas, moment où il présente un aspect *opalin* et *laiteux*, si la nourriture contenait des matières albumineuses et grasses; tandis que, chez les diabétiques, ces qualités en sont l'état normal à toutes les époques de la digestion, ce que Rollo, Dobson, Mac-Grégor et autres, avaient d'ailleurs annoncé, et ce qu'il dit avoir eu l'occasion de vérifier.

(1) *Philosophical Magazine*, 3e série, t. XXVI.

« La théorie que je donne, ajoute-t-il, de la *transparence* des liquides animaux, rend compte de cette différence physiologico-pathologique. Et en effet, les aliments gras parviennent toujours dans le sang à l'état d'émulsion savonneuse et communiquent au sérum un aspect lactescent ; dans l'état de santé, cette lactescence disparaît bientôt sous l'influence des alcalis, tandis que, dans le diabète, le défaut plus ou moins grand de base alcaline rend l'entière saponification des matières grasses impossible : ce qui donne l'explication de l'affaiblissement de la vue chez les diabétiques, par suite de la non entière transparence des humeurs de l'œil. »

J'ai exposé les théories et tous les faits relatifs à la nature et aux causes de l'affection qui nous occupe, ainsi que les principaux caractères qu'elle nous présente, et j'ai attribué à chaque auteur sa part dans cette étude. Je crois que tout n'est pas dit encore sur cette grave maladie ; mais, quelle que soit la théorie à la quelle la science s'arrêtera un jour, et qui me semble encore réclamer aujourd'hui de nouvelles recherches pour pouvoir être définitivement fixée, il n'en est pas moins vrai, dès à présent, que, lorsque la maladie n'est pas très ancienne, et que les organes n'ont pas encore subi une trop profonde altération, les boissons alcalines, et surtout les eaux de Vichy, combinées avec un régime animalisé et l'exclusion des substances féculentes et sucrées, sont le meilleur moyen qu'on puisse lui opposer, et c'est pour cela que j'ai cru devoir consigner ici les quelques faits que j'ai recueillis dans ma pratique à Vichy.

— M. P..., de Paris, entrepreneur de travaux,

me fut adressé à Vichy, le 8 septembre 1845, par M. le docteur Contour. Il avait alors quarante-six ans, et il était diabétique depuis déjà quatre à cinq ans. Je dois ajouter que, depuis 1833, bien qu'il n'appartienne pas à une famille de goutteux, il avait assez régulièrement deux fois par an, à l'automne et à la fin de l'hiver, aux deux poignets surtout, une affection inflammatoire, avec gonflement, douleurs vives, rougeur et impossibilité de se servir de ses mains, qui me paraît avoir eu tous les caractères d'accès de goutte.

Il résulte des renseignements que m'a donnés ce malade que, chez lui, le diabète se serait développé à la suite d'un profond chagrin, provenant de la perte d'une partie considérable de sa fortune. Cette maladie s'annonça d'abord par une très grande altération; il se sentait d'autant plus porté à boire, m'a-t-il dit, qu'il avait davantage d'inquiétude, qu'il était plus tourmenté par la crainte de ne pouvoir pas satisfaire à ses échéances, et il donnait toujours la préférence, par goût, par un besoin irrésistible, aux boissons acidulées, telles que de la limonade, de l'eau de groseilles, et quelquefois du grog, dans lequel il ne manquait jamais d'ajouter une grande quantité de jus de citron.

Lorsque ce malade est venu à Vichy, il y avait déjà dix-huit mois que M. le docteur Contour avait été appelé à lui donner ses soins, et voici les renseignements que mon confrère a eu l'obligeance de me transmettre.

« Après avoir passé par toutes les périodes du diabète, et avoir éprouvé tous les symptômes de cette maladie, tels que sécheresse de la bouche, soif inextinguible, augmentation considérable des urines; augmentation notable aussi de l'appétit, et cependant diminution graduelle des forces, diminution d'abord, puis disparition complète des fonctions de la peau; lenteur dans les fonctions digestives et constipation, M. P... se trouvait dans l'état suivant, lorsque je fus appelé auprès de lui :

»La sécheresse de la bouche n'était plus très prononcée, il s'en plaignait moins qu'auparavant; la soif était également très modérée, et les urines ne présentaient plus rien de particulier, sous le rapport de leur quantité; l'appétit n'offrait plus d'augmentation, mais les digestions étaient pénibles, difficiles, et le malade accusait une pesanteur, avec un sentiment de tension, à la région épigastrique, surtout après chaque repas; les garde-robes étaient rares, et les matières, toujours dures, présentaient cette coloration d'un vert foncé, qui se rencontre si souvent chez les diabétiques. Les fonctions de la peau ne se faisaient plus, elle était d'une sécheresse remarquable, et avait l'aspect du parchemin. L'émaciation était très grande, et les forces avaient depuis longtemps considérablement diminué; M. P... ne pouvait, sans une fatigue extrême, faire le moindre trajet à pied, aller, par exemple, à cinq minutes de chez lui. Sa vue était sensiblement affaiblie, mais inégalement dans l'un et l'autre œil, ce qui avait amené du strabisme, et un autre phénomène singulier, *la diplopie à distance:* tous les objets éloignés de plus de huit à dix pas lui paraissaient doubles. Les fonctions génératrices, quoique très notablement diminuées, n'étaient pas entièrement éteintes, mais quand elles s'effectuaient, elles laissaient au malade, pendant plusieurs jours, une faiblesse et une douleur excessives, surtout dans la région lombaire.

» L'urine, que j'examinais avec soin et régulièrement plusieurs fois par semaine, était d'une coloration citrine pâle, qui rappelle celle du vin blanc, acide et prenant une légère coloration rose par l'acide nitrique; elle ne présentait aucune trace d'albumine; sa densité, comparée à celle de l'urine normale, qui, comme on sait, est ordinairement de 1018 à 1019, était de 1042, et, examinée au polarimètre, elle donnait une déviation de 12 degrés et demi, ce qui, traduit en chiffres, donne environ 90 *grammes de sucre* par litre d'urine.

» Après avoir été aux bains de mer pendant une saison, et sans aucune utilité pour le rétablissement de sa santé, M. P... fut mis au régime exclusivement animal, à une abstinence complète d'aliments féculents, à l'usage de l'acétate d'ammoniaque, dans la double vue de rétablir les fonctions de la peau, et d'introduire des alcalis dans le sang. Plus tard, je conseillai de substituer à l'acétate d'ammoniaque le bi-carbonate de soude qu'il prit pendant très longtemps, et dont la dose fut successivement élevée jusqu'à 20 grammes par jour. Sous l'influence de ce médicament, l'urine devint alcaline, très effervescente par l'addition d'acide nitrique; la déviation, au polarimètre, diminua très notablement, et je vois dans mes notes, que trois mois après le commencement du traitement, elle n'était plus que de 3 degrés, 2 degrés et même 1 degré, c'est-à-dire qu'il n'y avait plus que 21 grammes, 14 grammes et même 7 grammes de sucre par litre.

» Ce médicament fut toujours continué, mais à des doses moindres, conjointement avec des toniques, tels que l'usage du vin de quinquina le matin, du vin de Bordeaux, des préparations ferrugineuses, et je fus assez heureux pour voir les forces revenir, à ce point que M. P... put au printemps, sept ou huit mois après le commencement du traitement, faire, sans trop de fatigue, de très longues courses à pied. Il allait aisément de chez lui (faubourg Saint-Honoré) à l'Hôtel-de-Ville, vaquait une partie de la journée à ses occupations, et revenait également à pied.

» Quand vint la saison de Vichy, j'insistai pour que M. P... allât demander à ces eaux la consolidation de sa santé, et un premier séjour lui fut d'un effet assez salutaire pour qu'il désirât lui-même y retourner l'année suivante. »

A son premier voyage à Vichy, en 1845, après trois semaines de l'usage des eaux, ses forces avaient considérablement augmenté, il n'était pas plus tourmenté par la soif qu'avant sa maladie, et son urine ne contenait plus de sucre.

Il a continué son traitement à Paris, s'y est constamment bien porté; et il est revenu à Vichy l'année suivante — 1846 —, et y a encore fait usage des eaux pendant trois semaines.

Revenu une troisième fois à Vichy, en 1847, le 30 août, il me dit qu'ayant négligé son régime et voulu manger des fruits, surtout des cerises, pendant le mois de juin, il avait reparu un peu de sucre dans son urine, et en effet, l'ayant examinée à son arrivé, elle en contenait une assez grande quantité. Examinée de nouveau le 15 septembre, elle se colorait à peine par l'ébullition avec de la potasse.

Enfin, ce malade est revenu une quatrième fois à Vichy, le 7 septembre 1848. Il lui était encore arrivé de faire quelques écarts de régime, particulièrement de manger des fruits, et chaque fois, au bout d'un certain temps, il a reparu un peu de sucre dans l'urine.

Je l'ai revu assez souvent à Paris, et le 5 mars 1850, notamment, il est venu me voir et m'a répété encore que chaque fois qu'il va à Vichy, il est toujours très bien ensuite pendant sept ou huit mois, mais qu'il néglige quelquefois son traitement, qu'il fait quelques écarts de régime, et qu'alors il finit par reparaître un peu de sucre dans son urine. Néanmoins il revient toujours à un bon état de santé, en reprenant son régime, en l'observant plus rigoureusement, et en faisant usage d'eau de Vichy. Voici, d'un autre côté, ce que me dit à ce sujet son médecin ordinaire, M. le docteur Contour, dans la note qu'il m'a remise : « Plusieurs fois, des écarts de régime ont ramené du sucre dans l'urine et un dérangement dans la santé, mais toujours l'usage de l'eau de Vichy, la tempérance et un bon régime ont rétabli ce que des excès avaient pu déranger. Aujourd'hui M. P... jouit d'une santé assez bonne pour que, depuis un an au moins, il n'ait pas eu besoin d'avoir recours à moi. Depuis très longtemps ses forces sont rétablies, l'amaigrissement a disparu, le strabisme n'existe plus, et la vue, encore un peu faible, s'est considérablement améliorée. Depuis un an, je n'ai pas eu l'occasion d'examiner l'urine qui, à cette époque, ne contenait plus de sucre. »

Je dois ajouter que, depuis que ce malade suit le traitement dont nous venons de parler, il n'a plus eu d'accès de goutte.

J'ai voulu donner cette première observation avec quelques détails, parce qu'elle m'a paru extrêmement intéressante, tant à cause de l'ancienneté qu'avait la maladie, lorsqu'on a commencé à la combattre par des moyens rationnels, du degré de gravité auquel elle était déjà arrivée, et du résultat du traitement, que parce que, par tous les symptômes qu'elle a présentés, elle peut, mieux qu'un autre exemple, donner l'idée de l'affection diabétique.

— Madame D..., de Paris, me fut adressée, le 4 août 1846, par M. le docteur Mancel. Elle se plaignait depuis quelques mois seulement d'une grande altération, de l'épaississement de sa salive, de sécheresse à la peau, et d'une grande débilité musculaire. C'est à ces symptômes que M. Mancel soupçonna qu'elle était diabétique. Il ne tarda pas à en avoir la certitude ; car son urine, examinée au densimètre, marquait de 1040 à 1045, et analysée d'ailleurs par M. Mialhe, il fut constaté qu'elle contenait 120 grammes de sucre par litre.

J'ajouterai que, d'après le souvenir qui est parfaitement gravé dans la mémoire de la malade, son père aurait succombé à tous les symptômes du diabète, et sans que la véritable cause de son dépérissement et de sa mort ait été alors soupçonnée.

Je mis tout de suite cette malade à l'usage des eaux de Vichy en boisson, en même temps qu'elle prenait un bain chaque jour. Bientôt son altération diminua, ainsi que la quantité d'urine sécrétée, et elle se sentait plus de forces pour marcher. Elle quitta Vichy, après un mois de séjour, et, à son retour à Paris, M. Mialhe ne trouva plus aucune trace de sucre dans son urine.

Elle a continué à boire de temps en temps, chez elle, de l'eau de Vichy, et à s'abstenir autant que possible d'aliments féculents et sucrés ; elle a continué à aller bien, elle a repris ses forces, et, au mois de juillet 1847, elle est revenue à Vichy, parce que je le lui avais recommandé, dans la crainte d'une rechute, mais jouissant d'une excellente santé.

Elle se portait si bien en 1848, qu'elle ne jugea pas nécessaire de retourner à Vichy. Mais elle a ensuite négligé son régime et l'usage des boissons alcalines, et au printemps de 1849, elle me dit qu'elle sentait de nouveau de la fatigue, de la faiblesse, qu'elle avait un peu plus soif qu'à l'ordinaire, et qu'elle urinait davantage. Je ne pouvais avoir de doutes sur la cause de ces symptômes, et je l'engageai à reprendre son régime, à le suivre plus exactement et à revenir à Vichy, où elle est revenue, en effet, au commencement de juillet. J'ai alors constaté la présence d'une petite quantité de sucre dans son urine. Cinq jours après avoir commencé l'usage des eaux, son urine, mise en ébullition après y avoir ajouté une certaine quantité de potasse, ne montrait plus aucune trace de sucre.

Cette malade va bien maintenant; mais on voit qu'il y a eu déjà une rechute, et le retour de la maladie doit être d'autant plus à craindre chez elle, si elle négligeait de la combattre par le régime et les boissons alcalines, qui lui ont parfaitement réussi jusqu'à présent, qu'elle semble tenir à une disposition héréditaire.

— Madame A..., de Versailles, était diabétique depuis environ quatre ans, lorsqu'elle vint à Vichy le 9 août 1847. Elle buvait et urinait considérablement; la transpiration était presque nulle, et son urine contenait beaucoup de sucre. Cependant elle n'avait encore éprouvé que très peu d'amaigrissement.

Bientôt tous les symptômes de cette affection disparurent graduellement, et lorsque cette malade quitta Vichy après un mois de traitement, on ne trouvait plus de sucre dans l'urine. Elle continua son régime chez elle, et elle se porta parfaitement jusqu'au mois de mai 1848. A cette époque, quelques symptômes de la maladie ayant reparu, toutefois à un très faible degré et sans qu'elle pût en assigner la cause, elle fit examiner son urine par M. Mialhe, qui y trouva une petite quantité de sucre. Elle revint à Vichy le 8 juin. Malgré ce petit retour de son affection, sa santé me parut s'être considérablement améliorée depuis l'année précédente; elle avait retrouvé ses forces, digérait bien, n'urinait pas sensiblement plus que dans l'état de la meilleure santé, et la peau avait repris presque entièrement ses fonctions. Je ne trouvai que quelques très légers indices de sucre dans son urine, et à la fin du mois, l'ayant soumise de nouveau à l'ébullition avec de la potasse, elle resta parfaitement claire. Enfin, cette malade quitta Vichy très bien portante.

— M. B..., de Valence (Drôme), est venu à Vichy le 4 juillet 1849, se plaignant de douleurs lombaires qui s'étaient quelquefois portées sur d'autres points, et qu'on avait jugées de nature rhumatismale. Ses digestions étaient en même temps longues et pénibles.

En le questionnant, j'appris qu'il était très altéré, qu'il avait la bouche pâteuse, qu'il buvait et qu'il urinait beaucoup ; qu'il avait beaucoup maigri et qu'il perdait chaque jour ses forces. Je le soupçonnai d'être diabétique, ce qui me fut bientôt confirmé par l'examen de l'urine, dans laquelle je constatai la présence d'une très grande quantité de sucre. Cependant la peau continuait à faire ses fonctions ; il transpirait à peu près comme avant d'être diabétique.

Je le mis immédiatement à l'usage des eaux de Vichy dont il prenait de six à huit verres, indépendamment d'un bain, chaque jour. Le 6, aucun changement encore dans l'urine. Le 14, elle ne contenait plus qu'une très petite quantité de sucre. Le 19, soumise de nouveau à l'ébullition, après y avoir ajouté de la potasse, elle est restée parfaitement claire. Les forces du malade sont revenues rapidement, ses digestions se sont rétablies, et il est parti très bien portant, avec la recommandation que je lui ai faite de continuer le régime que je lui ai prescrit, et l'usage des boissons alcalines.

— M. M..., de Marseille, âgé de cinquante ans, est venu à Vichy, le 17 juin 1849, avec tous les symptômes du diabète. Déjà même il était très amaigri, et il se plaignait d'une grande prostration de forces. La transpiration était presque nulle, et son urine, soumise à l'ébullition avec de la potasse, donnait une coloration très foncée.

Je le mis immédiatement à l'usage des eaux, et son urine, examinée de nouveau le 28, c'est-à-dire onze jours après avoir commencé sa cure, conserva sa couleur naturelle. Ses forces revenaient, son teint était meilleur, et lorsqu'il quitta Vichy, après un mois de séjour, tous les symptômes du diabète, qu'il avait très prononcés à son arrivée, avaient disparu.

— M. L..., de Paris, était diabétique depuis plusieurs années, lorsqu'il vint à Vichy le 17 juin 1849. Soumise à l'ébullition avec addition de potasse, son urine m'a donné une coloration très foncée, et appréciée par le même moyen, sept jours après avoir commencé l'usage des eaux, elle a conservé sa couleur normale. Enfin, le malade a quitté Vichy après un mois de séjour, n'ayant plus aucun symptôme de diabète.

— M. F..., de Mâcon, âgé de quarante-deux ans, était diabétique depuis treize mois, lorsqu'il vint à Vichy, au mois d'août 1849. La soif était très vive, la salive très épaisse et l'urine très abondante. La langue était couverte depuis neuf à dix mois d'un enduit noir que je n'ai encore rencontré, dans cette affection, que chez ce malade. La transpiration s'était toujours assez bien faite.

Son urine, examinée le 20 août, après quelques jours de l'usage des eaux, m'a donné une coloration extrêmement foncée; le 24, soumise au même moyen, elle l'est devenue beaucoup moins, et le 29 la coloration était encore plus faible. Le malade se sentait plus de forces, sa salive était moins épaisse, il avait moins soif, et l'urine était moins abondante. Cependant, le 6 septembre, l'urine continuait encore à donner à peu près la même coloration que la dernière fois que je l'avais soumise à l'ébullition avec de la potasse.

Le malade fut alors forcé, par ses affaires, de quitter Vichy. J'ai regretté qu'il n'ait pas pu faire une cure plus longue.

— M. R..., de Reims, après avoir consulté à Paris successivement, les professeurs Chomel, Bouillaud et M. Mialhe, vint à Vichy le 29 juin 1847. Il était diabétique depuis six ans. D'une très forte constitution, il avait résisté assez longtemps à cette affection; cependant depuis quelque temps il avait maigri et beaucoup perdu de ses forces. Il avait bu pendant longtemps 30 et même quelquefois, m'a-t-il dit, jusqu'à 38 litres d'eau par jour, et il urinait en conséquence. Sa peau était sèche et ne faisait plus aucune fonction. Ayant enfin adopté un régime très animalisé, et s'abstenant d'aliments féculents, il buvait beaucoup moins, mais encore cependant environ 10 litres par jour.

A son passage à Paris, M. Mialhe avait trouvé beaucoup de sucre dans son urine, et, à son arrivée à Vichy, en ayant fait bouillir avec de la potasse, elle me donna une coloration extrêmement foncée. Le 7 juillet, examinée de nouveau, sa coloration devint aussi foncée que la première fois. Je l'ai examinée ainsi plusieurs fois pendant près de six semaines qu'il est resté à Vichy, et à la fin de son séjour, la coloration qu'elle m'a donnée était seulement un peu moins foncée qu'au commencement du traitement. La peau, malgré des bains pris chaque jour, n'avait pas repris non plus ses fonctions. Mais, si j'en crois ses voisins de table, il suivait assez mal son régime. Pourtant il se sentait un peu plus de forces; il buvait et urinait moins.

M. R... est revenu à Vichy le 6 juillet 1848. Sa santé générale était meilleure que l'année précédente; il avait plus de forces, il était moins maigre, et ses digestions se faisaient parfaitement. Il buvait au plus 7 à 8 litres d'eau par jour, et souvent beaucoup moins; la sécrétion de l'urine était aussi beaucoup moins abondante, mais la peau était toujours restée sèche. Il avait, il faut le dire, très imparfaitement observé son régime.

J'examinai son urine à son arrivée, et elle me donna encore, par l'ébullition avec de la potasse, une coloration assez foncée. Le 18, cette coloration devint beaucoup moins prononcée; la transpiration commençait à se rétablir, et la soif diminuait d'une manière notable. Le 28, une nouvelle expérience me donna encore de l'urine moins foncée. Le malade transpirait alors assez fortement, à peu près comme dans l'état de santé; ses forces revenaient rapidement, et la soif était tellement dominée, qu'il ne buvait plus la nuit. Le 7 août, j'examinai encore une fois l'urine, qui me donna une coloration beaucoup plus faible encore que la dernière fois.

M. R... a continué à ne plus boire la nuit, et, dans le jour, il ne buvait pas sensiblement plus qu'il ne le faisait ordinairement dans son état de bonne santé; la transpiration continuait à se faire, et paraissait même tout à fait rétablie. Enfin le 9 août, il quitta Vichy au moins en très bonne voie de guérison.

Je n'ai pas revu ce malade depuis; il m'a paru traiter sa maladie assez légèrement, et n'être pas d'ailleurs très sévère observateur du régime, et je redoute son insouciance.

— Madame D... me fut adressée du département de Loir-et-Cher, le 5 juillet 1849. D'après les renseignements qui sont résultés des questions que je lui ai adressées, j'ai dû penser qu'elle était diabétique depuis près de deux ans; elle avait même remarqué depuis très longtemps qu'à chaque époque menstruelle elle éprouvait une soif extraordinaire. Cette affection paraît s'être développée, chez cette malade, sous l'influence de chagrins longs, très violents et réitérés, et dès son début elle a éprouvé en même temps que les symptômes ordinaires du diabète, des crampes insupportables dans les jambes; il s'est montré aussi très promptement alors une grande faiblesse de la vue. Elle buvait considérablement, me dit son médecin, et de toutes sortes de boissons, même du lait; mais les boissons acidulées étaient toujours celles auxquelles elle donnait la préférence. Elle avait déjà considérablement maigri; elle était d'une faiblesse extrême, et depuis qu'elle était diabétique, elle ne transpirait presque plus, même dans les temps les plus chauds. Son urine me donna, au densimètre, 1032, et, soumise à l'ébullition avec de la potasse, elle devint extrêmement foncée.

Je la soumis au régime ordinaire des diabétiques, en même temps qu'à l'usage des eaux de Vichy. Au bout de très peu de jours, elle sentait ses forces revenir, ses digestions se faisaient mieux; elle avait moins soif et la sécrétion de l'urine était moins abondante. Son époque menstruelle étant survenue peu de jours après son arrivée, ce ne fut que le treizième jour du traitement que je pus soumettre son urine à un nouvel examen. Je n'y trouvai plus alors aucune trace de sucre; déjà la transpiration était presque entièrement rétablie, et la santé générale s'était considérablement améliorée. Elle continua son traitement et, après six semaines de séjour, elle partit ayant repris ses forces, un peu d'embonpoint, les fonctions de la peau se faisant comme dans l'état normal, enfin avec toutes les conditions d'un complet rétablissement. Mais, rentrée chez elle, elle s'est bientôt lassée du régime que je lui avais prescrit; elle a mangé du pain, des féculents, comme toute personne bien portante et n'ayant jamais été diabétique; elle a négligé l'usage des boissons alcalines, et j'ai appris que les symptômes du diabète avaient reparu à un certain degré.

— M. d'A..., d'Aix, me fut adressé, le 28 juin 1847, par M. le professeur Estor, de Montpellier. En même temps qu'il était diabétique, il avait tous les symptômes d'une affection grave des voies digestives, surtout des digestions extrêmement pénibles. Il était déjà très amaigri, ses forces musculaires étaient affaiblies, et sa peau était devenue complétement sèche, sans aucune transpiration. L'excrétion de l'urine était très abondante, et elle contenait beaucoup de sucre.

Il fit usage des eaux avec les ménagements convenables en pareil cas, et, après peu de jours, il me disait qu'il était déjà beaucoup moins altéré. Sa santé continua à s'améliorer un peu, il reprit un peu de forces, un teint meilleur; mais tout cela revenait lentement, et lorsqu'il quitta Vichy, après une longue cure, bien que la quantité de sucre dans l'urine eût beaucoup diminué, il y en avait toujours un peu.

De retour chez lui, sa santé a d'abord continué à s'améliorer, mais vers le milieu de l'hiver et surtout à la fin, quoique ayant assez régulièrement suivi son traitement, il a recommencé à perdre ses forces, il a considérablement maigri, et il ne pouvait plus marcher qu'avec de l'oppression et une fatigue extrême. On l'a ramené à Vichy dès le commencement de la saison de 1848, et alors il portait le cachet d'une santé profondément altérée.

Sa soif n'était pas très grande, il ne buvait pas plus de 4 à 5 litres d'eau par jour; mais la peau était toujours restée extrêmement sèche; jamais il n'y avait la moindre transpiration. Ce qu'il y avait de plus inquiétant alors, c'était une faiblesse excessive, de l'oppression aussitôt qu'il marchait un peu, de la toux et des digestions on ne peut plus laborieuses. Enfin tous les symptômes de la phthisie avaient déjà pris un tel développement, qu'il n'y avait plus rien à espérer d'aucun moyen, et ce malade a succombé le 14 juillet.

— Madame B..., de Limoges, vint à Vichy au mois de juillet 1848, ayant depuis un an tous les symptômes du diabète, et en même temps des digestions très laborieuses. Ses forces étaient très affaiblies; elle avait un œdème considérable aux jambes, qui s'étendait jusqu'aux cuisses; elle ne transpirait plus, même pendant les temps très chauds, et elle était déjà dans un très grand état d'amaigrissement.

Son urine me donna 1030 au densimètre, et elle se colorait très fortement par l'ébullition avec la potasse. L'existence de l'œdème m'avait fait penser que je trouverais de l'albumine dans l'urine, mais je m'assurai qu'elle n'en contenait pas.

Son état demandait beaucoup de ménagements, et elle dut faire usage des eaux avec beaucoup de modération. Au bout de quelque temps, elle se trouva un peu mieux, elle reprit des forces, et, à la fin de son séjour, son urine contenait beaucoup moins de sucre ; mais elle n'a jamais cessé entièrement d'en contenir.

Elle se trouva assez bien chez elle pendant l'automne, et même jusqu'au mois de mars suivant ; mais elle commença alors à perdre de nouveau ses forces ; il se manifesta de la fièvre, de la toux, de l'expectoration, de l'oppression ; l'amaigrissement fit des progrès rapides, et elle revint à Vichy, le 15 mai 1849, avec tous les symptômes d'une phthisie très avancée.

La sécrétion de l'urine n'était pas alors très abondante ; elle ne contenait pas une très grande quantité de sucre, et la soif n'était pas non plus très vive ; mais, néanmoins, la poitrine était dans un tel état, que l'on ne pouvait plus même songer à essayer l'action des eaux de Vichy, et, comme j'en avais prévenu la famille, elle a succombé peu de temps après son retour chez elle.

Dans ce cas, comme on voit, les eaux de Vichy ont amené un peu d'amélioration lorsque la malade est venue les prendre la première année ; mais il y avait probablement déjà des tubercules dans les poumons ; et l'estomac était en même temps trop gravement affecté pour qu'il fût possible d'obtenir une guérison.

Je n'entends rien conclure encore des onze faits que je viens de rapporter ; j'ai voulu seulement faire connaître ce que l'expérience m'a appris jusqu'à présent de l'emploi des eaux de Vichy contre l'affection diabétique, et d'où il me semble déjà résulter que, quelle que soit d'ailleurs la nature de cette affection et la théorie que l'on pourra adopter plus tard, il est impossible de ne pas reconnaître que, combinées du moins avec un régime animalisé et l'abstinence plus ou moins complète d'aliments féculents, elles ont exercé, dans ces divers cas, une puissante et salutaire action.

Je ferai seulement remarquer, avec quelques autres observateurs, que la suppression de la transpiration, bien que très fréquente, très ordinaire dans cette affection, n'en est cependant pas un symptôme constant, puisque, sur les onze malades que je viens de citer, deux avaient continué à transpirer; toutefois, il n'en paraît pas moins de la plus haute importance de chercher à la rétablir; car il résulte de toutes les observations qui ont été recueillies jusqu'à présent, que, lorsqu'on y parvient, c'est déjà un très grand pas de fait vers la guérison.

On voit aussi que cette redoutable affection, en général facile à arrêter dans son principe, résiste d'autant plus à l'action du traitement qu'elle est plus ancienne, et que, lorsqu'on attend trop longtemps pour la combattre, elle amène ordinairement de telles altérations dans nos organes, qu'elle ne cède plus alors à aucun remède.

On remarquera enfin que les rechutes sont faciles, et que, par conséquent, le traitement doit être continué longtemps encore après que tous les symptômes de la maladie ont disparu.

CHAPITRE VIII.

DE LA DURÉE DU BAIN ET DE SA TEMPÉRATURE.

Le principal but de l'emploi des bains d'eau minérale de Vichy devant être, suivant moi, de faire absorber aux malades les principes minéralisateurs de cette eau, il serait important d'être fixé sur l'utilité de leur durée plus ou moins prolongée.

Personne ne doute qu'il ne se fasse par la peau une absorption d'eau plus ou moins considérable, pendant l'immersion dans un bain; mais l'activité de cette absorption est nécessairement proportionnée à l'état plus ou moins prononcé de vacuité ou de plénitude des vaisseaux. Ainsi, la peau est beaucoup plus disposée à absorber, le matin à jeun, qu'après un repas, et d'autant plus que l'on a jeuné plus longtemps, que l'on a moins bu, et que l'on a perdu davantage par la transpiration; mais si, dans cette condition, les vaisseaux ont besoin de réparer la perte qu'ils ont faite d'une proportion plus ou moins grande des liquides qu'ils contenaient; si, dans ce cas, ils ont soif d'eau, et si tout le corps est alors très disposé à se laisser imbiber, comme le ferait une éponge, il doit arriver nécessairement un moment où l'absorption devient moins active, où peut-être même elle ne se fait plus du tout; c'est lorsque la plénitude des vaisseaux est arrivée à ce que l'on peut appeler leur point de saturation. A mesure donc que l'on s'éloigne de ce point de saturation, la faculté d'absorber doit augmenter, mais aussi elle doit nécessairement diminuer à mesure qu'on s'en rapproche.

Mascagni, Dutrochet et M. Magendie s'accordent pour regarder ce premier acte de l'absorption comme un acte physique, comme un effet de capillarité analogue à l'imbibition. Suivant ces auteurs, le fluide arrive de la sorte jusqu'aux vaisseaux voisins, dont les parois sont pénétrées d'après la même loi de porosité. C'est ce travail que Mascagni appelait *travail de porosité inorganique*, que Dutrochet a nommé *endosmose* et *exosmose*, et que M. Magendie a si bien démontré.

L'absorption, dans le bain, des principes minéralisateurs de l'eau de Vichy ne peut être mise en doute; il me suffit pour prouver cette absoption, de rappeler ici les expériences que j'ai déjà plusieurs fois citées, que j'ai souvent répétées, et qui montrent, je ne dirai pas seulement la possibilité, mais la facilité avec laquelle, par ce moyen, on peut rendre l'urine alcaline, d'acide qu'elle était auparavant, et sans avoir pris une seule goutte d'eau minérale en boisson.

Quant à l'évaluation de la quantité d'eau absorbée dans un temps donné, indépendamment de la disposition plus ou moins grande de chaque individu à absorber, suivant qu'il est plus ou moins pléthorique, ou suivant l'état plus ou moins grand de plénitude ou de vacuité de l'appareil circulatoire, il y a tant d'autres éléments dont il faut encore tenir compte dans les expériences à faire pour arriver à une appréciation exacte, tels, par exemple, que la température plus ou moins élevée de l'eau du bain, la perte, par conséquent, plus ou moins considérable que l'on fait pendant sa durée, par la transpiration cutanée et par la voie des poumons, comparée à ce qu'elle serait hors du bain, et celle aussi qui se fait par la sécrétion urinaire, qu'il est très difficile jusqu'à présent de la fixer d'une manière rigoureuse; mais on peut s'en faire une idée assez exacte par la promptitude plus ou moins grande avec laquelle chaque individu peut arriver, par l'emploi du bain seul, à alcaliser son urine.

Mais quel est le moment du bain où l'absorption est le plus active? Et y a-t-il une grande utilité à le prolonger très longtemps?

Dans le premier moment du bain, indépendamment de l'épiderme, qui offre toujours un certain obstacle à l'absorption, qu'il faut d'abord que l'eau imbibe et pénètre, il y a toujours à la surface de la peau plus ou moins de sa propre sécrétion, qui est plus ou moins grasse, et qui peut aussi jusqu'à un certain point gêner l'absorption pendant quelque temps; mais l'eau de Vichy, par sa qualité alcaline, a pour effet d'en débarrasser la peau beaucoup plus promptement que ne peut le faire de l'eau douce, et, par conséquent, l'absorption, dans un bain d'eau de Vichy, ne tarde pas à acquérir toute son activité, ce dont on peut juger par la promptitude avec laquelle se manifestent les besoins d'uriner; mais cette activité d'absorption se prolonge-t-elle bien longtemps?

N'est-il pas évident, d'après les considérations qui précèdent, que cette activité doit s'affaiblir graduellement jusqu'au moment où arrive la saturation, et que seulement le temps nécessaire pour arriver à ce point de saturation doit varier suivant les individus?

Mais, s'il est difficile, d'après les données que nous pouvons avoir, de fixer exactement, pour chaque individu, le moment où la prolongation de la durée du bain n'est plus utile, au point vue de l'absorption, il est au moins très douteux pour moi que les bains prolongés pendant deux, trois ou quatre heures, par exemple, produisent d'autres effets, après une certaine durée, que de fatiguer et ennuyer les malades. Si d'ailleurs, comme cela ne peut faire de doute, une trop forte alcalisation peut quelquefois être nuisible, que l'on réfléchisse à quoi l'on exposerait certains malades si, pendant quatre heures de bain, comme on les leur prescrit quelquefois, ils absorbaient autant d'eau pendant les dernières heures que pendant la première; mais, heureusement pour eux, l'absorption s'affaiblit après un certain temps, elle doit même finir par ne plus se faire du tout, et ils ne courent, sous ce rapport, que le risque de s'ennuyer dans l'eau et d'en sortir fatigués par le séjour prolongé qu'ils y font, et par les pertes qui résultent pendant ce temps, de l'activité de la transpiration, surtout lorsque le bain est à une température un peu élevée.

Les expériences de M. Cl. Bernard, sur l'absorption, ne peuvent guère laisser de doutes sur l'inutilité d'une longue prolongation d'un bain, comme moyen d'absorber les principes minéralisateurs de l'eau. D'après ses recherches, il est certain qu'une membrane peut se saturer et cesser d'absorber la même substance. On sait, par exemple, que le prussiate de potasse, injecté dans l'estomac, est rejeté par l'urine, mais que, bien que l'on continue à en injecter, l'urine, au bout d'un certain temps, n'en contient presque plus; de là même l'explication de la tolérance de certains médicaments, de l'innocuité de certains poisons; de là vient encore que les mêmes aliments, continués pendant un temps prolongé, nourrissent mal; qu'un seul aliment, toujours le même, finit par ne plus nourrir, et, par conséquent, la nécessité, pour se nourrir convenablement, de varier les aliments.

Cette saturation des membranes chargées d'absorber, et dont la conséquence est la cessation de l'absorption, après un certain temps de l'exercice de cette fonction, lorsqu'elle se fait dans un milieu toujours le même, en présence des mêmes substances à absorber, semble être un résultat ordinaire, inévitable, une sorte de loi de la nature; car on ne l'observe pas seulement dans les membranes vivantes, mais également dans celles qui sont inertes. C'est ainsi, par exemple, que, lorsqu'on place un endosmomètre dans un vase contenant un liquide, il y a d'abord échange, et ce phénomène varie dans un sens ou dans un autre, suivant la nature des liquides, mais qu'au bout d'un certain temps, le passage à travers la membrane cesse de s'effectuer.

Cependant ne peut-il pas arriver qu'en prenant des bains très prolongés, on ne puisse encore absorber une trop grande quantité de leurs principes minéralisateurs, et qu'il en résulte des inconvénients plus ou moins graves pour la santé? D'ailleurs, en admettant que ces bains très prolongés n'aient, sous ce rapport, que l'inconvénient d'ennuyer et de fatiguer plus ou moins les malades, ne peuvent-ils pas en avoir d'autres qui résulteraient de la température plus ou moins élevée à laquelle on les fait prendre quelquefois? Ne peut-il pas même alors en résulter un danger réel?

Ce sont-là des questions que l'on traite en général fort légèrement dans les établissements de bains. Dans presque tous, on se doute si peu de leur importance, des inconvénients, par exemple, qui peuvent résulter de bains trop chauds ou trop froids, de la durée qu'il est nécessaire ne pas dépasser, lorsqu'on juge à propos d'en faire prendre à des températures basses ou élevées, et des dangers auxquels on peut alors exposer les malades, que quelquefois ce service est abandonné, sans aucune surveillance, à la discrétion de baigneurs ignorants, fort peu soucieux, en général, de faire bien ou mal leur service, et qui souvent, sans tenir le moindre compte des prescriptions des médecins, préparent les bains, tantôt plus ou moins chauds, tantôt plus ou moins froids, et qui sont ainsi la cause fréquente de résultats plus ou moins fâcheux.

Les recherches que M. Magendie a commencées, pendant le dernier semestre de son cours au collége de France, sur la chaleur animale, et qui montrent déjà, contrairement aux idées reçues jusqu'à présent, que cette chaleur varie de la manière la plus prompte et la plus remarquable, suivant le milieu dans lequel nous nous trouvons plongés, ne manqueront certainement pas d'éclairer cette importante question de la chaleur la plus convenable à donner aux bains, de la durée qu'il ne faut pas dépasser, suivant telle ou telle température, et des dangers auxquels on peut exposer les malades, si l'on n'apporte pas les plus grands soins et la plus grande surveillance dans leur administration.

M. Magendie ne veut rien conclure encore des recherches qu'il a commencées, et je ne me permettrai pas moi-même, quant à présent, d'en tirer non plus des conséquences que je veuille donner pour règle. Cependant, voici quelques résultats qui doivent déjà appeler toute l'attention des médecins :

Si l'on plonge un animal, dont la température naturelle est comme chez l'homme, d'environ 40 degrés, dans un bain ayant une température plus élevée, 50 degrés, par exemple, et pendant seulement quelques minutes, la température de cet animal monte rapidement jusqu'à 45 ou 46 degrés; mais alors il succombe.

Si, au contraire, on plonge un même animal dans un bain ayant une température inférieure à celle de sa chaleur naturelle, il perd de cette chaleur, et plus ou moins, suivant que la température du bain est plus ou moins basse, et qu'il y reste plongé plus ou moins longtemps, et cet animal meurt si le bain est assez froid pour que sa température naturelle s'en trouve abaissée jusqu'à 20 degrés, un peu plus ou un peu moins. Ainsi, par exemple, si l'animal est plongé dans un bain à 30 degrés, il arrive ordinairement qu'au bout d'une demi-heure sa propre température s'est abaissée à 38 ou 37; si on le plonge dans un bain à une température plus basse, sa chaleur naturelle diminue encore davantage, et toujours proportionnellement à celle du bain; enfin, il paraît résulter des expériences qui ont été faites jusqu'à présent, que la chaleur de notre corps subit toutes les influences des milieux dans lesquels nous nous trouvons; qu'elle acquiert ou perd plus ou moins de degrés, suivant la température de ces milieux, et que la mort est une conséquence de son élévation de

4 à 5 degrés au-dessus de son état normal, de même que de son abaissement à environ 20 degrés au-dessous.

Pour donner une idée plus exacte de l'effet produit par un bain froid, il me suffira de rapporter ici une des expériences qui ont été faites par M. Magendie. Il a fait plonger un lapin, dont la température naturelle était de 40 degrés, dans un bain à 8 degrés. Après 5 minutes, sa température était tombée à 35 degrés; après 15 minutes, à 31 degrés; après 45 minutes, à 26 degrés; après 75 minutes, à 24 degrés; après 105 minutes, à 24 degrés; après 120 minutes, à 23 degrés; après 135 minutes, à 22 degrés, et alors l'animal est mort.

J'ajouterai, comme une chose remarquable qui résulte de ces expériences, qu'après avoir refroidi un animal jusqu'à un certain point, si on le retire du milieu froid dans lequel on l'avait plongé, sans le réchauffer ensuite artificiellement, sa température peut continuer à baisser encore pendant quelque temps, même en le tenant dans un milieu atmosphérique très supportable, de 10 à 12 degrés par exemple, et qu'il peut même alors arriver, si sa température a été d'abord fortement abaissée par le moyen employé pour le refroidir, qu'elle continue à baisser assez pour amener la mort.

Un autre effet remarquable, c'est que, lorsqu'on élève la température d'un animal à environ 4 à 5 degrés au-dessus du degré normal, il devient insensible comme par l'effet du chloroforme; qu'il perd également sa sensibilité lorsqu'on abaisse sa température jusqu'à ce qu'elle ne soit plus que de 27 ou 25 degrés, et qu'il la recouvre dès que sa température s'éloigne de ces points extrêmes pour se rapprocher du degré normal.

M. Magendie, je le répète, n'a fait que commencer des recherches sur la chaleur animale, et il ne veut rien conclure encore de ses expériences; cependant ce que nous en savons ne suffit-il pas déjà pour appeler l'attention des médecins, et pour faire comprendre toute l'importance que l'on doit attacher au mode d'administration des bains, toute la surveillance que cette administration réclame dans un établissement thermal?

CHAPITRE IX.

QUELQUES MOTS SUR L'EMPLOI DES DOUCHES.

J'ai la conviction qu'en général on abuse beaucoup des douches, du moins dans les affections pour lesquelles on emploie les eaux de Vichy. Beaucoup de médecins, qui certainement changeraient d'avis s'ils avaient eu, comme moi, l'occasion fréquente d'en observer les effets, les considèrent comme un moyen très puissant, et les malades eux-mêmes sont quelquefois si pénétrés de cette idée, qu'ils ne croiraient pas pouvoir guérir si on ne leur en donnait pas. Il leur en faut, et ils les croient toujours d'autant meilleures, qu'elles tombent de plus haut; il leur semble qu'alors elles doivent produire des effets merveilleux et guérir tous les maux. Si cette erreur de leur imagination ne devait jamais avoir de conséquences graves pour eux, je ne chercherais pas à combattre leur illusion, car il est quelquefois trop heureux qu'ils en conservent; mais je sais par expérience que, dans beaucoup de cas, les douches peuvent avoir des inconvénients et entraîner même de graves accidents, et je crois devoir les signaler.

Je conçois parfaitement les douches comme moyen de mieux disposer la peau à remplir ses fonctions toutes les fois que des transpirations sont jugées nécessaires, comme, par exemple, lorsque l'on a à combattre des affections rhumatismales, et encore alors est-il nécessaire de les administrer avec beaucoup de soins et de précautions, afin surtout que, par l'excitation générale qu'elles produisent, elles ne puissent pas réveiller certaines irritations plus ou moins assoupies dans quelques organes essentiels; je conçois même qu'on y ait recours, mais toujours avec beaucoup de ménagements, dans quelques cas d'engorgements, lorsque, par exemple, il paraît utile de réveiller un peu la vitalité des organes malades, d'activer et de faciliter la circulation capillaire; mais je ne leur reconnais aucune autre puissance, et je sais par expérience que, dans beaucoup de cas, on doit craindre de trop exciter, par ce moyen, les organes engorgés, parce que, lorsque surtout on a à combattre des engorgements abdominaux, on s'expose souvent à ranimer quelques inflammations plus ou moins anciennes des organes digestifs, qui ont été souvent la première cause du développement de ces engorgements. Ce sont là des accidents que j'ai observés tant de fois que j'en suis arrivé à craindre excessivement l'action excitante des douches, par conséquent à ne les employer que très rarement et jamais sans quelques craintes, surtout chez les sujets d'une constitution délicate ou très irritables. Cette opinion sur leur peu d'efficacité comme moyen fondant est d'ailleurs basée sur l'observation; car, dès le commencement de ma pratique aux eaux, j'ai cherché à m'éclairer sur ce point. Pour m'assurer si l'efficacité des eaux de Vichy, dans les cas d'engorgements, devait être attribuée à l'emploi de ce moyen, ou si elle dépendait uniquement de l'alcalisation, j'ai traité comparativement des malades, dans des conditions à peu près semblables, les uns avec de l'eau en boisson, des bains et des douches, les autres avec seulement des bains et de l'eau en boisson, et j'ai constamment remarqué que ceux qui ne faisaient que boire et se baigner, pourvu qu'ils fussent habituellement alcalisés, guérissaient tout aussi sûrement et tout aussi promptement que ceux chez lesquels je faisais ajouter des douches à ce traitement. Je crois donc, je le répète, que les douches doivent être employées avec discernement, et qu'elles ne sont pas applicables dans tous les cas, ni chez tous les malades.

CHAPITRE X.

RÉGIME A OBSERVER PENDANT LA CURE.

Le succès du traitement dépend beaucoup du régime que les malades suivent pendant qu'ils font usage des eaux et quelque temps après; mais malheureusement il est souvent difficile d'obtenir d'eux qu'ils suivent, sous ce rapport, les conseils du médecin. Il est surtout à regretter qu'ils ne sentent pas toujours combien il est important d'observer la sobriété, particulièrement lorsque l'affection que l'on a à combattre a son siége dans les organes digestifs. Ils y trouveraient cependant le double avantage de mieux supporter les eaux et de reprendre plus promptement leurs forces; car alors les aliments seraient nécessairement mieux et plus promptement élaborés. Non seulement ils mangent souvent beaucoup trop, mais en même temps ils font quelquefois usage d'aliments peu convenables. Aussi voit-on souvent l'urine devenir acide après les repas, bien qu'ayant été trouvée très alcaline avant de se mettre à table. Ils devraient particulièrement éviter avec soin tous les acides, et, sous ce rapport, supprimer le vin, ou du moins n'en boire que très peu et étendu d'une grande quantité d'eau.

Un assez grand nombre de malades font usage d'eau minérale aux repas, soit pure, soit mêlée à du vin, soit coupée avec une certaine quantité d'eau douce.

Cet usage d'eau minérale aux repas ne peut pas convenir chez tous les malades, ainsi que j'en ai donné la raison page 73. Si cette eau peut alors faciliter la digestion chez quelques malades, elle la trouble quelquefois chez d'autres.

CHAPITRE XI.

DE LA SAISON LA PLUS CONVENABLE POUR PRENDRE LES EAUX DE VICHY.

Une opinion généralement adoptée, c'est qu'il faut prendre les eaux minérales pendant les mois les plus chauds de l'été, parce que, dit-on, une température élevée en favorise les effets.

Je crois que cette règle est beaucoup trop absolue et qu'elle doit comporter des exceptions. Je conçois parfaitement, par exemple, qu'une température un peu élevée soit utile, nécessaire même, lorsqu'il s'agit de certaines eaux minérales où l'on a pour but principal, ou d'appeler une éruption à la peau pour faire cesser une irritation ayant son siége dans un organe plus important, ou seulement de provoquer des transpirations plus ou moins abondantes; mais cette manière d'envisager l'action des eaux ne me semble pas applicable à l'opinion que l'on doit se faire de l'action de celles de Vichy. Cè ne sont pas là du moins les conditions essentielles des succès qu'on en obtient, et je crois même que les grandes chaleurs des mois de juillet et d'août, que les temps orageux qui règnent souvent à cette époque de l'année sont plus nuisibles qu'utiles à la plupart des malades qui en font usage. En effet, les malades qui viennent à Vichy y sont souvent envoyés pour des affections chroniques des organes digestifs; or, ne sait-on pas que, sous l'influence des grandes chaleurs, ces organes sont beaucoup plus disposés à s'irriter que dans les saisons moins chaudes? Ces affections ne sont-elles pas, par cela même, précisément celles que l'on observe le plus communément dans les pays chauds? Ces inconvénients des très grandes chaleurs pour les malades soumis à l'action des eaux de Vichy, ont été sentis de tout temps par les médecins qui les ont administrées; car autrefois on recommandait de les prendre dès le mois d'avril, d'en suspendre l'usage pendant les mois de juillet et d'août, et de les reprendre en septembre et en octobre. M. Lucas lui-même, qui avait une si longue expérience de leur emploi, s'exprime ainsi à ce sujet: « Dans les temps d'orage, les eaux de Vichy doivent être bues avec précaution; elles se digèrent difficilement et elles occasionnent un ballonnement du bas-ventre quelquefois très incommode, et tellement sensible qu'il devient le signe certain de l'approche des orages.

» Dans les grandes chaleurs, époque ordinaire d'une plus grande excitation du foie, et par conséquent des fièvres bilieuses, il faut surveiller l'emploi des eaux de Vichy pour ne pas augmenter cette disposition du foie (1). »

Je crois donc que beaucoup de malades, surtout ceux ayant des affections du foie ou des organes digestifs, obtiendraient un meilleur résultat de l'emploi des eaux de Vichy s'ils n'attendaient pas, comme ils le font presque toujours, l'époque des grandes chaleurs pour les prendre, s'ils arrivaient,

(1) *Note citée.*

par exemple, dès le commencement de la saison, vers le 15 ou le 20 mai, ou, dans le cas où ils ne pourraient pas profiter de cette première saison, s'ils laissaient passer l'époque des très grandes chaleurs pour commencer leur traitement.

COMPARAISON DES THERMOMÈTRES CENTIGRADE, RÉAUMUR ET FAHRENHEIT.

Comme on se sert encore de divers thermomètres, j'ai pensé qu'il ne serait pas sans utilité de donner ici un tableau de comparaison, indiquant les rapports des thermomètres de Réaumur et de Fahrenheit, le premier encore quelquefois en usage en France, et le second en usage en Angleterre, avec le thermomètre centigrade, maintenant adopté en France, et à partir de 0° centigrade jusqu'à 50° au-dessus.

THERMOMÈTRE			THERMOMÈTRE		
centigrade.	Réaumur.	Fahrenheit.	centigrade.	Réaumur.	Fahrenheit.
0°....	0°,0....	32°,0 (1)	26°....	20°,8....	78°,8
1	0,8....	33,8	27	21,6....	80,6
2	1,6....	35,6	28	22,4....	82,4
3	2,4....	37,4	29	23,2....	84,2
4	3,2....	39,2	30	24,0....	86,0
5	4,0....	41,0	31	24,8....	87,8
6	4,8....	42,8	32	25,6....	89,6
7	5,6....	44,6	33	26,4....	91,4
8	6,4....	46,4	34	27,2....	93,2
9	7,2....	48,2	35	28,0....	95,0
10	8,0....	50,0	36	28,8....	96,8
11	8,8....	51,8	37	29,6....	98,6
12	9,6....	53,6	38	30,4....	101,4
13	10,4....	55,4	39	31,2....	102,2
14	11,2....	57,2	40	32,0....	104,0
15	12,0....	59,0	41	32,8....	105,8
16	12,8....	60,8	42	33,6....	107,6
17	13,6....	62,6	43	34,4....	109,4
18	14,4....	64,4	44	35,2....	111,2
19	15,2....	66,2	45	36,0....	113,0
20	16,0....	68,0	46	36,8....	114,8
21	16,8....	69,8	47	37,6....	116,6
22	17,6....	71,6	48	38,4....	118,4
23	18,4....	73,4	49	39,2....	120,2
24	19,2....	75,2	50	40,0....	122,0
25	20,0....	77,0			

(1) Le 0° du thermomètre de Fahrenheit correspond à 17°,78 au-dessous du 0° de notre thermomètre centigrade, et son 32e degré indique la glace fondante, et correspond, par conséquent, au 0° des thermomètres centigrade et Réaumur.

TABLE DES MATIÈRES.

FIN DE LA TABLE DES MATIÈRES.

www.ingramcontent.com/pod-product-compliance
Ingram Content Group UK Ltd.
Pitfield, Milton Keynes, MK11 3LW, UK
UKHW022321190726
13856UKWH00001B/133

9 782011 768544